瑜伽教学全书

从入门到精通

I LOVE YOGA　　赵晓琴 主编

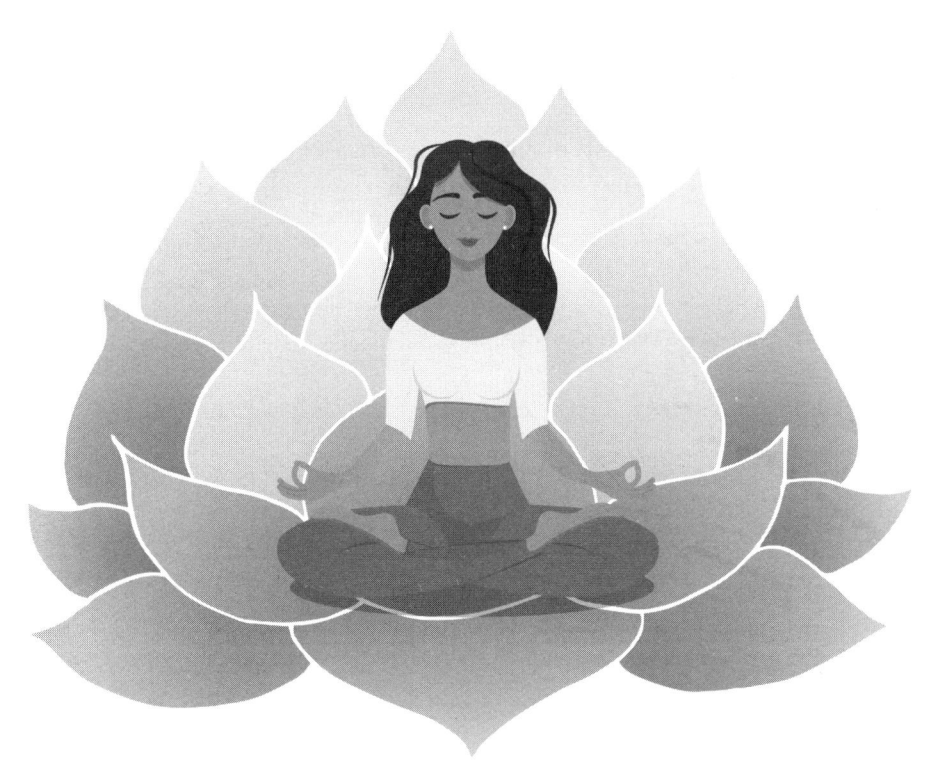

江西科学技术出版社

江西·南昌

图书在版编目（CIP）数据

瑜伽教学全书：从入门到精通 / 赵晓琴主编 . -- 南昌：江西科学技术出版社, 2025.3
ISBN 978-7-5390-8830-3

Ⅰ.①瑜… Ⅱ.①赵… Ⅲ.①瑜伽—教材 Ⅳ. ① R161.1

中国国家版本馆 CIP 数据核字 (2023) 第 253516 号

国际互联网 (Internet) 地址：http://www.jxkjcbs.com
选题序号：ZK2023333

责任编辑：宋　涛
责任印刷：张智慧

瑜伽教学全书：从入门到精通　　　　　　　　　　　赵晓琴　主编
YUJIA JIAOXUE QUANSHU : CONG RUMEN DAO JINGTONG

出版发行：江西科学技术出版社
装帧设计：深圳市弘艺文化运营有限公司
社　　址：南昌市蓼洲街 2 号附 1 号
邮　　编：330009　电　话：0791-86623491
印　　刷：江西千叶彩印有限公司
经　　销：各地新华书店
开　　本：700mm×1000mm　　1/16
印　　张：14.25
字　　数：316 千字
版　　次：2025 年 3 月第 1 版
印　　次：2025 年 3 月第 1 次印刷
书　　号：ISBN 978-7-5390-8830-3
定　　价：58.80 元

赣版权登字：-03-2025-13
版权所有　　侵权必究
（赣科版图书凡属印装错误，可向承印厂调换）

自序

常有人问我："瑜伽到底有什么魅力，让你能坚持这么多年？"我思索良久，却难以用简短的话语精准描述。同样的问题，我也常常抛给自己："瑜伽对我而言，究竟意味着什么？"我无法言不由衷地声称瑜伽拯救了我、让我重生，或说它是我生命中最重要的组成部分。事实上，回顾自己与瑜伽相伴的岁月，最初结缘，只是出于减肥的目的。高中毕业后，我立志减肥，但体能不佳，而大姨恰是专职瑜伽老师。于是，瑜伽这种强度适中的运动方式，顺理成章地成为我的首选。大学期间，为减轻家庭负担，瑜伽又成了我唯一"擅长"且能借此赚取生活费的技能。大学毕业后，面对就业的重重困难，瑜伽再次成为我错位竞争的绝佳选择，我便开了一家瑜伽馆。2017年，我开启了瑜伽线上课程的探索……如今，瑜伽早已超越了"谋生方式"或"职业选择"的狭隘认知，它是我与线上线下学员——"伽人"之间的情感纽带，是我传递价值、勇气、信心和温暖的桥梁，更是我愿倾尽一生构建的一个"瑜伽不止，不止于瑜伽"的精神家园。

回首过往，瑜伽仿佛是我手中的拐杖与明灯，助力我前行，为我指引方向。起初，它的确是我唯一的依靠。然而，随着时间的推移，它赋予了我更多力量：凭借瑜伽教学经验的积累，我收获了自信与底气；通过与学员的沟通交流，我培养了共情力与同理心；帮助学员解决身体疼痛乃至内心困扰，让我获得了价值感与成就感；学员毫无保留的信任与支持，又赋予了我勇气与能量……这一切，促使我写下这本书。有天夜晚，我读到梁冬在《论语说什么》中的一句话："任何一件事做久了，就像生命一样，会慢慢进化。"我深以为然，也满怀感激。

本书的雏形是我在"人人讲"平台开设的"线上瑜伽教培课"的讲义。起初，一些老学员希望系统深入地学习瑜伽，甚至有意向成为瑜伽教练。于是，我将自己多年的练习与教学心得汇总，开发了这门线上课程。在授课过程中，学员们提出，若有配套讲义可供参考，学习效果将更佳。于是，我打印了课程讲义。然而，随着教学的深入，我发现讲义不够详细系统，部分内容亟待补充更新。于是，我查阅大量资料，查漏补缺，重新整理，最终形成了这本书。

在编写本书时，我的内心始终忐忑不安：作为一名普通瑜伽老师，我是否能够写好一本书？但同时，一种初生牛犊不怕虎的冲动又会涌上心头，提醒自己："我的瑜伽课确实受到众多学员的欢迎，这些年来收获的正面积极反馈，足以证明我有自己独特的风格。"这两种想法在我心中反复拉扯，让我在自卑与自信之间徘徊不定，倍感苦恼。终于，救星出现了！既是学员又是导师更是好友的小雨，见我犹豫不决多日，充分发挥她的博学与远见，恰到好处地鼓励我："写作的过程，其实是对你过往所学所思的梳理与总结。它能让人更加精准、严谨。只有经历这个过程，你才能发现自己的不足。这便是阳明先生所说的'事上磨'，磨去自以为是、沾沾自喜与摇摆不定。当然，你绝不能妄自菲薄。这些内容真实且源于实践，哪怕有些许不成熟之处，也能为未来的瑜伽老师和学员带来启发与思考。瑜伽史正是由你们这些一线瑜伽老师和学员书写的，这难道不是一种责任与使命吗？"正是她的这番话语，让我内心升腾起一种神圣的责任感与使命感。于是，我重新振作，再次投入讲义的整理与完善工作中。近一年的日夜奋战，只为早日将这些瑜伽习练与教学的体会感悟分享给此刻正在阅读的每一位读者。

美国作家杰克逊·布朗曾说，人们踏上不同的道路去追求幸福与圆满。而你我何其有幸，不约而同地选择了瑜伽，它让我们得以依靠、前行与遨游。《道德经》中有这样一句话："万物归焉而不为主，可名为大。以其终不自为大，故能成其大。"在我看来，瑜伽正是如此：它很大，大到人生的每一次呼吸、每一个瞬间都能够被它诠释与包容；它又很小，小到每一个体式都需要我们无数次去练习。美国著名诗人沃尔特·惠特曼在《草叶集》中的一句话，让我联想到瑜伽，颇受触动——"我巨大，我包罗万象"。这种从小到大的海纳百川，从大到小的细水长流，正是瑜伽的奇妙魅力，也正是它的日常与平凡。让我们一同去体验，去感受瑜伽的博大与深沉，浩瀚与无声。我有理由相信并期待，我们终将收获平静与和谐。

王志成教授在《瑜伽之海》一书中，有这样一段精彩描述："瑜伽，从涓涓细流汇聚成一条绵延不绝的长河，从远古奔涌而来。这条长河与世界各个传统相遇、相交、相融，最终形成了宏伟的瑜伽之海——壮观、美丽、包容、喜悦、平静、和谐、开放……"杨绛先生也曾说："人能够凝炼成一颗石子，潜伏水底，让时光像水一般在身上湍急而过，自己却只知身在水中，不觉水流。"

我邀请你，以你觉得安全舒适的姿势，小步前行，走近并踏入瑜伽之海，让时光如水流过，而你，只知身在水中，不觉水流，从容生活。

一千个读者就有一千个哈姆雷特，瑜伽亦然，不同的人强调瑜伽的不同方面。有人说冥想是根本，有人说先调息，有人说应在调息前先练体式。有人花费多年时间，让身体柔韧，也有人精通体式，能够长时间坐着冥想。然而，其实没有标准答案，你才是最终的答案——愿你在这场瑜伽之旅中，自由描绘属于自己的瑜伽足迹，勇敢定义属于自己的瑜伽真谛。

欢迎你，来到瑜伽的天地，体验哈与他的和谐，感受日与月的更替。

谢谢你，选择瑜伽的事业，感受身与心的呼应，实现内与外的联通。

期待你，传播瑜伽的点滴，收获止与定的喜悦，感受静亦安的力量。

当你感到迷茫，不知自己能做什么时，可以翻开这本书，练练瑜伽，它让你多一种锻炼与冥想的方式，安顿并抚平内心；当你缺乏自信，觉得自己一事无成时，可以翻开这本书，想想这本书的作者其实和你一样，从小到大并无过人之处，但凭借瑜伽，一路磕磕碰碰走了过来。相信你一定也能做得更好！

我想说："瑜伽不该是为了将来的生活做准备，瑜伽就是生活本身。"瑜伽不止，不止于瑜伽。瑜伽即生活，生活即瑜伽。

目录

第一章　瑜伽发展概述　001

第一节　瑜伽的含义　001
第二节　瑜伽发展简史　002
一、原始时期（公元前 31 世纪—公元前 15 世纪）　002
二、吠陀时期（公元前 15 世纪—公元前 8 世纪）　002
三、前经典时期（公元前 8 世纪—公元前 5 世纪）　002
四、经典时期（公元前 5 世纪—公元 3 世纪）　003
五、后经典时期（公元 3 世纪—公元 19 世纪）　003
六、近现代时期（公元 19 世纪至今）　003

第三节　瑜伽代表人物　004
一、瑜伽之父——帕坦伽利　004
二、把瑜伽传播到西方世界的第一人——斯瓦米·维帷卡南达　004
三、近代哈他瑜伽复兴者——克里希那玛查雅　004
四、阿斯汤加瑜伽的传承者——帕塔比·乔伊斯　004
五、瑜伽第一夫人——英德拉·黛维　005
六、辅助瑜伽的现代开创者——B.K.S. 艾扬格　005
七、当代中国瑜伽之母——张蕙兰　005

第四节　现代瑜伽主要流派　005
一、哈他瑜伽（Hatha Yoga）　005
二、阿斯汤加瑜伽（Ashtanga Yoga）　006
三、流瑜伽（Flow Yoga）　006
四、艾扬格瑜伽（Iyengar Yoga）　006
五、阴瑜伽（Yin Yoga）　007

第二章　瑜伽解剖　008

第一节　瑜伽解剖术语　008
一、解剖学姿势　008
二、人体解剖学常用方位术语　009
三、人体的轴和面　009

第二节　瑜伽对人体九大系统的益处　011
一、人体的组成　011
二、人体九大系统及瑜伽的益处　012

第三节 骨的分类和功能　　017
　　一、骨的分类　　017
　　二、骨的功能　　017

第四节 脊柱　　018
　　一、脊柱的定义　　018
　　二、脊柱的构成　　018
　　三、脊柱的作用　　019
　　四、正常脊柱的形态　　019

第五节 脊柱周围的肌肉及相关瑜伽体式　　020
　　一、多裂肌　　020
　　二、竖脊肌　　021
　　三、后锯肌　　021
　　四、菱形肌　　022
　　五、斜方肌　　023
　　六、背阔肌　　024
　　七、腰方肌　　024
　　八、夹肌　　025
　　九、肩胛提肌　　025
　　十、总结　　026

第六节 肩胛骨、胸廓周围的肌肉及相关瑜伽体式　　026
　　一、上肢带骨　　026
　　二、肩胛骨周围的肌肉及相关瑜伽体式　　027
　　三、总结　　031

第七节 腹部肌群及相关瑜伽体式　　032
　　一、腹部肌群介绍　　032
　　二、腹肌的组成及相关瑜伽体式　　032

第八节 骨盆周围的肌肉及相关瑜伽体式　　034
　　一、骨盆的结构　　034
　　二、骨盆周围的肌肉及相关瑜伽体式　　034

第九节 四肢肌群及相关瑜伽体式　　037
　　一、腿部肌群及相关瑜伽体式　　037
　　二、手臂肌群及相关瑜伽体式　　041

第三章　瑜伽体式　　042

第一节　基础站姿体式　　042
- 一、初级拜日式　　042
- 二、山式　　044
- 三、树式　　049
- 四、幻椅式　　052
- 五、下犬式　　056
- 六、站立前屈式　　061
- 七、低位起跑式（低位新月式）　　063
- 八、高位起跑式（高位新月式）　　065
- 九、战士Ⅰ式　　070
- 十、战士Ⅱ式　　072
- 十一、战士Ⅲ式　　073
- 十二、三角伸展式　　076
- 十三、三角扭转伸展式　　078
- 十四、侧角伸展式　　081
- 十五、侧角扭转式　　083

第二节　站姿平衡体式　　086
- 一、半月式　　086
- 二、扭转半月式　　088
- 三、手抓脚趾单腿站立式　　091
- 四、舞王式　　094
- 五、鸟王式　　096

第三节　前屈体式　　099
- 一、手抓脚趾前屈式　　099
- 二、小狗伸展式　　100
- 三、双角式　　102
- 四、加强侧伸展式　　104
- 五、站立一字马　　106
- 六、坐姿前屈式　　107
- 七、单腿背部伸展式　　109
- 八、圣哲玛里琪第Ⅰ式　　111
- 九、束角式　　112

十、坐角式	114
十一、乌龟式	116

第四节　开髋体式　118

一、牛面式	118
二、单盘前屈伸展式（方块式）	120
三、卧鸽子式	122
四、单腿下犬式	124
五、蜥蜴式	125
六、神猴式	127
七、英雄式	128
八、花环式	130

第五节　后弯系列体式　132

一、猫牛式	132
二、眼镜蛇式	134
三、蝗虫式	136
四、狮身人面式	138
五、上犬式	139
六、半蛙式	140
七、弓式	141
八、骆驼式	143
九、桥式	144
十、狂野式	145
十一、轮式	147
十二、鱼式	149

第六节　扭转系列体式　150

一、半鱼王式	150
二、圣哲玛里琪第Ⅲ式	153
三、巴拉瓦伽第Ⅰ式	154
四、套索扭转式	156
五、头触膝扭转式	157

第七节　核心系列体式　159

一、船式	160
二、鸟狗式	161

三、虎式　　　　　　　　　　　　163
　　四、板式　　　　　　　　　　　　164
　　五、四柱式　　　　　　　　　　　166
　　六、侧板式　　　　　　　　　　　167
　　七、卷腹　　　　　　　　　　　　169
第八节　倒立体式　　　　　　　　　　170
　　一、倒箭式　　　　　　　　　　　170
　　二、肩倒立　　　　　　　　　　　172
　　三、犁式　　　　　　　　　　　　173
　　四、头倒立　　　　　　　　　　　174
第九节　坐姿系列体式　　　　　　　　175
　　一、简易坐　　　　　　　　　　　175
　　二、至善坐　　　　　　　　　　　175
　　三、莲花坐　　　　　　　　　　　176
　　四、雷电坐　　　　　　　　　　　177
　　五、手杖式　　　　　　　　　　　177
第十节　放松系列体式　　　　　　　　178
　　一、婴儿式　　　　　　　　　　　178
　　二、快乐婴儿式　　　　　　　　　178
　　三、膝胸式　　　　　　　　　　　179
　　四、躺姿扭转式　　　　　　　　　179
　　五、摊尸式　　　　　　　　　　　180

第四章　瑜伽排课　　　　　　　　　　181

第一节　瑜伽课的基本结构　　　　　　181
　　一、课前准备　　　　　　　　　　181
　　二、呼吸冥想　　　　　　　　　　181
　　三、热身　　　　　　　　　　　　181
　　四、瑜伽高峰体式　　　　　　　　182
　　五、降温体式和休息术　　　　　　182
第二节　瑜伽排课的基本原则　　　　　182
　　一、抛物线原则　　　　　　　　　182
　　二、"就适主"原则　　　　　　　　183
　　三、排课实例讨论　　　　　　　　184

第三节　瑜伽体式练习原则和瑜伽课程时间分配　　**185**
　　一、瑜伽体式练习原则　　185
　　二、瑜伽课程时间分配　　187
第四节　瑜伽体式的编排　　**187**
　　一、根基主题排课　　187
　　二、后弯主题排课　　189
　　三、开髋主题排课　　192
　　四、侧屈主题排课　　196
　　五、扭转主题排课　　198
第五节　以身体各部分理疗为主的排课　　**202**
　　一、颈椎病　　202
　　二、圆肩驼背　　204
　　三、肩周炎　　205
　　四、脊柱侧弯　　207
　　五、下腰痛　　208
　　六、骨盆倾斜　　209
　　七、膝骨关节炎　　210
　　八、脚踝损伤　　211
　　九、手腕、肘关节的损伤　　213

参考文献　　216
后记　　217

第一章 瑜伽发展概述

第一节 瑜伽的含义

"瑜伽"这一术语源于梵文动词词根yuj,这个动词词根的原意为"给(牛、马)上轭、套轭;相连、相应"。斯瓦特玛拉摩的《哈达瑜伽之光》一书在开篇导论中也说,yuj这个动词有两种含义:一是yuj samadhau,即整合;二是yuj samyoge,即联结。因此,结合"瑜伽"词根词源,我们不妨将"瑜伽"一词理解为:人的六根(眼、耳、鼻、舌、身、意)因为受到外界的诱惑和干扰而变得盲目杂乱,如果能将六根牢牢系于心灵之上,并通过八个阶段的习练(制戒、内制、体式、调息、制感、专注、冥想、入定)予以净化和升华,就能够实现身心的联结、整合和统一。《瑜伽:初学到高手》的作者韩俊老师说:"正确地理解瑜伽,就像在心灵的沃土里播下一颗智慧的种子。"

让我们在探究"瑜伽"一词的词源之余,回溯历史,翻开典籍,看看经典瑜伽典籍中大哲上师们如何定义、理解和诠释"瑜伽":

> 沉着地去履行责任,放弃对成败的一切执着。这样的心意平衡就叫作瑜伽。
> ——毗耶婆《薄伽梵歌》

> 当感官静止,精神休息,心智不再摇摆不定,这种对感官和精神的稳定控制被称为瑜伽。
> ——罗摩南达·普拉萨德《九种奥义书》

> 瑜伽是控制(control,管理、引流、掌控、整合、协调、止息、使平静、不理会)心的意识波动。
> ——帕坦伽利《瑜伽经》

> 瑜伽指的是一个庞大的整体,包括灵性价值、态度、戒律和技巧,它是过去至少五千年里在印度发展起来的,可以被视为古印度文明的基础。
> ——格奥尔格·福伊尔施泰因《瑜伽之书》

> 瑜伽是控制心念(Chitta),不让它受到其他心念变体(Vrittis)的干扰。
> ——辨喜《现在开始练习瑜伽:〈瑜伽经〉权威解释》

> 瑜伽意味着对身体、精神以及对真理的崇敬……所有这些力量的驾驭;它也意味着对人类智力、大脑、情感、意志的规范;它还意味着精神的平衡,从而使一个人能够均衡地审视生活的所有方面。
> ——摩诃迪瓦·德赛《甘地谈薄伽梵歌》

> 瑜伽有关于人类的完整信息。它有关于人体的信息,有关于人心的信息,也有关于人的灵性的信息……
> ——斯瓦特玛拉摩《哈达瑜伽之光》

毫无疑问，瑜伽是"控制心的意识波动"这一含义已经被瑜伽界所接受。人们通常都是自己心意的奴隶，但通过瑜伽这一方法，人们能够让心意成为自己的奴隶。这是帕坦伽利（Patanjali）的《瑜伽经》告诉我们的。

在印度传统文化环境中，瑜伽是融合宗教、哲学和修炼实践三者而构成的统一体。我们现在所了解和认识的瑜伽，已经不仅仅局限于宗教、哲学或修炼的范畴，其内涵与外延已经大大扩展和延伸，发展成为一种集哲学、科学和艺术于一身的能量修炼体系和修身养性方式。瑜伽的根本意义是整合和联结，是修与行的结合，是表与里的合二为一，更是身与心的交融，是一门身、心、灵的整合修炼。瑜伽是对生命的每一个向度如实地了解、开发和运用的过程，在这样一个过程中，帮助我们唤醒内在能量，丰富生命体验，激活感知系统；在这样一个过程中，最终帮助我们实现身体、性情、心灵的愉悦、舒展、饱满和开阔。

第二节　瑜伽发展简史

一、原始时期（公元前31世纪—公元前15世纪）

瑜伽的起源可以追溯到距今大约5000年的印度河文明时期。那时，古印度的一群隐居者为达到天人合一的境界，结伴僻居在喜马拉雅山麓地带的原始森林中修行。他们常年在冰雪覆盖的喜马拉雅山脚下，面对残酷的自然环境，不得不挑战身体极限。面对疾病与死亡，他们仔细观察动物如何生活，并模仿动物的呼吸、进食、休息等生活生存方式，久而久之，也就形成了一些适应自然生活和战胜疾病的基本姿势，这就是瑜伽体位法产生的过程。同时，他们思考精神如何影响健康，探索控制意念的手段和方法，追求使身体、心灵和自然和谐统一的方法，这便是瑜伽静坐冥想法的缘起。根据现代考古学发现，确证早在公元前3000年的印度河文明时期，当地土著居民就有瑜伽练习的实践，但这一时期的瑜伽练习方法还比较原始，以静坐、冥想和苦行的形式为主，被称为密宗瑜伽。

二、吠陀时期（公元前15世纪—公元前8世纪）

这个时期出现了一部叫作《吠陀经》的古典文献，是印度上古时期一系列经典文献的总集，是印度宗教、哲学、文学、文明的基石，历来被认为是印度教最古老的典籍。最晚约在公元前600年，在这部经典文献中第一次出现有关瑜伽的文字记载，首次提出"瑜伽"这一概念，把瑜伽定义为"约束"或"戒律"，但无体式。在《吠陀经》的《阿闼婆吠陀》中，瑜伽作为一种约束方法出现，包括呼吸控制的一些内容，开始基于肉体练习来达到自我解脱，而后过渡到证悟"梵我合一"的宗教哲学高度。

三、前经典时期（公元前8世纪—公元前5世纪）

这一时期是瑜伽基本观念的形成时期。公元前800年前后，在《吠陀经》的最后部分——《奥义书》中记载了一种可以彻底摆脱痛苦的笼统的修行方法——瑜伽，但没有体式。在这一时期，业瑜伽和智瑜伽非常盛行，前者强调宗教仪式，后者注重对宗教典籍的学习和理解，两种修炼方式均可使人最终达到"解脱"的境界。

四、经典时期（公元前 5 世纪—公元 3 世纪）

在这一时期，出现了瑜伽历史上最重要的两部经典著作——《薄伽梵歌》和《瑜伽经》。《薄伽梵歌》在《奥义书》的基础上，发展和完善瑜伽的内涵体系，是一部论述瑜伽要义之书，主要讲各种与神的沟通方式，为我们提供那个时代最全面的有关瑜伽的描述。《薄伽梵歌》的内容包括四大瑜伽派系：业瑜伽、虔信瑜伽、智瑜伽和王瑜伽。业瑜伽的重点是教导过度放纵满足感官（享受）如何导致束缚，并最终带来所有好事物的毁灭（这一后果）。该派瑜伽倡导所谓的"瑜伽生活法"，"业"即是"行为"。业瑜伽认为，行为是生命的第一表现，将精力集中于内心的世界，通过内心的精神活动，引导更加完善的行为。虔信瑜伽强调爱和虔信是重要的达成目标之道，同时虔信是灵性生活的终极目的或目标，其他所有道路都将引导人们去实现这个目的或目标。虔信是自我知识即智慧之花朵，而觉悟就是其果实。智瑜伽的理念是智慧无法被教导或指导，智慧需要觉悟，随着个人的工作、经验以及对公共利益的奉献（即修持）而到来。王瑜伽指的是帕坦伽利的冥想传统，更准确地说，是《瑜伽经》第二篇和第三篇描述的八支训练（八支瑜伽），也称八支行法。到了今天，"胜王瑜伽""帕坦伽利的瑜伽"和"八支瑜伽"这三个词几乎已经成了同义词。《瑜伽经》是对《薄伽梵歌》的进一步发展和完善，第一次明确地将瑜伽定义为"控制心灵和意识的变化"，同时也是第一次系统地将瑜伽修习过程总结为八个步骤。印度瑜伽在此基础上真正成型。《瑜伽经》是第一本系统性阐述瑜伽的专著，因此帕坦伽利被尊称为"瑜伽之父"或"瑜伽之祖"。

五、后经典时期（公元 3 世纪—公元 19 世纪）

在后经典时期，坦特罗瑜伽（即密教瑜伽）得到了发展，出现了最为重要的经典，即哈达瑜伽最重要的经典——斯瓦特玛拉摩（Svatmarama）的《哈达瑜伽之光》。在这之前发展的瑜伽具有明显的、强烈的出世主义倾向，这一时期的瑜伽，虽然开始关注我们周围的世界，在出世和入世之间达成了某种平衡，但对身体和感性对象不再持有强烈的否定性态度。

六、近现代时期（公元 19 世纪至今）

近现代时期，瑜伽开始不断发展和复兴。这一阶段，出现了不少瑜伽大师，其中室利·罗摩克里希那（Sri Ramakrishna）对复兴瑜伽传统发挥了极为重要的作用。他的弟子——著名的辨喜（Swami Vivekananda），则将瑜伽传播到了西方，并引起巨大反响。这对瑜伽能在西方流行极为重要。

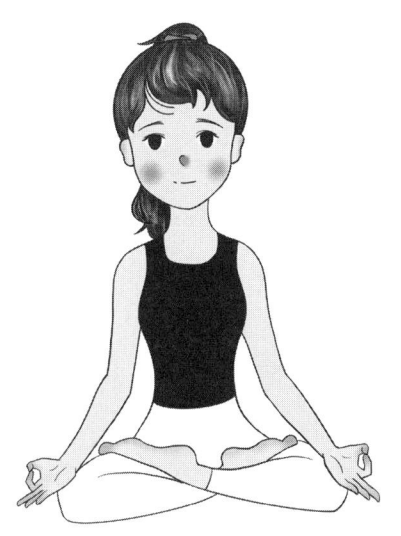

第三节　瑜伽代表人物

一、瑜伽之父——帕坦伽利

《薄伽梵歌》是第一本瑜伽典籍，而《瑜伽经》是继《薄伽梵歌》之后另一部奠基之作，作者是帕坦伽利。帕坦伽利利用精要的形式，通过要义来传播瑜伽，对瑜伽的广泛传播起到巨大的推动作用。《瑜伽经》是第一本具有可操作性的瑜伽日常练习的书籍，第一次明确地将瑜伽定义为"控制心灵和意识的变化"，同时也是第一次系统地将瑜伽修习过程总结为八个步骤。《瑜伽经》是第一本系统性阐述瑜伽的专著，因此帕坦伽利被尊称为"瑜伽之父"。

二、把瑜伽传播到西方世界的第一人——斯瓦米·维帷卡南达

斯瓦米·维帷卡南达，法号辨喜，是第一位在印度境外教授、传播瑜伽的印度哲学家。他生于加尔各答，师从罗摩克里希那。他是印度教改革的先行者、印度伟大的民族英雄，也是全球化时代最早的亚洲思想家、第一个在西方讲授瑜伽和冥想的人。1893年，辨喜出席在美国芝加哥召开的世界博览会，向西方介绍瑜伽知识，引起西方各界人士的兴趣。他是第一位走出印度，把瑜伽传播向世界的人。辨喜的伟大在于，他虽然接受自古以来的一切吠檀多思想，但绝不受它们的束缚，他要教导的是一种适用于所有人的普世宗教，在这个意义上，他是整个世界真正的导师。辨喜的生命虽然短暂，但是却启发无数人的生命，像流星一样滑过人类的夜空。

三、近代哈他瑜伽复兴者——克里希那玛查雅

虽然克里希那玛查雅（Krishnamacharya）本人从未跋山涉水、远渡重洋，但是他的瑜伽已经传遍欧洲、亚洲和美洲，他也因哈他瑜伽的复兴而受到尊重和赞誉，因此被世人尊称为"现代哈他瑜伽之父"。他是第一位公开收徒教授瑜伽体式之人，在他众多的弟子中，最为著名的四大门徒是帕塔比·乔伊斯、英德拉·黛维、B.K.S.艾扬格以及德斯科查。他改进哈他瑜伽，重视体式习练，结合自己的经验和文献学习，创造一系列不同体式的序列，形成自己的哈他瑜伽体系，使古典瑜伽转变为现代瑜伽。

四、阿斯汤加瑜伽的传承者——帕塔比·乔伊斯

帕塔比·乔伊斯（Shri K Pattabhi Jois）师从克里希那玛查雅，跟随该上师学习长达25年，时间仅次于上师的儿子德斯科查，严格传承上师教授的来源于《瑜伽合集》的阿斯汤加瑜伽。阿斯汤加瑜伽以严谨的科学性著称，对体力的要求较高，有其固定的顺序，不能随意改变和创新，练习中将串联体式（Vinyasa）、喉呼吸（Ujjayi Breath）、凝视（Drishti）、收束（Bandhas）四大要点结合成一个整体。练习者必须掌握好了前面的体式序列，才能得到老师的允许，继续其后的序列练习。1948年，帕塔比·乔伊斯在印度的迈索尔创立阿斯汤加瑜伽研究所。多年来，帕塔比·乔伊斯忠实于从上师那里所习得的这种练习瑜伽的方法，并和家人将这一古老瑜伽传统做了最好的诠释和传播。

五、瑜伽第一夫人——英德拉·黛维

英德拉·黛维（Indra Devi）出生在俄国一个贵族家庭，她的人生原本一帆风顺，却在30岁时患上罕见的心脏病，医治四年毫无起色。偶然接触到瑜伽后，她开始跟随"现代哈他瑜伽之父"克里希那玛查雅练习瑜伽，成为克里希那玛查雅的第一位女性门徒。1947年，英德拉前往美国，把瑜伽带到好莱坞，让瑜伽开始风靡全球。

英德拉教授的瑜伽比阿斯汤加瑜伽更为柔和，同时具有阿斯汤加瑜伽的流动性，逐渐演变成现在的流瑜伽。英德拉·黛维的一生是瑜伽界的传奇，打破了传统瑜伽传男不传女的规则，被誉为"瑜伽第一夫人"。

六、辅助瑜伽的现代开创者——B.K.S.艾扬格

艾扬格（B.K.S.Iyengar）全名为Bellur Krishnamachar Sundararaja Iyengar，自幼就饱受多种疾病的折磨，9岁时父亲去世，家庭经济陷入困境，营养不足使得他的身体更加虚弱。到13岁时，他已经得过疟疾、肺结核和伤寒。14岁时，艾扬格开始和他的一个姐姐和姐夫一起生活。碰巧，姐夫克里希那玛查雅是一名瑜伽老师，他开始教艾扬格练习瑜伽，希望能够增强艾扬格的体质。18岁时，艾扬格到印度南部传授瑜伽。60岁左右时，艾扬格经历了一场车祸，身体受到的严重损害使他连最简单的体位姿势都无法完成。艾扬格经过9年时间，凭借超乎常人的毅力和努力，坚持练习瑜伽，终于恢复了健康。他深刻体会到疾病的痛苦以及瑜伽的功效，由此创建闻名世界的具有治疗效果的艾扬格瑜伽体系，该体系强调姿势的精准，关注身体各部位的细节，善于利用墙绳、木砖、伸展带等各种辅助道具。1952年，艾扬格结识了小提琴大师耶胡迪·梅纽因，在梅纽因的帮助下开始把瑜伽传入西方。

艾扬格有超过75年的瑜伽实践与教学经验，被誉为是全世界最伟大的瑜伽导师之一。如今，艾扬格瑜伽已经传遍全球，数以百万计的学生正学习艾扬格瑜伽。他的经典著作包括《瑜伽之光》《调息之光》《瑜伽之树》《光耀生命》等。

七、当代中国瑜伽之母——张蕙兰

张蕙兰女士是第一位将瑜伽引入中国的瑜伽老师，被尊称为"当代中国瑜伽之母"。1985年，通过中央电视台，张蕙兰和瑜伽走入了中国人的视野。2016年1月25日，张蕙兰女士作为第一个将瑜伽引进中国的瑜伽大师，因其为瑜伽全球传播而做出的卓越贡献，被授予印度著名的莲花士勋章。张蕙兰是该奖项62年历史上仅有的两位中国获奖人之一。

第四节 现代瑜伽主要流派

一、哈他瑜伽（Hatha Yoga）

哈他瑜伽（Hatha Yoga）是古老的瑜伽流派，始于公元前5世纪。哈他瑜伽是与控制生命气

（Prana Vagu，生命能量）有关的一种瑜伽，它能够通过控制呼吸来达到控制生命气的目的。在哈他（Hatha）这个词中，"哈"（ha）代表太阳，"他"（tha）代表月亮，所以哈他瑜伽又称为阴阳瑜伽。

哈他瑜伽特别强调身体的姿势和呼吸的练习，认为姿势练习可以让人专注，消除内心的不安和身体的疼痛；呼吸可以净化血液，排出身体的毒素，并提升身体的能量。在此基础上再加入冥想，让身心灵都得到健康和安宁。该派瑜伽的练习方法相对简单而又安全，在现代社会备受推崇。20世纪20年代，哈他瑜伽开始传入西方，是目前全世界最流行的印度瑜伽体系。此外，哈他瑜伽被认为是现代所有瑜伽流派的基础和延伸。

二、阿斯汤加瑜伽（Ashtanga Yoga）

阿斯汤加瑜伽由印度的瑜伽大师帕坦比·乔伊斯创立。严格意义上说，他是在传承他的老师克里希那玛查雅教学理念和内容的基础上，同时参考一份古老的瑜伽手稿《瑜伽合集》，创立这一流派，40年之后传入西方，并成为风靡世界的瑜伽体系之一。

在西方，阿斯汤加瑜伽也被称为力量瑜伽。阿斯汤加瑜伽相对其他瑜伽流派而言，更注重肌肉持久力、脊柱柔韧性、关节灵活性、身体平衡性和超强的体能，是一项严格的练习，每种级别的动作编排是固定不变的，需要循序渐进，每天规律重复地练习。阿斯汤加瑜伽的核心是串联体位法，注重呼吸同体位的紧密结合，以及练习中的冥想，从而达到体位、呼吸、冥想三者合一的境界。阿斯汤加瑜伽的呼吸方式以喉咙能轻微发出声音的喉呼吸法为主。阿斯汤加瑜伽强调在练习过程中动作和呼吸频率协调一致，同时运用收束法收缩腹部和会阴部。因为强度较大，所以初学者、体弱多病的人不适合练习这种瑜伽。

三、流瑜伽（Flow Yoga）

流瑜伽是在阿斯汤加瑜伽和力量瑜伽的基础上，结合传统哈他瑜伽而产生的相对温和舒展的瑜伽流派。流瑜伽注重身体的流动，注重呼吸的配合及体式之间的衔接，在练习的过程中以行如流水般流畅的体式序列锻炼身体。流瑜伽中的"流"指"流水"，意为行云流水。因此，流瑜伽在练习过程中注重体式的串联，以此达到行云流水、一气呵成的练习状态。流瑜伽侧重身体的伸展性、力量性、耐久力以及专注力，是阿斯汤加瑜伽的简化练习，难度比阿斯汤加瑜伽更小，练习序列可以变动，因此适用人群更广泛。

四、艾扬格瑜伽（Iyengar Yoga）

艾扬格瑜伽由B.K.S.艾扬格大师创立，属于哈他瑜伽流派，其瑜伽体式的持续时间比其他类型的瑜伽更长。该瑜伽体系注重人体的正确摆放、生理结构、骨骼肌肉的功能等，借助辅助工具进行练习，注重细节指导，强调体位动作的精准，关注身体各部位的细节，善于利用各种辅助道具，具有矫正和恢复身体的效果，对于多种疾病的辅助治疗也有着极大的益处。

艾扬格瑜伽体位练习的特点：

- 强调人体生理结构和体位动作的合理结合，采用大量的辅助工具进行练习。
- 对每个瑜伽体式都有精确、细致、明晰的细节要求。
- 注重体式的修正，并且把瑜伽运用于身体治疗。

五、阴瑜伽（Yin Yoga）

阴瑜伽是在西方阿斯汤加瑜伽和流瑜伽风靡的背景下产生，最先由保罗·格里瑞提出并推广。但追溯其起源，我们会发现，阴瑜伽不是西方人发明的新的瑜伽流派，它起源于我们古老的道家养生之术，是道瑜伽的基本入门功法。阴瑜伽是以中国经络理疗为基础，结合印度瑜伽体式而发展出来的一系列瑜伽体式，通过特定姿势来刺激体内"气"的流动，以活络身体能量。目前，世界上流行的大多数瑜伽练习都是偏阳性的，强调肌肉的伸展和收缩，以及上半身的练习，而阴瑜伽是相对于阳瑜伽而言的一种瑜伽流派，以静态伸展和长时停留为特点，着重于髋、骨盆、下背部等下半身的练习。阴瑜伽是一种养生修复类瑜伽，强调整个身体的放松，不注重体式之间的连接和精细协调。阴瑜伽的练习可以平衡流瑜伽、阿斯汤加瑜伽等力量练习带来的身体失衡。阴瑜伽的平衡理念还可以指导我们的日常生活，当我们深入练习后，就能感受到它带给我们的身心喜悦。

第二章 瑜伽解剖

第一节 瑜伽解剖术语

一、解剖学姿势

在观察和说明人体各部的位置及其相互关系时,都应按照下列标准的解剖学姿势:身体直立,两眼向前平视,双下肢靠拢,足尖朝前,双上肢自然下垂于躯干两侧,手掌向前。

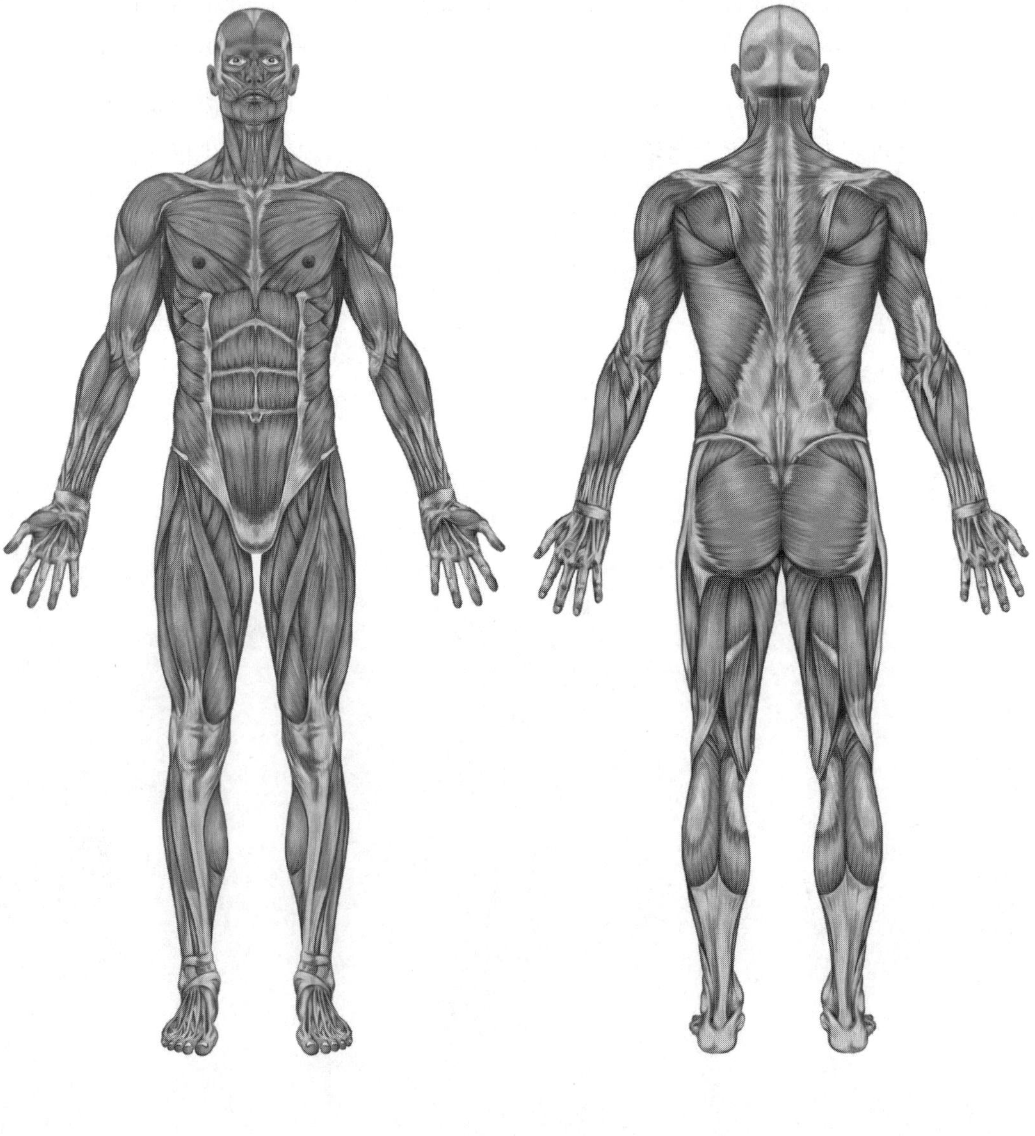

二、人体解剖学常用方位术语

1.近头者称为上侧（颅侧），近足者称为下侧（尾侧）。
2.近腹者称为前侧（腹侧），近背者称为后侧（背侧）。
3.靠近身体正中线者称为内侧，远离身体正中线者称为外侧。
4.四肢靠近躯干部分称为近侧，四肢远离躯干部分称为远侧。
5.前臂的外侧称为桡侧，前臂的内侧称为尺侧。
6.小腿外侧称为腓侧，小腿内侧称为胫侧。
7.靠近皮肤者称为浅层，远离皮肤者称为深层（主要指肌肉，如斜方肌在菱形肌的浅层，菱形肌在斜方肌的深层）。

三、人体的轴和面

轴和面是描述人体器官的形态，特别是叙述关节运动时常用的术语。人体可设计互相垂直的三个轴，即垂直轴、矢状轴和冠状轴；依据三个轴，人体还可设计互相垂直的三个面，即矢状面、冠状面和水平面。

（一）轴

- **垂直轴**：呈上下方向，是与地面垂直的轴。
- **矢状轴**：呈前后方向，是与水平面平行的轴。
- **冠状轴**：又称额状轴，呈左右方向，是与水平面平行的轴。

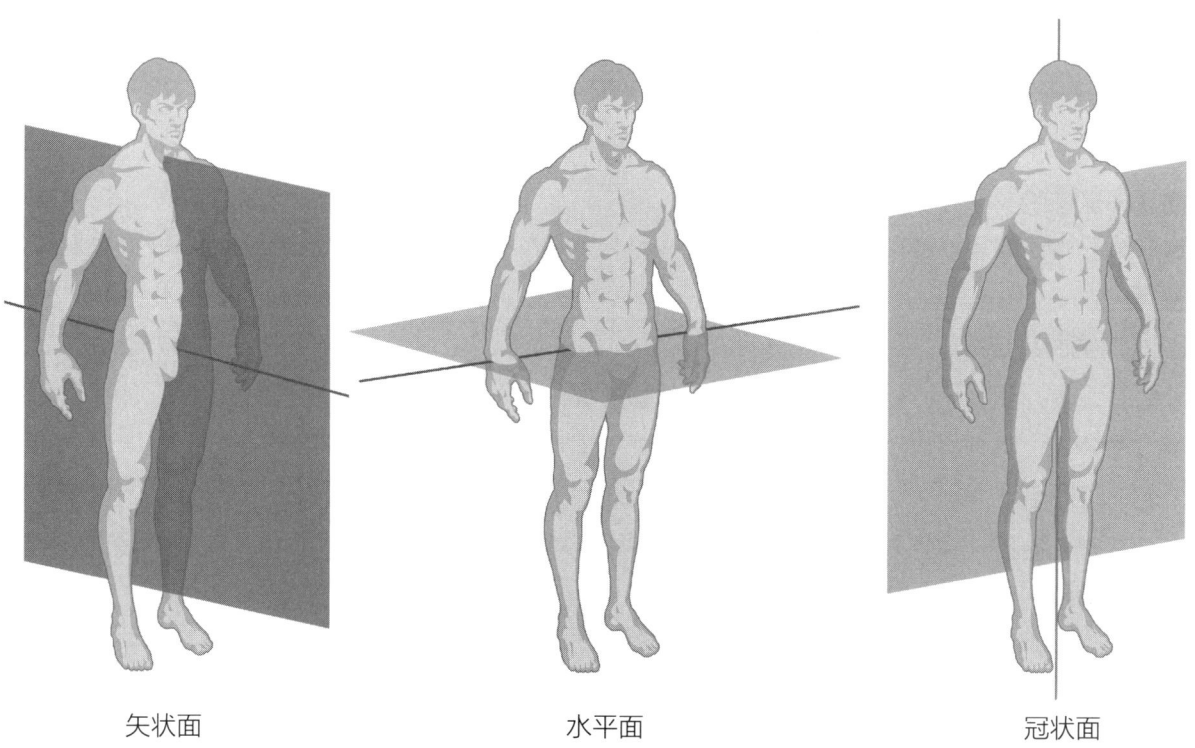

矢状面　　　　　　　　　　水平面　　　　　　　　　　冠状面

（二）切面

- 矢状面：即从前后方向，将人体纵切为左右两部分的切面。若经过身体前后正中线，将人体纵切为左右对称两半的切面，则称为正中矢状面。
- 水平面：即从水平方向，将人体横切分为上下两部分的切面。
- 冠状面：又称额状面，即从左右方向，将人体纵切为前后两部分的切面。

（三）人体基本面在瑜伽体式中的应用

- 矢状面运动：从侧面可看到的运动，如骆驼式、轮式、站姿前屈式。
- 冠状面运动：从正面可看到的运动，如战士Ⅱ式、三角式、树式。
- 水平面运动：扭转类的运动，如坐姿扭转式、山式扭转式。

瑜伽体式在矢状面上的运动称为屈曲和后伸，在冠状面上的运动称为内收和外展，在水平面上的运动称为扭转。

（四）人体解剖的正位

所谓"无正位，不瑜伽"，这一理念和定位清楚阐释瑜伽对人体正位科学性的要求。瑜伽练习者首先需要了解人体解剖的正位。正位是指人体的肌肉、关节、骨骼正常的生理位置，在瑜伽练习中，时刻记住要让我们的肌肉、关节和骨骼保持在正确的生理位置上，这样才能避免受伤。我们首先来认识人体的三条正位线。

1. 大腿前侧正位线

髂骨上棘—大腿前侧中央—膝关节股胫关节间隙的中心—踝关节距骨滑车中心—第二和第三脚趾缝隙连成的这条线。

瑜伽练习中，如果不遵循下肢受力的轴线练习，则易损伤髌韧带、髌骨、半月板、股四头肌和腹股沟韧带。

2. 身体侧面正位线

外踝—股骨外侧髁—股骨大转子—肩峰—耳垂连成的这条线。了解身体侧面正位线，能更快、更准确地判断膝关节是否超伸、骨盆是否前倾或后倾、是否驼背等问题。

3. 身体正面正位线

耻骨联合—肚脐—胸骨剑突—胸骨柄—下颌骨中点连成的这条线。通过身体正面正位线可以判断是否有脊柱侧弯问题。

在瑜伽练习中，关节的灵活性、肌肉的力量均与年龄、性别有关，女性关节较男性关节更灵活。年龄越大，关节灵活越受限。在练习中要始终遵循保持身体的各个正位线原则，才能避免受伤。

（五）标准体态与评估

1. 标准体态

体态指身体各个部位的形态和姿势。标准体态是指人体站立时各部位关节表面受力是均匀的，即身体的重心通过身体的中心，身体前后左右受力均匀、对称。良好的体态表明身体的各个部位在正确的位置上，而不良体态可能导致肌肉代偿疼痛、关节活动障碍和损伤，甚至是全身活动模式改变。活动模式不正常会引起身体的不适、疼痛。所以要通过体态评估来发现问题，纠正不良体态。体态评估可从站姿、坐姿及行走三方面进行，下面介绍运用最多的站姿评估。

2. 体态评估

站姿要从冠状面的背面、冠状面的正面和矢状面（侧面）三个方向进行体态评估。

（1）静止状态背面观体态评估标准：双肩等高，肩部肌肉体积和张力对称，肩胛骨无内收、外展、上提、下降，肩胛下角等高，肩胛骨无旋转，无翼状肩。胸椎正直无旋转、无侧屈。胸腔形态正常，双侧对称。躯干双侧对称无褶皱，双侧上肢与躯干等距，手肘、双手位置等高。

腰椎正直、无旋转，双侧髂嵴等高，髂后上棘等高，并在同一平面上。骨盆左右对称无旋转，臀横纹等高，大腿肌肉体积均等，双膝无内旋内扣，双小腿线平行，双侧内、外踝等高。双足位置平行，均匀对称。

（2）静止状态正面观体态评估标准：面部放松、表情自然，头部和颈部肌张力正常，双耳等高，双锁骨对称等高，双肩等高，肩部肌肉体积和张力对称，无圆肩，胸腔形状对称，双侧上肢与躯干等距，手肘位置等高，体积均等，双手等高，腹部对称。

双侧髂嵴等高，髂前上棘等高，骨盆无旋转、无倾斜，双下肢对称等长，大腿肌肉体积均等，双侧膝无旋内、旋外，膝关节中正位，双侧髌骨中正等高，双侧胫骨对称等长无畸形，双侧内、外踝等高。双足位置平行、对称，无扁平足和高足弓。

（3）静止状态侧面观体态评估标准：头部位于胸椎正上方，位置中正，颈曲正常，无变直、无反弓，胸颈交界处无隆起，肩无内旋、外旋，前胸部正常，后胸曲正常，腹部对称，腰曲正常。

骨盆中正，无旋转、无倾斜，臀部肌肉体积均等、对称正常，大腿肌肉体积均等，膝关节位置中正，小腿肌肉体积均等，踝关节中正，足弓正常。

体态评估的目的是发现身体位置不正常的部分，找到其原因，加以干预，让身体恢复标准体态，避免由于体态不正引起肌肉、关节代偿，导致骨骼、关节、肌肉的损伤。

第二节 瑜伽对人体九大系统的益处

一、人体的组成

人体是一个不可分割的有机整体，其结构和功能的基本单位是细胞。细胞之间存在一些不具细胞形态的物质，称为细胞间质。许多形态和功能相似的细胞与细胞间质共同构成组织。人体组织分为上皮组织、结缔组织、肌组织和神经组织四大类，它们是构成人体各器官和系统的基础，故称为基本组织。由几种组织互相结合，成为具有一定形态和功能的结构称为器官，如心、肝、脾、肺、肾、胃、大肠、小肠等。在结构和功能上密切相关的一系列器官联合起来，共同执行某种生理活动，便构成一个系统。人体可分为运动系统、呼吸系统、消化系统、泌尿系统、生殖系统、内分泌系统、免疫系统、神经系统、循环系统九个系统。各系统在神经系统的支配和调节下，既分工又合作，实现各种复杂的生命活动，使人体成为一个完整统一的有机体。

二、人体九大系统及瑜伽的益处

人体按生理和功能划分为九大系统，分别是运动系统、呼吸系统、消化系统、泌尿系统、生殖系统、内分泌系统、免疫系统、神经系统和循环系统。

（一）运动系统

1. 运动系统的组成

运动系统由骨、骨连接和骨骼肌组成，骨骼是杠杆，肌肉是动力，运动系统构成人体的基本框架。

骨骼系统是一个可对受到的力做出反应的、不断变化的复杂系统。每块骨是以骨组织构成的骨质（包括骨密质和骨松质）为主体的器官，具有一定的形态结构，含有丰富的血管、淋巴管和神经，有其生长发育过程，并具有修复、再生和改建的能力。

骨骼系统有三大基本功能：运动、支持、保护。

2. 运动系统的主要功能

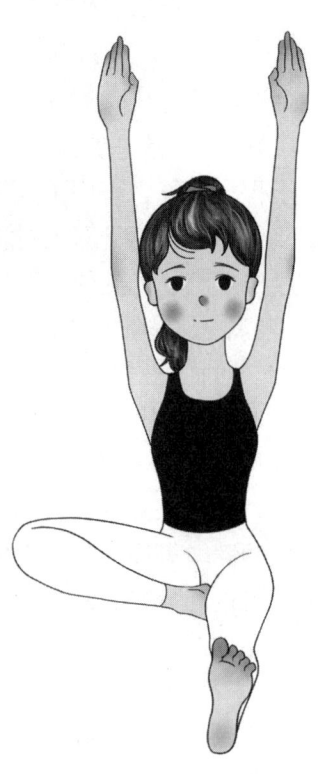

运动系统对人体起着运动、支持和保护作用。骨与骨之间的连接装置，称为骨连结。全身各骨借骨连结，赋予人体基本形态，支撑人体支架，并构成体腔（如颅腔、胸腔、腹腔和盆腔），以保护脑、心、肺、肝、脾、膀胱等器官。骨骼肌附着于骨并跨过关节，在神经系统的支配下，收缩时牵拉骨改变位置而产生运动。在运动中，骨起杠杆作用，关节是运动的枢纽，骨骼肌提供动力。

3. 瑜伽对运动系统的益处

- 强健和拉伸骨骼，预防骨质疏松。
- 增强肌肉力量，拉伸肌肉，从而提高肌肉对身体的控制力。

（二）呼吸系统

1. 呼吸系统的组成

呼吸系统由肺外呼吸道和肺组成，主要功能是完成人体与外界气体交换。肺外呼吸道包括鼻、咽、喉、气管、主支气管；肺由肺内各级支气管以及肺泡等构成。肺外呼吸道和肺内各级支气管是气体进出的通道，肺泡则是进行气体交换的主要场所。临床上通常把鼻、咽、喉称为上呼吸道，把气管和各级支气管称为下呼吸道。

2. 呼吸系统的主要功能

呼吸系统的主要功能是进行机体与外界环境间的气体交换，即吸入氧，呼出二氧化碳。机体利用呼吸系统从外界吸入的氧，经过生物氧化产生能量供新陈代谢所需，而在生物氧化过程中产生的二氧化碳则由呼吸系统排出体外，以保证机体生理活动的正常进行。

3. 瑜伽对呼吸系统的益处

- 锻炼呼吸肌，打开身体，帮助身体进行更有效的呼吸。
- 瑜伽中涉及的呼吸控制法的练习，可以强化呼吸，提高肺功能。

（三）神经系统

1. 神经系统的组成

神经系统是人体内结构和功能最为复杂，也是起最主导作用的功能调节系统，由脑、脊髓以及与其相连的脑神经和脊神经组成。

2. 神经系统的主要功能

神经系统的主要功能是调节和控制人体各系统的功能活动，调节和控制全身各器官系统的功能，使其统一协调。此外，神经系统通过调整机体功能活动，使机体适应外界环境的变化。

3. 瑜伽对神经系统的益处

- 扭转和侧屈类体式可以按摩脊柱，强健和舒缓神经。
- 建立和强化身体的感知力，提升大脑与肌肉的连接效率，提高身体的觉知力。
- 倒立体式可以促进头部的血液循环，增加头部的供氧量，刺激中枢神经，强健大脑。

（四）泌尿系统

1. 泌尿系统的组成

泌尿系统由肾脏、输尿管、膀胱和尿道组成。肾是产生尿液的器官，尿生成后，经输尿管输入膀胱，暂时储存，最后经尿道排出体外。

2. 泌尿系统的主要功能

泌尿系统的主要功能是排出机体在新陈代谢中产生的废物和多余的水分等，保持机体内环境的平衡和稳定。

3. 瑜伽对泌尿系统的益处

- 可锻炼盆底肌，预防和改善盆底肌的障碍，进而改善泌尿系统的功能。
- 前屈、后弯、扭转等体式可以很好地刺激肾脏，促进肾脏血液循环。
- 束角式、花环式、蜥蜴式等体式可以有效地锻炼骨盆周围的肌肉，进而产生对膀胱、尿道等的滋养作用。

（五）循环系统

循环系统是人体内一套密闭而相互连续的管道系统，包括心血管系统和淋巴系统两部分。

1. 心血管系统的组成和主要功能

心血管系统由心、动脉、静脉和毛细血管组成。其内有血液周而复始地循环流动。主要功能是运输物质，即将消化管吸收的营养物质和肺吸入的氧运送到全身各器官、组织和细胞供其生理活动的需要；同时将它们的代谢产物如二氧化碳、尿素等运送到肺、肾、皮肤等器官排出体外，以保证机体新陈代谢的正常进行；运输内分泌系统产生的激素或生物活性物质，以实现机体的体液调节。此外，心血管系统在维持机体内环境稳定中起重要作用。

2. 淋巴系统的组成和主要功能

淋巴系统由淋巴管道、淋巴器官和淋巴组织组成。淋巴管道包括毛细淋巴管、淋巴管、淋巴干和淋巴导管；淋巴器官包括淋巴结、脾、胸腺和腭扁桃体等；淋巴组织为含有大量淋巴细胞的网状组织。淋巴系统的主要功能如下：辅助静脉进行液体回流（主要由淋巴管道完成）；参与机体的免疫功能（主要由淋巴器官和淋巴组织完成）。

3. 瑜伽对循环系统的益处

- 心脏功能不好的学员，尤其是静息心率过快的学员，不适合做高强度的运动。而瑜伽属于中低强度的运动，通过瑜伽练习，逐步改善心脏的射血能力，从而改善心脏功能。
- 身体血管遍布全身，僵硬的肌肉会压迫血管，导致身体出现麻木及血液循环不畅的情况。瑜伽练习可以伸展身体的各个部位，有助于拉伸放松肌肉，促进全身血液循环。
- 一些倒立体式有助于减少静脉压力，比如肩倒立、头倒立犁式等。身体倒立时，静脉更少地承受流经它们的血液的压力，可以轻松地将血液输送到心脏，加速静脉血的回流。
- 瑜伽体式中有关颈部、腋窝和腹部的练习，可以有效激活和改善淋巴系统的机能，保证其有效发挥防御免疫功能。

（六）消化系统

1. 消化系统的组成

消化系统由消化管和消化腺两部分组成，其中消化管包括口腔、咽、食管、胃、小肠（又分为十二指肠、空肠和回肠）和大肠（又分为盲肠、阑尾、结肠、直肠和肛管）。临床上通常把从口腔到十二指肠的一段称为上消化道，把空肠到肛门的一段称为下消化道。消化腺包括小消化腺和大消化腺两种。大消化腺是肉眼可见、独立存在的器官，如大唾液腺、肝、胰等；小消化腺则是散在于消化管壁内的无数小腺体，如胃腺和肠腺等，它们将分泌物排入消化管内，对食物进行化学性消化。

2. 消化系统的主要功能

消化系统的主要功能是摄取食物，进行物理性和化学性消化，吸收其中的营养物质，作为机体新陈代谢和生长发育的原料，并将剩余的物质排出体外。此外，口腔、咽等还参与呼吸、构音和言语等活动。

3. 瑜伽对消化系统的益处

- 增加人体能量物质的消耗，提升消化和吸收效率。
- 瑜伽中的呼吸练习增强膈肌的运动幅度，有助于按摩胃、肝脏等器官，提升消化能力。
- 扭转、前屈类体式可以按摩胃肠道，促进胃肠蠕动，提升消化能力。

（七）内分泌系统

1. 内分泌系统的组成

内分泌系统由内分泌腺和内分泌组织组成，是人体除神经系统以外另一个重要的调节系统。内分泌系统可分为两大类，内分泌腺指的是形态结构上独立存在的、肉眼可见的内分泌器官，如甲状腺、甲状旁腺、肾上腺、胸腺、垂体和松果体等；内分泌组织指分散在其他器官内的内分泌细胞团，如胰腺内的胰岛细胞、睾丸内的间质细胞、卵巢内的卵泡和黄体等。

2. 内分泌系统的主要功能

内分泌腺所分泌的激素对机体的新陈代谢、生长、发育和维持机体内环境的稳定起重要的调节作用。

3. 瑜伽对内分泌系统的益处

- 很好地刺激交感神经和副交感神经，有助于维持内分泌系统的稳定和健康。
- 颈部和胸部练习体式可以刺激甲状腺和甲状旁腺，强化二者的功能。
- 腹部、背部及扭转练习可以刺激肾上腺，增强其功能。

（八）免疫系统

1. 免疫系统的组成

免疫系统是覆盖全身的防卫网络，包括免疫器官（骨髓、脾脏、淋巴结、扁桃体、小肠集合淋巴结、阑尾、胸腺等）和免疫细胞（淋巴细胞、吞噬细胞等）以及免疫活性物（抗体、溶菌酶、补体等）。

2. 免疫系统的主要功能

免疫系统具有警戒、防御、歼灭以及修复等功能：抵抗抗原的侵入，防止疾病的发生，维持人体的健康；随时识别和清除人体内产生的衰老的、损伤的、死亡的细胞或其他有害成份。

3. 瑜伽对免疫系统的益处

- 刺激免疫器官，提高免疫力。
- 伸展放松肌肉，释放身体压力，提高免疫力。

（九）生殖系统

1. 生殖系统的组成

生殖系统是繁殖后代、延续种族诸器官的总称，分为男性生殖系统和女性生殖系统，它们均包括内生殖器和外生殖器两部分。内生殖器由生殖腺、生殖管道和附属腺组成，外生殖器则以两性交接的器官为主。男性的生殖腺为睾丸，是产生精子和分泌激素的器官；生殖管道（输精管道）包括附睾、输精管、射精管和尿道；附属腺包括精囊、前列腺和尿道球腺。男性外生殖器为阴囊和阴茎。女性的生殖腺为卵巢，是产生卵子和分泌激素的器官；生殖管道（输送管道）包括输卵管、子宫和阴道；附属腺为前庭大腺。女性外生殖器即女阴，包括阴阜、大阴唇、小阴唇和阴蒂等。

2. 生殖系统的主要功能

生殖系统的主要功能是产生生殖细胞，繁殖后代，延续种族，分泌性激素以维持第二性征。

3. 瑜伽对生殖系统的益处

- 骨盆区域的练习体式可以促进生殖系统的健康。
- 盆底肌的练习可以改善性功能。

第三节 骨的分类和功能

一、骨的分类

（一）骨的基本分类

成人有206块骨头，新生儿有305块骨骼，在发育过程中，骶骨、尾骨髋骨等骨骼会骨化成一块。按部位不同，人体骨骼可分为颅骨、躯干骨（中轴骨）、上肢骨和下肢骨（也可统称为"四肢骨"）。

注：人体中最小的骨称为听小骨，有6块。

（二）骨的形态分类

人体骨骼按形态可分为四类：长骨、短骨、扁骨和不规则骨。

1. 长骨

长骨呈长管状，分布于四肢，在运动中起杠杆作用。长骨有一体和两端。体名骨干，骨质致密，骨干内管状的空腔称为骨髓腔，内含骨髓；在骨干表面有血管出入的滋养孔。端名骺，较膨大，并具有光滑的关节面，由关节软骨覆盖。

2. 短骨

短骨多成群分布在承受重量而运动较复杂的部位，如腕骨和跗骨。短骨一般呈立方体，有多个关节面，与相邻骨构成多个骨连接。

3. 扁骨

扁骨多呈板状，主要参与构成颅腔和胸腔的壁，以保护内部的脏器。扁骨还为肌肉附着提供宽阔的骨面，如肢带骨的肩胛骨、颅骨、肋骨等，由坚硬的内板、外板及板障构成。

4. 不规则骨

不规则骨的形状不规则，多分布于躯干、颅底和面部，如椎骨、颞骨和上颌骨。

位于某些肌腱内的小骨块称籽骨，在运动中可改变力的方向和减少对肌腱的摩擦。髌骨是人体最大的籽骨。

二、骨的功能

（一）支撑功能（构成人体基本形态）

骨与骨连接构成骨骼，形成人体的骨架结构，使身体保持一定的形态和姿势，对人体起着支撑和负重的作用，使人体能完成站立、行走、负重和劳动。

（二）运动功能

骨在骨骼肌收缩时被牵引，绕关节运动轴运动，使人体可进行各种运动。在运动过程中，骨起着杠杆作用。

（三）保护功能

骨借助骨连接形成腔隙，保护人体重要的器官，例如颅腔保护脑，椎管保护骨髓，胸腔保护心脏和肺等重要器官。

（四）造血功能

骨髓是骨组织的重要组成部分，而造血是骨髓最重要的功能。骨髓腔里有红骨髓和黄骨髓，其中红骨髓有造血功能，在特殊的场景下，黄骨髓会转换成红骨髓，恢复造血功能。

（五）储存功能

骨是人体内钙磷的储备仓库。在人体的脏器与组织中，钙磷的含量以牙齿和骨组织中为最高。

第四节 脊柱

一、脊柱的定义

在人体背部的中央有一根从上到下的骨群，这便是脊柱，即人们常说的脊梁或脊椎。但脊柱并不仅是指后背的那根骨头，这一概念还包括围绕在这根骨头周围的肌肉、韧带、椎间盘以及椎管内的骨髓。严格来说，脊柱是由26块椎骨及连接各个椎骨的椎间盘、韧带、关节和椎旁肌肉组成的一个强大的支撑系统。它在人体中扮演着重要的角色，即使是最强悍的战士，也需要脊柱的支撑。

二、脊柱的构成

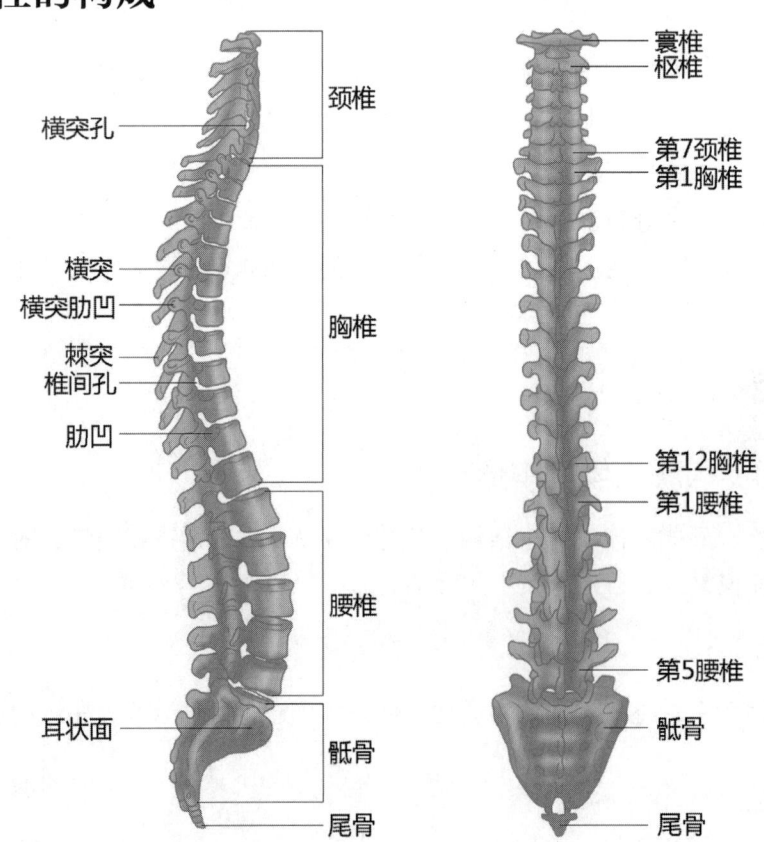

椎骨包括7块颈椎、12块胸椎、5块腰椎、5块骶椎融合而成的1块骶骨、1块尾骨。每两块椎骨之间有椎间盘和骨连接，椎骨表面有前纵韧带、后纵韧带、黄韧带覆盖，周围有众多肌肉、血管围绕。颈椎到腰椎的24块椎骨均可以独立运动，这24块椎骨组合在一起共同完成身体各个方向的运动，如前屈、后弯、侧屈、扭转等；而骶骨由5块骶椎融合而成，尾骨由3～5块退化的尾椎融合而成，主要为身体提供承重和缓冲的作用。

三、脊柱的作用

（一）脊柱是人体的中轴，第一个也是最重要的作用是支撑体重。它像一个大力士一样，可以支撑住头部、胸部、上肢、腹部等部位的重量。

（二）脊柱的第二个作用是运动。脊柱各个椎骨之间的椎间盘和椎弓均有椎间关节，这些关节可以使脊柱进行前屈、后伸、侧屈和旋转等运动。

（三）脊柱的第三个作用是保护。脊柱内有椎管，脊髓在椎管内并受脊柱保护；由脊髓发出的31对脊神经也都经过椎间孔出椎管，并受到脊髓保护。脊椎就像盔甲保护战士一样保护脊髓。

四、正常脊柱的形态

从正面看，脊柱呈一条直线；从侧面看，脊柱有4个生理性弯曲，即颈屈、胸曲、腰曲、骶曲。

（一）脊柱的四个生理性弯曲

颈曲——向前凸——后天形成
胸曲——向后凸——先天形成
腰曲——向前凸——后天形成
骶曲——向后凸——先天形成

注：刚生下来的婴儿没有颈曲和腰曲，颈曲和腰曲建立的周期大概从婴儿出生3个月开始至青春期结束。

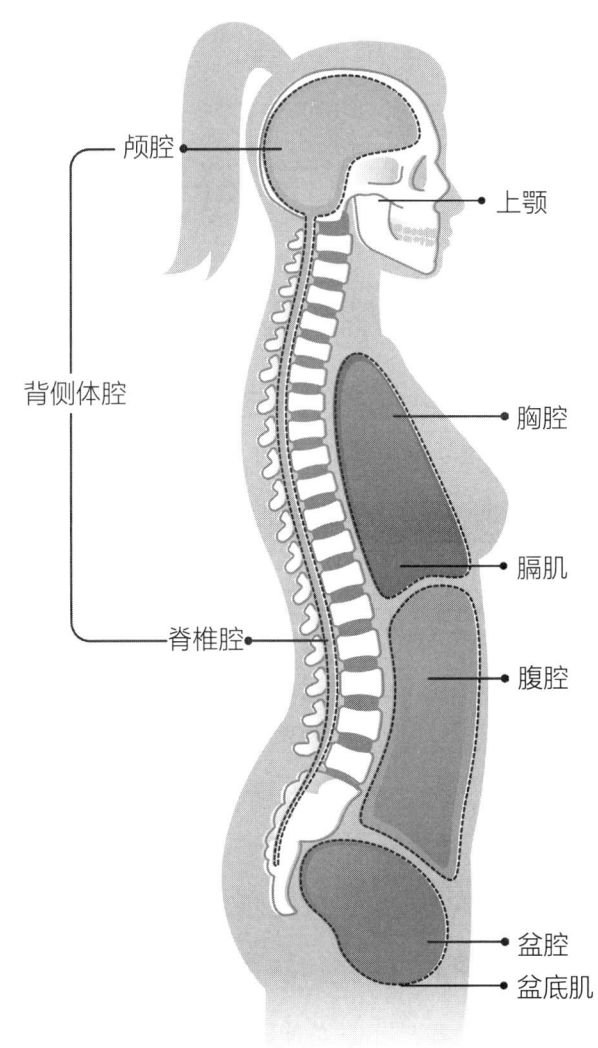

（二）生理曲度的作用

1. 缓冲减震

脊柱的四个生理弯曲使脊柱如同一个刚柔并济、柔韧有余的大弹簧，能增加脊柱的柔韧性，增加缓冲震荡的能力，加强姿势的稳定性。椎间盘也可以吸收震荡，在剧烈运动或跳跃时，可防止颅骨、大脑损伤。

2. 支撑承重

脊柱每增加一个曲度，身体的承重能力就得以增强一次。

3. 增强稳定

生理曲度的扩大，增加了身体重心基底的面积，从而增加了直立站姿的稳定性。

知识补充：一线三面

1. 一线三面：一线指的是脊柱，三面指的是上颚、膈肌、盆底肌（注：理疗遵循一线三面的正位原则）。
2. 三面的作用是帮助稳定脊柱，当膈肌或盆底肌出现倾斜，会导致腰椎曲度变大，从而诱发身体疼痛。
3. 盆底肌的正位：骨盆正位时，盆底肌就在正确的位置上，如骨盆发生变化，就会导致盆底肌的位置发生变化。
4. 膈肌的稳定：如果身体呈弯腰驼背或肋骨外翻时，膈肌的位置就会发生变化。膈肌与盆底肌之间的运动影响腹腔内的腹压。吸气时，膈肌向下，盆底肌舒张向下；呼气时，膈肌还原，盆底肌收缩上提。
5. 上颚正位：上颚的位置应该在胸腔的正上方，否则会出现颈椎不正位，如颈前探。改正方式为：舌抵上颚（下巴与地面平行），颈部建立空间的同时，让颈部回到正确的位置上。

知识补充：

　　颈前探又叫做"探颈"，按照我国的标准，颈曲大于5厘米即可认为有探颈问题。探颈的自测方式简单易行：如果你坐着或站着的时候，脑袋不是正直的，而是下巴向上扬，同时颈部前探，那么极可能就是探颈了。探颈的主要原因如下：坐姿不正，弯腰驼背；手机族，长时间弯腰低头看手机；肌群发展不均，胸肌过强，背中部过弱。

第五节 脊柱周围的肌肉及相关瑜伽体式

一、多裂肌

（一）位置与形态

多裂肌是背部非常薄的一块深层肌肉，它从骶骨一直沿着棘突与相邻的骨性凹槽向上延伸到颈部。它的主要功能是稳定脊柱的每个连接部分，是人体背侧重要的脊椎稳定肌群。

（二）起止

多裂肌较短，起自骶骨背面、腰椎、胸椎横突和第4至第7颈椎的关节突，肌束跨越至2至4个椎骨后，止于全部椎骨和寰椎除外的棘突。

（三）功能

稳定脊柱，控制脊柱的伸展、扭转。

（四）体式

风吹树式、三角伸展式、门闩式、三角扭转式、半鱼王式、双角

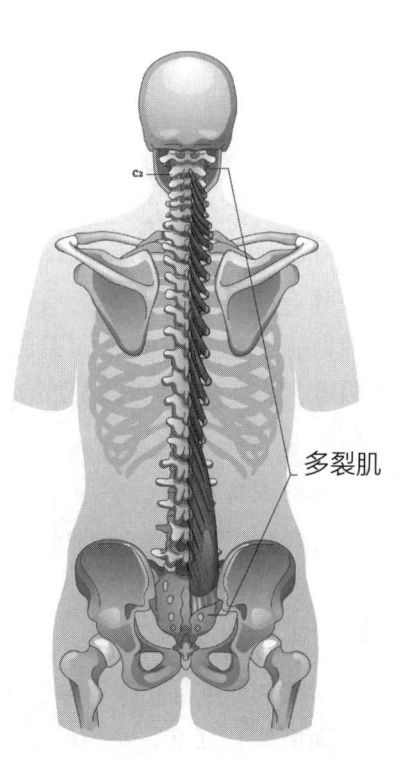
多裂肌

式扭转等侧屈和扭转类体式；板式、桌子式、桥式等背部支撑类体式。

二、竖脊肌

（一）位置与形态

躯干背侧最长、最大的肌肉群，大部分位于棘突与肋角间的沟内，自内向外分别是棘肌、最长肌、髂肋肌三部分。

（二）起止

起于内侧下部，主要是骶骨背侧、腰椎棘突、髂嵴后部及胸腰筋膜等处，止于外侧上部，主要是颈椎、胸椎的横突、棘突及颞骨乳突、肋角等。

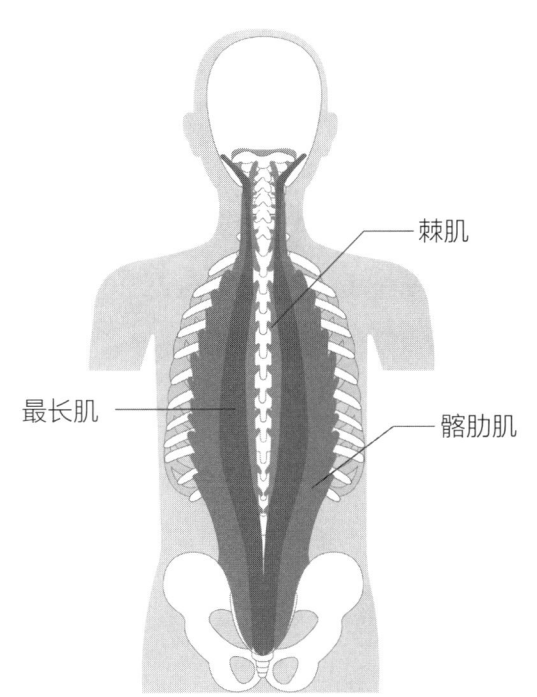

（三）功能

下固定时，双侧收缩使头、脊柱后伸，单侧收缩使脊柱向同侧侧屈；上固定时，双侧收缩使脊柱后伸并骨盆前倾，单侧收缩使脊柱向同侧侧屈。

（四）体式

激活体式：站姿后弯、眼镜蛇式、蝗虫式、牛式、弓式等后弯类体式。
伸展体式：加强侧伸展式、前屈式、束脚式、犁式等背部伸展类体式。

三、后锯肌

（一）位置与形态

分为两部分：上后锯肌位于菱形肌深面；下后锯肌位于背阔肌中部深面。二者皆呈菱形，位于竖脊肌浅层。

（二）起止

上后锯肌位于菱形肌深面，起于项韧带下部，第6、7颈椎和第1、2胸椎棘突，止于第2至第5肋骨角的外侧面；下后锯肌位于背阔肌中部的深面，自腱膜起至下位两个胸椎棘突及上位两个腰椎棘突，止于下肋骨肋角外面。

（三）功能

上后锯肌提肋骨助吸气，下后锯肌降肋骨助呼气，两者属于呼吸肌。

（四）体式

婴儿式呼吸：来到婴儿式，将注意力放在背部，感受在呼吸时背部的起伏，特别是上后锯肌和下后锯肌的区域。

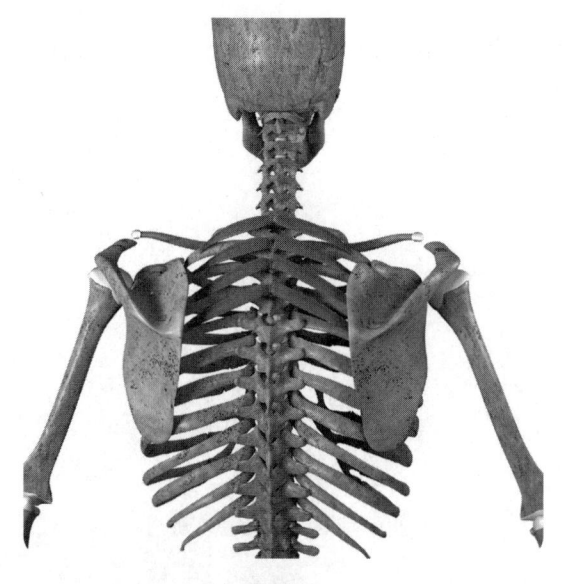

上后锯肌

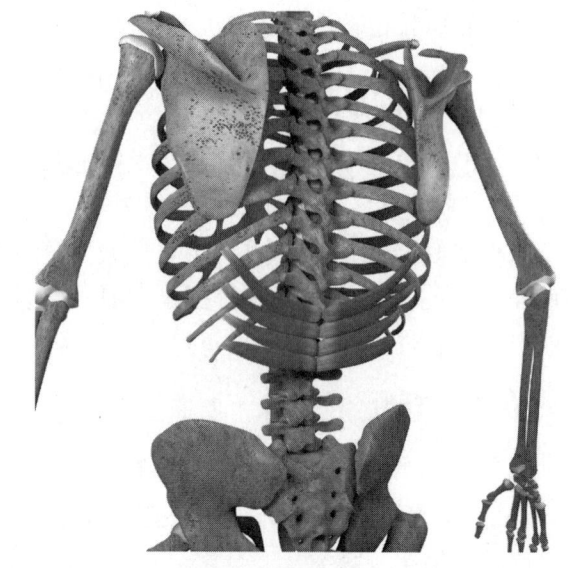

下后锯肌

四、菱形肌

（一）位置与形态

位于斜方肌的深面，附着于肩胛骨内侧缘和脊柱的棘突上，为菱形扁肌，根据形状而命名，包括大菱形肌和小菱形肌两块。

（二）起止

分别起于第6、7颈椎和第1至4胸椎棘突，小菱形肌止于肩胛冈内侧端，大菱形肌止于肩胛骨内侧缘肩胛冈以下。

（三）功能

远固定时，双侧同时收缩，使胸椎上段后伸；近固定时，将肩胛骨拉上内上方，使其后缩、上提并发生回旋动作。

（四）体式

激活体式：眼镜蛇式、摩天轮式、蝗虫式、扣手式等后弯类和肩胛骨内收类体式。

伸展体式：猫式、鸟王式、前屈式等肩胛骨外展类体式。

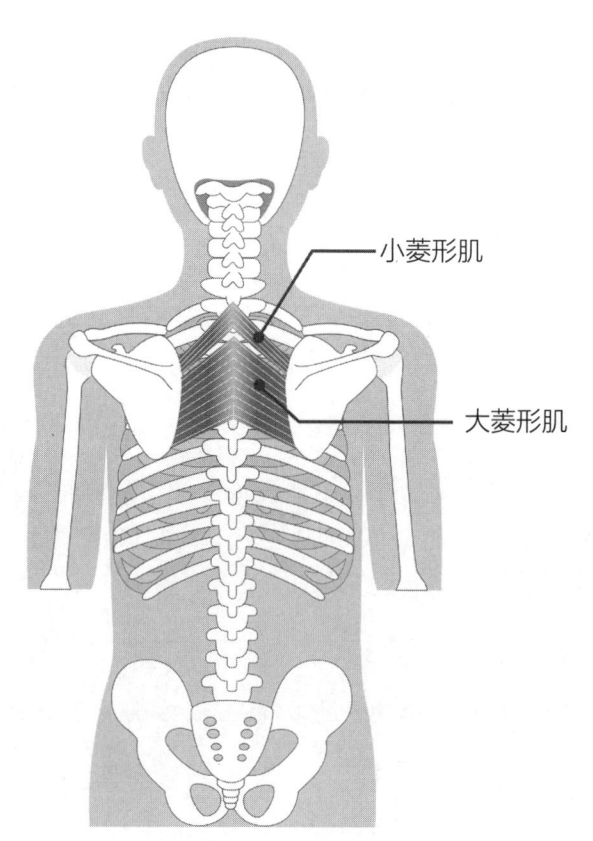

五、斜方肌

（一）位置与形态

位于项部和背部的皮下，一侧呈三角形，左右两侧相合成斜方形。其肌束分上、中、下三部。

（二）起止

起于上项线内1/3部、枕外隆凸、项韧带全长、颈7棘突、全部胸椎棘突及其棘上韧带，上束止于锁骨外1/3部后缘及其附近的骨面，中束止于肩峰内侧缘和肩胛冈上缘的外侧部，下束止于肩胛冈下缘的内侧面。

（三）功能

近固定并单侧收缩时，上束肌肉使肩胛骨上提、后缩、上回旋；中束肌肉使肩胛骨后缩；下束肌肉使肩胛骨下降、后缩、上回旋。三束肌肉同时收缩使肩胛骨后缩、上回旋。远固定时，一侧上束可使头和颈后伸、向同侧侧屈并向对侧回旋，中下束均有使胸椎向对侧回旋的功能。双侧同时收缩，使脊柱伸直。

（四）体式

激活体式：眼镜蛇式、摩天轮式、蝗虫式、扣手式等后弯类和肩胛骨内收类体式。

伸展体式：猫式、鸟王式、前屈式等肩胛骨外展类体式。

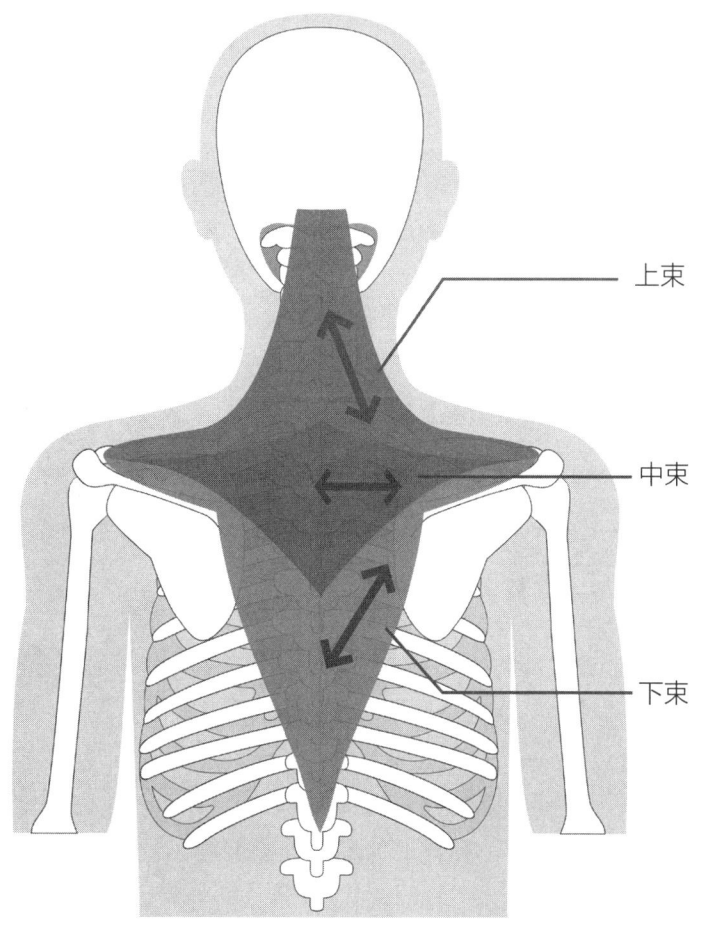

六、背阔肌

（一）位置与形态

为三角形扁肌，是全身最大的扁肌。位于腰背部和胸部后外侧，其上部被斜方肌所覆盖。

（二）起止

起于第7至第12胸椎及全部腰椎棘突、骶正中嵴、髂嵴后部和第10至第12肋外面，止于小结节嵴；一部分纤维附着在肩胛骨下角。

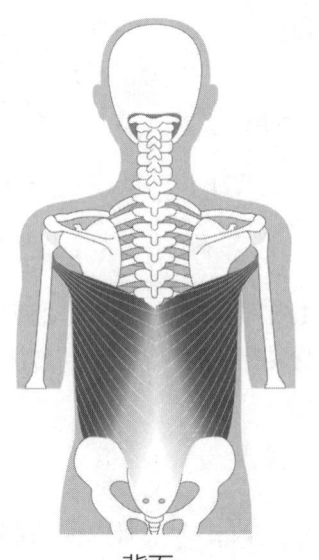

背面　　　侧面

（三）功能

近固定时，使上臂在肩关节内进行后伸、内收、内旋，其连接于肩胛骨下角的纤维可以起到稳定肩胛骨的作用；远固定时，拉动上臂向躯干靠拢，提肋助吸气。

（四）体式

激活体式：眼镜蛇式、蝗虫式、弓式、骆驼式、牛式等后弯类体式。

伸展体式：鸟王式、前屈式、花环式、束脚式等前屈弓背类体式和幻椅式、战士Ⅰ式、战士Ⅲ式等手臂上举类体式。

七、腰方肌

（一）位置与形态

位于腹后壁脊柱两侧，是不规则的扁肌，内侧前方是腰大肌，后方是竖脊肌。

（二）起止

起于髂嵴后面和髂腰韧带，止于第1至第4腰椎横突和第12肋下缘。

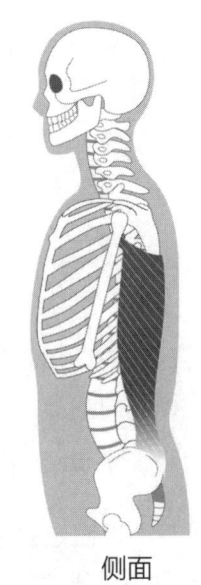

（三）功能

单侧收缩时，使脊柱向同侧侧屈，骨盆上提。双侧同时收缩时使脊柱后伸，并下降第12肋骨，辅助呼吸，并增加腹内压。

（四）体式

激活体式：眼镜蛇式、蝗虫式等后弯类以及板式支撑类体式。

伸展体式：三角伸展式、站姿前屈式、单腿背部伸展式等侧伸展以及前屈类体式。

八、夹肌

（一）位置与形态

位于背部中层，斜方肌和菱形肌深层，竖脊肌浅层，分为头夹肌和颈夹肌。

（二）起止

头夹肌起于第3颈椎至第3胸椎棘突的侧面，止于颞骨乳突；颈夹肌起于第3至第6胸椎棘突，止于第1至第3颈椎横突后结节。

（三）功能

两者单侧收缩时可以使头颈向同侧侧屈，并向同侧回旋；双侧同时收缩时可以使头颈后伸。

（四）体式

头部后仰动作，如骆驼式、蝗虫式、弓式等后弯体式。瑜伽中常用"眉心和鼻梁向后推"的口令来激活头夹肌、颈夹肌等颈部后侧的肌肉群。

九、肩胛提肌

（一）位置与形态

位于颈项两侧，肌肉向上部位于胸锁乳突肌深侧，下部位于斜方肌的深面，为一对带状长肌，大部分肌腹都被斜方肌所覆盖，是根据功能来命名的肌肉。

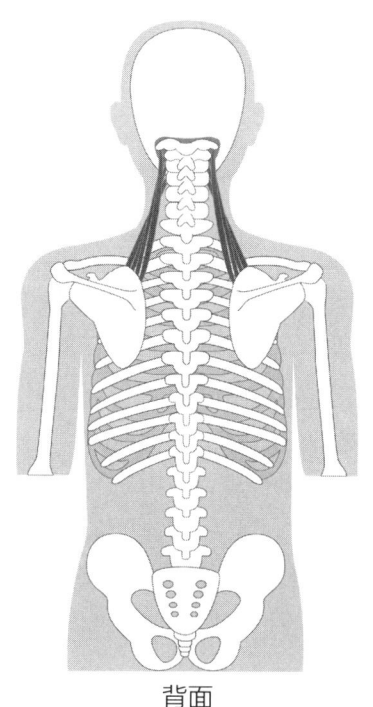
背面

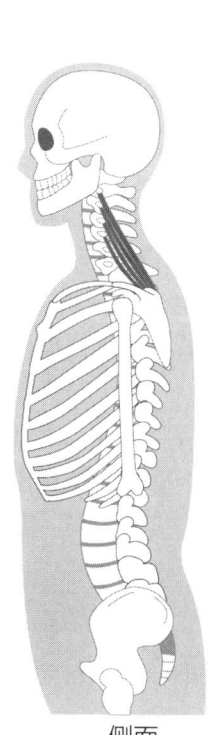
侧面

（二）起止

起于第1至第4颈椎横突，止于肩胛骨上角和肩胛冈之间的肩胛骨内侧缘。

（三）功能

近固定时，使肩胛骨上提和下回旋。远固定时，单侧收缩，使头向同侧侧屈和回旋；双侧收缩，使上颈椎伸展。

（四）体式

激活体式：骆驼式、反台式、弓式等颈部后伸类体式。

伸展体式：颈部侧屈类体式。如右耳找右肩的方向，然后让下巴找右侧的锁骨，以此拉伸左侧的肩胛提肌。

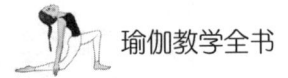

肩胛提肌伸展式

十、总结

深层肌肉的锻炼方法——扭转、侧屈、背部支撑类体式。

锻炼后锯肌——背肋式呼吸。

伸展后背肌肉——前屈类体式。

激活后背肌肉——后弯类体式。

脊柱周围的肌肉通常通过前屈类、后弯类、扭转类、侧屈类体式进行锻炼。而由于人们伏案久坐的时间越来越长，脊柱周围的肌肉相对薄弱，所以在瑜伽课程中更需要加入此类动作，尤其是后弯类体式，针对性地激活背部肌肉。

第六节 肩胛骨、胸廓周围的肌肉及相关瑜伽体式

一、上肢带骨

上肢带骨包括锁骨和肩胛骨。上肢带骨非常灵活，但需要通过附着于肋骨、胸骨和椎骨的肌肉来支持和稳固。

上肢带骨的骨连结：

（一）胸锁关节是上肢与躯干之间连接的多轴关节。由锁骨的胸骨端关节面和胸骨柄的锁骨切迹组成。

（二）肩锁关节是由肩胛骨肩峰端和锁骨远端组成的平面微动关节，是肩胛骨活动的支点。此关节属微动关节，可以做各个方向的微运动，但活动度小。

（三）狭义的肩关节指盂肱关节，是上肢与躯体连接的部分，由肱骨头和肩胛骨关节盂构成。狭义的肩关节是典型的球窝关节，也是上肢最大、最灵活的关节。广义的肩关节指的是肩部的整个复合结构，是一个"肩关节复合体"。构成肩关节复合体的部位包括肩胛骨、锁骨、胸骨、肱骨与胸廓。肩关节是人体中极其复杂的关节，活动度和灵活性均很高，能做屈、伸、收、展、旋内、旋外和环转运动。

知识补充：
1.无论是胸骨还是肩胛骨的相对位置发生变化，锁骨的相对位置都会改变。
2.胸椎段发生侧弯会导致两侧锁骨位置高低不同。

二、肩胛骨周围的肌肉及相关瑜伽体式

（一）冈上肌

1.位置与形态：冈上肌类似马蹄形，位于肩胛骨的冈上窝内，部分位于斜方肌与三角肌深面。

2.起止：起于肩胛骨冈上窝，沿着肩胛骨的上方延伸，卷入肩峰的下方，然后止于肱骨大结节上部。

3.功能：近固定收缩时，使上臂外展。当肩外展时，冈上肌可以稳定肱骨头，并防止肱骨头冲击肩峰。

4.体式：

激活体式：上山式、幻椅式、战士Ⅰ式、战士Ⅱ式等手臂上举类体式。

伸展体式：鹰手（鸟王式的手上动作）、猫式等弓背类体式。

知识补充：

冈上肌被斜方肌和三角肌覆盖，其肌腱与冈下肌、肩胛下肌、小圆肌共同组成肩袖（肌腱袖）。冈上肌起于肩胛骨冈上窝，肌腱在喙肩韧带及肩峰下滑液囊下，肩关节囊之上通过，止于肱骨大结节。其形状如马蹄形，其作用为固定肱骨于肩胛盂中，并与三角肌协同动作使上肢外展。在肌腱袖中，冈上肌是肩部四周力量集中的交叉点，因此极易受损。

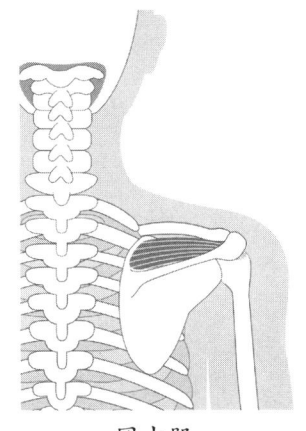
冈上肌

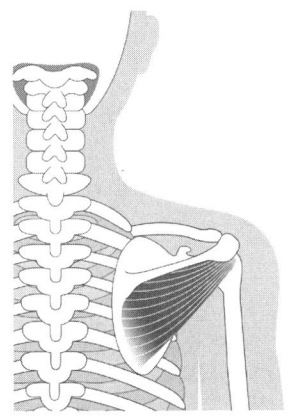
冈下肌

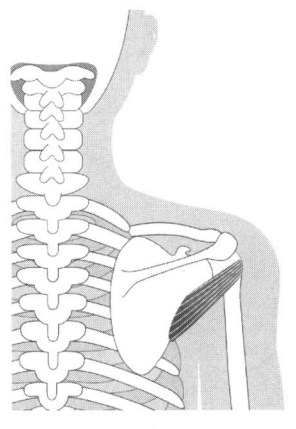
小圆肌

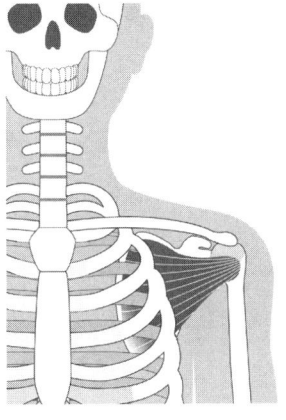
肩胛下肌

（二）冈下肌

1.位置与形态：位于肩胛骨的冈下窝内，肌的一部分被三角肌和斜方肌覆盖，为三角形的羽状肌。
2.起止：起于冈下窝的内侧，止于肱骨大结节中部。
3.功能：近固定收缩时，能使肩关节旋外、内收、伸。冈下肌是肩关节最有力的外旋肌之一。
4.体式：

激活体式：蝗虫式、眼镜蛇式、骆驼式等手臂靠近躯干的后弯体式。

伸展体式：猫式、站姿前屈式、单腿背部伸展式等前屈类体式。

（三）小圆肌

1.位置与形态：位于冈下肌下方，冈下窝内，大部分被三角肌所遮盖，为圆柱形小肌。
2.起止：起于肩胛骨的外侧缘的背面，经肩关节后部，止于肱骨大结节下部。
3.功能：近固定收缩时，能使肩关节旋外、内收和伸。在手臂过头活动的预加载阶段，小圆肌和冈下肌协同完成肩部外旋。
4.体式：

激活体式：蝗虫式、眼镜蛇式、骆驼式等手臂靠近躯干并外旋的后弯体式。

伸展体式：猫式、站姿前屈式、单腿背部伸展式等前屈类体式。

（四）大圆肌

1.位置与形态：位于冈下肌和小圆肌的下侧，其下缘为背阔肌上缘遮盖，整块肌肉呈柱状。
2.起止：起于肩胛骨下角背面，止于肱骨小节嵴。
3.功能：近固定收缩时，能使肩关节内收、内旋和伸。大圆肌是背阔肌的直接协同肌，它们共同完成所有相关活动，如上臂伸展、内收、内旋，所以大圆肌常被称为"背阔肌的小助手"。
4.体式：

激活体式：牛面式、反祈祷式、四柱式、反桌子式、反台式等。

伸展体式：三角伸展式、战士Ⅱ式等肱骨外旋体式。

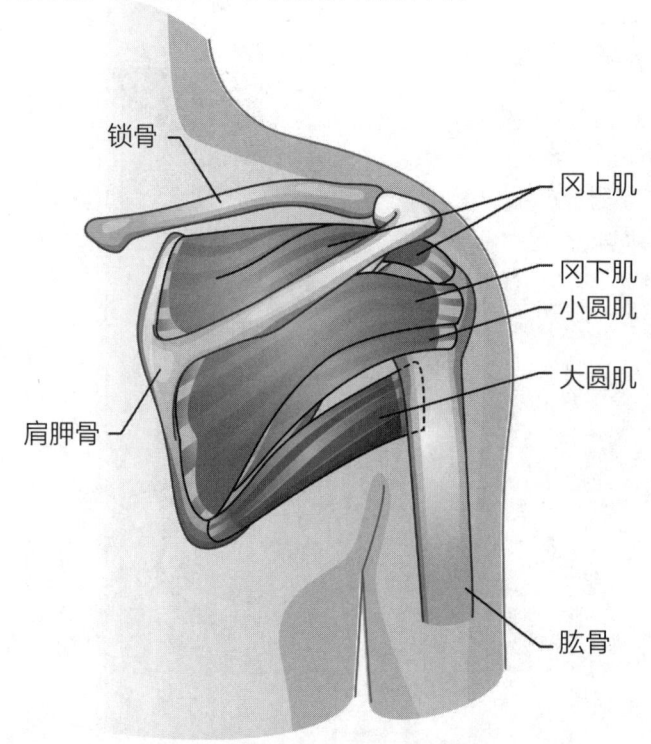

（五）肩胛下肌

1.位置与形态：位于肩胛骨前面的肩胛下窝，紧贴着肋骨，为三角形扁肌。

2.起止：起自肩胛下窝，止于肱骨小结节。

3.功能：近固定收缩时，使上臂在肩关节处内收和内旋。

4.体式：

激活体式：牛面式、反祈祷式、扣手式、四柱式等。

伸展体式：三角伸展式、战士Ⅱ式等肱骨外旋体式。

（六）胸小肌

1.位置与形态：胸小肌位于胸大肌深面，为三角形扁肌。

2.起止：起自第3至第5肋骨的前面及肋间肌表面的筋膜，止于肩胛骨的喙突。

3.功能：近固定时，可以拉肩胛骨向前、向下运动，使肩胛骨做前伸、下降和下回旋的动作；远固定时，可以上提肋骨，帮助吸气。

4.体式：舞王式、牛面式、展臂式、眼镜蛇式、弓式、骆驼式等（注：胸小肌以伸展为主）。

知识补充：

相比胸大肌，胸小肌的紧张更容易导致圆肩，原因在于胸小肌止于肩胛骨的喙突，拉动肩胛骨向前向下。所以针对圆肩的学员，建议在做体式之前对胸小肌进行松解。

松解胸小肌方法：筋膜球放松。

伸展胸小肌：开肩、手臂向后的后弯动作都可以拉伸胸小肌。

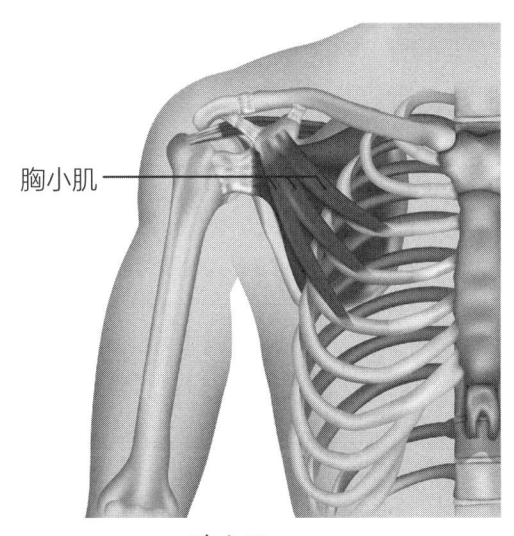

胸小肌

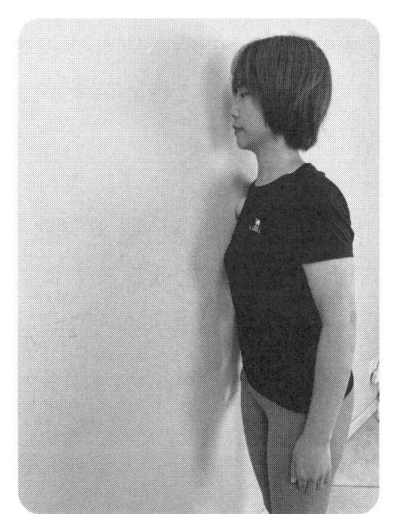

筋膜球放松

（七）胸大肌

1.位置与形态：位置浅表，是人体最大的一块扇形扁肌，覆盖了整个胸部，是负担身体上半身动作最重要的肌肉之一。

2.起止：起自锁骨的内侧半、胸骨和第1至第7肋软骨以及腹直肌鞘前壁上部，止于肱骨大结节嵴。

3.功能：近固定时，可使肩关节屈曲、内收、内旋；远固定时，牵引躯干向上臂靠拢，上提肋骨，辅助吸气。

4.体式：

激活体式：桌子式、板式、四柱式等支撑体式。

伸展体式：扣手式、牛面式、眼镜蛇式、反抬式、狂野式等胸腔打开类体式。

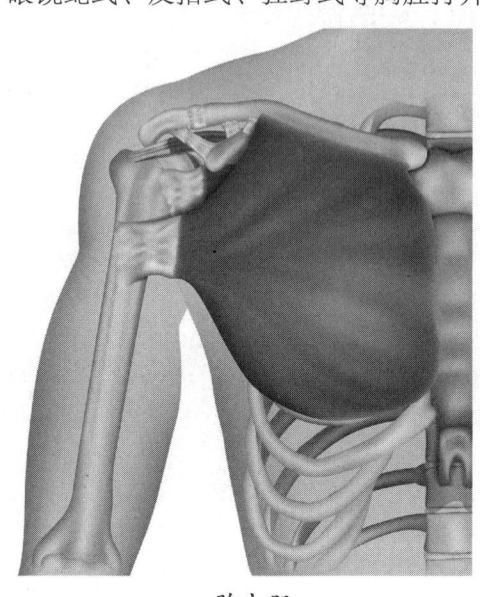

胸大肌

（八）三角肌

1.位置与形态：三角肌又称虎头肌，是一个底向上、尖向下的三角形肌，位于肩部皮下，分前、中、后三部，从前、后、外侧包裹和支持着肩关节。

2.起止：前部肌束起自锁骨外侧三分之一，中部肌束起自肩胛骨肩峰，后部肌束起自肩胛冈，止于肱骨三角肌粗隆。

3.功能：近固定收缩时，前部肌束可以使上臂屈、内收和旋内；中部肌束使上臂外展；后部肌束能使上臂伸、内收和旋外。整块肌肉收缩可以使上臂外展。

4.激活体式：下犬式、眼镜蛇式、侧板式、反抬式、狂野式等手臂支撑类动作（注：手臂不同方向的支撑体式，可以激活三角肌的不同区域）。

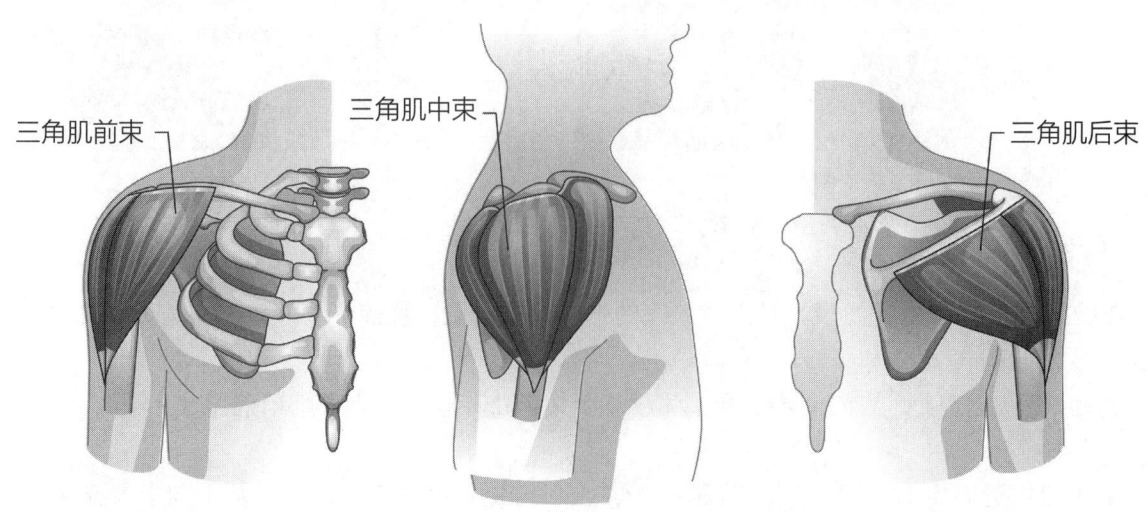

（九）前锯肌

1.位置与形态：位于胸廓外侧面，其上部为胸大肌和胸小肌所遮盖，为锯齿状的扁肌。

2.起止：起自第1至第9肋骨的外侧面，止于肩胛骨内侧和肩胛下角前表面。

3.功能：近固定时，使肩胛骨前伸、上回旋，上半部纤维上抬肩胛骨，下半部纤维下压肩胛骨；远固定时，下半部纤维收缩可提肋，帮助深吸气。

4.激活体式：四柱式、眼镜蛇式、上犬式等手臂靠近躯干的支撑体式（注：前锯肌以激活为主）。

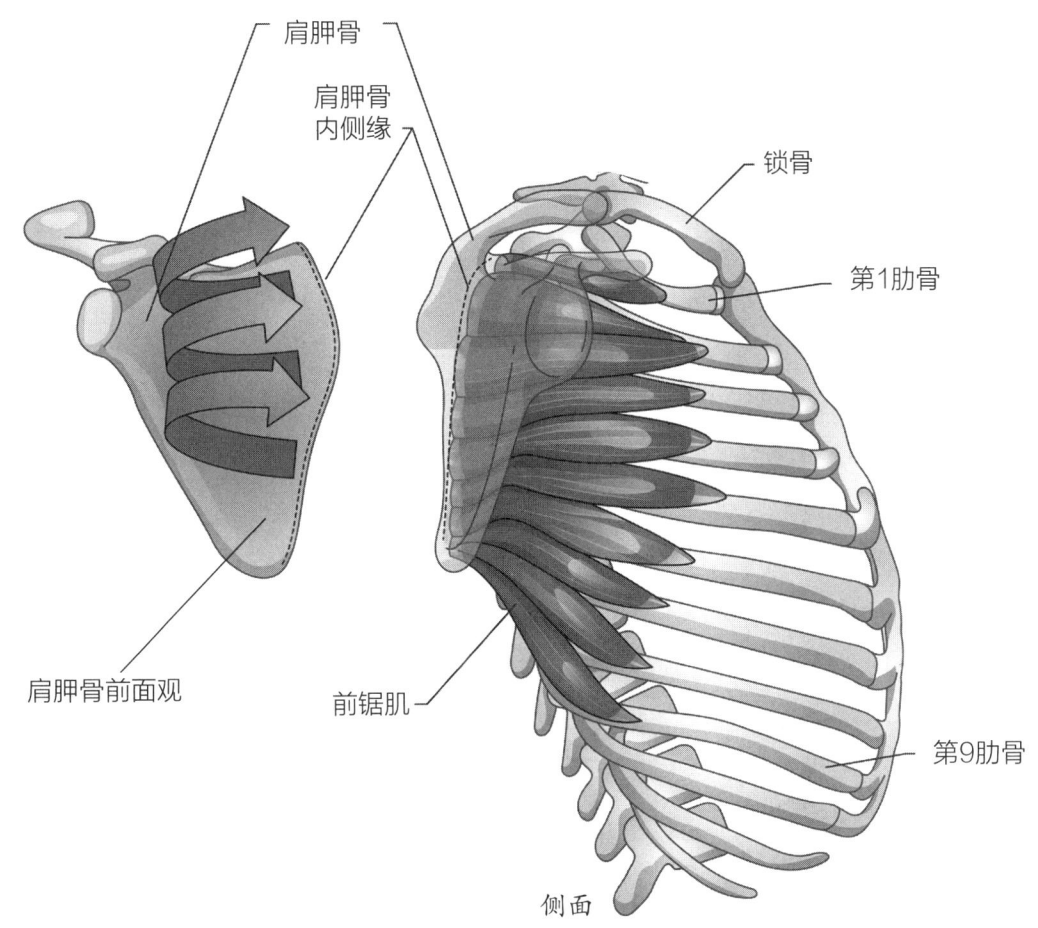

三、总结

肩胛骨、胸廓周围的肌肉在瑜伽中主要通过开肩、后弯、手臂支撑等瑜伽体式来活动。

第七节 腹部肌群及相关瑜伽体式

一、腹部肌群介绍

腹部肌肉群处在人体的中央位置，我们常将其称为核心部位。腹部肌肉分为腹部前外侧群肌肉和腹部后群肌肉。我们平常所说的"腹肌"指的是腹部前外侧群肌肉，是人体结缔组织组成中的重要部分，包括腹直肌、腹外斜肌、腹内斜肌和腹横肌。当它们收缩时，可以使躯干弯曲及旋转，并可以防止骨盆前倾。腹部肌肉对于腰椎的活动和稳定也有相当重要的作用，还可以控制骨盆的活动，保持脊柱的稳定。腹部后群肌肉主要是指腰方肌，在腹腔后壁，脊柱两侧。

二、腹肌的组成及相关瑜伽体式

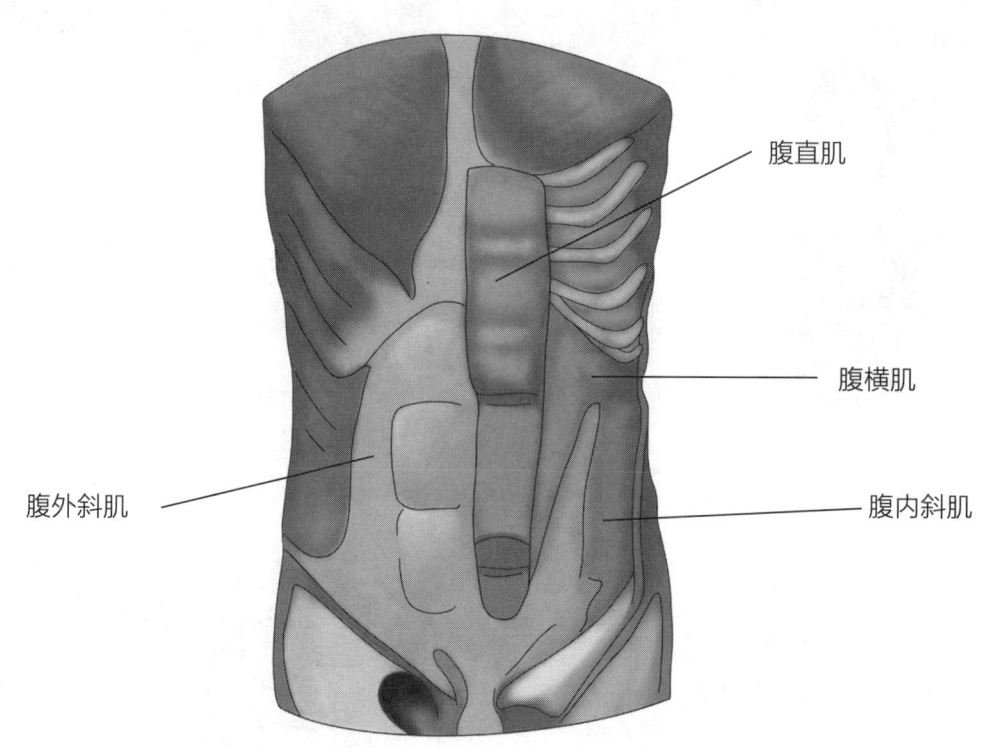

（一）腹直肌

1.位置与形态：位于腹前壁正中线两侧，被包埋于腹直肌鞘内，为上宽下窄的带状多腹肌。

2.起止：起于耻骨上缘、耻骨嵴，止于第5至7肋软骨前和胸骨剑突部位。

3.功能：近固定并单侧收缩时，脊柱向同侧侧屈，骨盆向同侧侧倾；双侧同时收缩时，骨盆后倾。远固定并单侧收缩时，脊柱向同侧侧屈；双侧同时收缩时，使脊柱前屈，并可以降肋骨，辅助呼气。无固定时，使胸廓下口和骨盆上口互相靠近，完成卷腹屈曲动作。

4.体式：

激活体式：船式、卷腹类、仰卧举腿类体式。

伸展体式：眼镜蛇式、弓式、骆驼式等后弯类体式。

（二）腹外斜肌

1.位置与形态：为腹前外侧壁扁肌，是三块腹肌中最大、最表浅的扁肌，其肌纤维的方向总体上是由外上方向内下方斜向走行。

2.起止：腹外斜肌的起点为第5至12肋骨的外侧面，后部肌束止于髂嵴前部，下缘止于髂前上棘和耻骨结节，形成腹股沟韧带，前部肌束移行为腱膜，参与形成腹直肌肌鞘前层，止于腹白线。

3.功能：近固定单侧收缩时，骨盆向同侧旋转及侧倾，使脊柱向同侧旋转及侧屈；双侧同时收缩使骨盆后倾。远固定单侧收缩时，使脊柱向对侧旋转及向同侧侧屈，双侧同时收缩，使脊柱屈曲，并可降肋骨，助呼气。无固定时，使胸廓下口和骨盆上口互相靠近，完成卷腹屈曲动作。

4.体式：

激活体式：圣哲马里奇Ⅲ式、半鱼王式、躺姿扭转式、三角扭转式、侧角扭转式等扭转类体式及卷腹类体式。

伸展体式：眼镜蛇式、弓式、骆驼式等后弯类体式。

（三）腹内斜肌

1.位置与形态：腹内斜肌位于腹外斜肌深层，腹横肌的浅层，肌纤维方向总体是从外下方向前上方斜行。

2.起止：起自胸腰筋膜、髂嵴和腹股沟韧带外侧二分之一，止于腹白线。

3.功能：近固定单侧收缩时，骨盆向对侧旋转及向同侧侧倾，使脊柱向对侧旋转及向同侧侧屈，双侧同时收缩使骨盆后倾；远固定单侧收缩时，使脊柱向同侧旋转及向同侧侧屈，双侧同时收缩使脊柱前屈，并可降肋骨，助呼气；无固定时，使胸廓下口和骨盆上口互相靠近，完成卷腹屈曲动作。

4.体式：

激活体式：圣哲马里奇Ⅲ式、半鱼王式、躺姿扭转式、三角扭转式、侧角扭转式等扭转类体式及卷腹类体式。

伸展体式：眼镜蛇式、弓式、骆驼式等后弯类体式。

（四）腹横肌

1.位置与形态：腹壁最内层的阔肌。大部分被腹内斜肌所遮盖，最上部的肌纤维被腹直肌所遮盖，为腹部阔肌中最深和最薄者。

2.起止：起自下6个肋软骨的内面、胸腰筋膜、髂嵴和腹股沟韧带的外侧三分之一，肌束横行向前延伸为腱膜，腱膜越过腹直肌后面参与组成腹直肌鞘后层，止于腹白线。

3.功能：与其他腹肌一起共同维持腹压，稳定脊柱、保护腰椎、协助咳嗽、排便分娩等。

4.激活体式：桌子式、板式、四柱式、侧板式等静态支撑体式。

第八节 骨盆周围的肌肉及相关瑜伽体式

一、骨盆的结构

骨盆是连结脊柱和下肢之间的盆状骨架,由后方的骶骨、尾骨(脊柱最低的两块骨)和左右两髋骨连接而成的完整骨环。上与脊柱的连结为腰骶关节,下与腿部的连结为髋关节,骶骨与髂骨的连结为骶髂关节。

二、骨盆周围的肌肉及相关瑜伽体式

(一)髂腰肌

1.位置与形态:髂腰肌由腰大肌和髂肌组成。腰大肌位于腰椎两侧,为单羽状肌;髂肌位于骨盆内侧面,呈扇形。

2.起止:腰大肌起于第12胸椎至第5腰椎横突;髂肌起于髂骨窝。两肌向下汇合止于股骨小转子。

3.功能:近固定时,使髋关节屈曲和外旋。远固定时,单侧髂腰肌收缩,使脊柱屈曲、向同侧侧屈及带动骨盆向同侧旋转;双侧同时收缩,上束引起腰椎屈曲,下束引起腰椎前突增加。

4.体式:

激活体式:船式、卷腹、仰卧举腿等髋关节屈曲体式。

伸展体式:战士Ⅰ式、眼镜蛇式、骆驼式、狂野式、弓式等髋关节后伸体式。

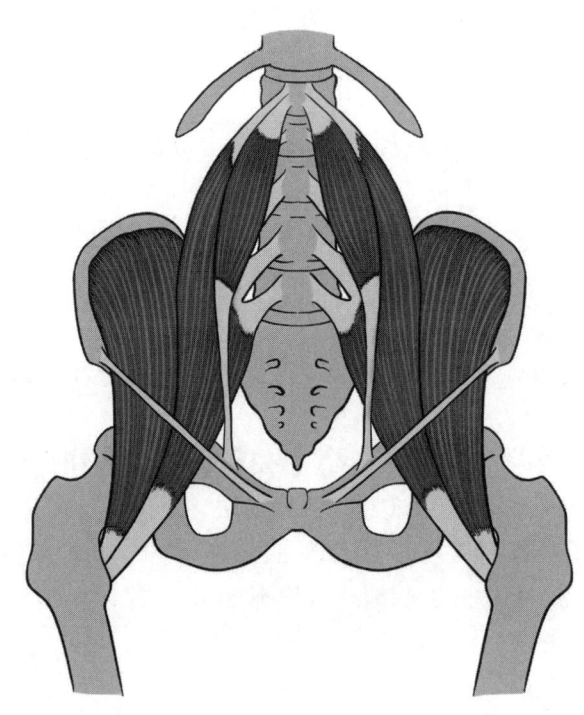

髂腰肌

（二）梨状肌

1.位置与形态：梨状肌起于骶椎正面，经坐骨大孔入臀部，止于大腿骨上端，被臀大肌覆盖，呈梨形，是臀部较为深层的一块肌肉。

2.起止：起于骶骨前侧面，止于股骨大转子上缘。

3.功能：近固定时，单侧收缩，使该侧髋关节外展，屈髋60度前外旋，屈髋60度后内旋；远固定时，单侧收缩使骨盆向对侧回旋，双侧同时收缩使骨盆后倾。

4.伸展体式：方块式、牛面式、半鱼王式、三角扭转式等。

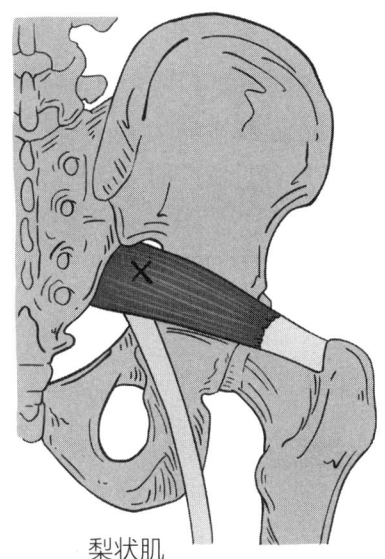

梨状肌

知识补充：坐骨神经

1.坐骨神经是人体全身最长、最粗大的神经，也是脊神经中骶丛的主要神经。它由腰神经和骶神经组成，直径可达1厘米左右。自梨状肌下孔出骨盆后，其总干和终支在整个下肢背侧延伸。总干位于臀大肌深面，经股骨大转子和坐骨结节之间，下降至股骨背侧，分支至大腿背侧肌群。坐骨神经是股后群肌、小腿和足肌的运动神经，也是小腿和足的重要感觉神经。

2.坐骨神经与梨状肌的关系：梨状肌是髋关节深部外旋肌群中最表浅的一块，也是唯一一块与坐骨神经紧密相关的肌肉。坐骨神经恰好穿过梨状肌的下方，如若梨状肌发生损伤、紧张或痉挛，极易压迫到坐骨神经，从而引发臀部和下肢的疼痛以及串麻感，此症状称为梨状肌综合征。由于其症状同腰椎间盘突出的症状相似，常与之混淆。

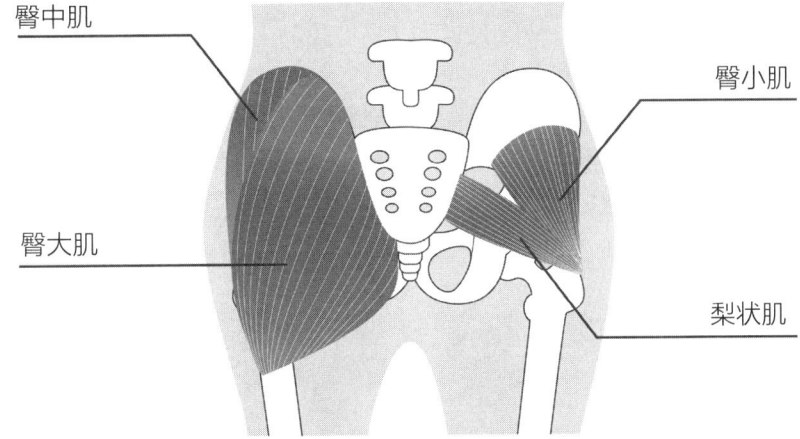

（三）臀大肌

1.位置与形态：臀大肌位于臀部皮下浅层，是人体中最有力的肌肉之一。其肌束平行排列，呈宽厚四边形，形成臀部膨隆的外形。

2.起止：起于髂骨翼外面后部，骶、尾骨背面及骶结节韧带，止于股骨的臀肌粗隆和髂胫束。

3.功能：近固定时，使髋关节伸展、外旋；远固定时，单侧收缩使骨盆向对侧回旋，双侧同时收缩使骨盆后倾。

4.体式：

激活体式：战士Ⅲ式、新月式、幻椅式、桥式、蝗虫式（抬腿）等。

伸展体式：卧鸽子式、方块式、三角扭转式、站姿前屈式等。

（四）臀中肌和臀小肌

1.位置与形态：臀中肌位于臀大肌深面，臀小肌位于臀中肌深面，两肌均呈扇形。

2.起止：两肌均起于髂骨外面，臀中肌止于股骨大转子侧面，臀小肌止于股骨大转子前缘。

3.功能：近固定时，单侧收缩使髋关节外展。远固定时，单侧臀中肌收缩使骨盆向同侧侧倾。臀中肌和臀小肌的形状、功能均相似，不仅是髋关节外展动作的原动肌，也是站立、行走、跑、跳等活动中维持骨盆稳定的重要肌群。

4.激活体式：小狗撒尿式、侧抬腿式、蚌式、侧角伸展式等。

（五）盆底肌

1.位置与形态：盆底肌是指封闭骨盆底的一组筋膜和肌肉群。这一肌肉群犹如一张"吊网"，尿道、膀胱、阴道、子宫、直肠等脏器都被这张"网"紧紧吊住，从而维持正常位置以便行使其功能。一旦这张"网"弹性变差、"吊力"不足，便会导致"网"内的器官无法维持在正常位置，从而出现相应功能障碍，如大小便失禁、盆底脏器脱垂等。很多女性在生产完

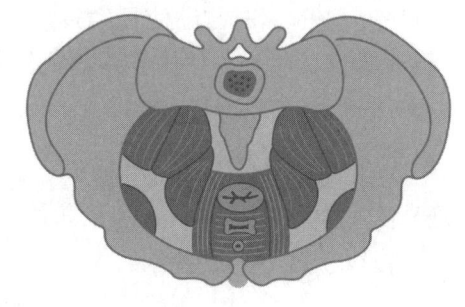

盆底肌

之后，由于盆底肌松弛，通常会出现大笑、咳嗽或运动时发生漏尿的情况；盆底肌的松弛还会影响性生活的质量。因此，盆底肌的修复是孕产瑜伽中一个非常重要的内容。

2.功能：承托内脏器官，维持腹压，排便及排尿的控制，性生活的控制，维持体态等。另外，盆底肌是主要呼吸肌的拮抗肌（指一块肌肉伸缩或完成动作时另一块发生与之相反方向运动的肌肉），参与呼吸运动的协调。

3.锻炼思路：首先，盆底肌属于骨盆底端的一组肌肉群，因此骨盆稳定对于锻炼盆底肌至关重要。骨盆稳定就需要锻炼臀腿肌肉、伸展骨盆周边的肌肉，让骨盆恢复到正确的位置上再进行练习。其次，盆底肌属于深层肌肉群，又是容易被人忽视的肌肉群，所以在《富兰克林盆底肌疗法》一书中，作者提出在盆底肌训练时要配合动作练习、想象练习和感受练习。动作练习主要指灵活骨盆以及稳定骨盆的练习；想象练习主要加入一些想象，如想象有一股水流冲刷你的盆底肌；感受练习重在练习时或者练习后觉察盆底肌的状态，如感受盆底肌慢慢被舒展开来、盆底肌周围发热等。

知识补充：

膈肌位于胸腔下部，由肌性部分和腱膜组成，将胸腔和腹腔分隔开。膈肌是最主要的吸气肌，如活塞一般在胸腔和腹腔之间运动。腹式呼吸可以很好地锻炼膈肌和盆底肌（盆底肌是膈肌的拮抗肌）。吸气，膈肌收缩向下，腹部扩张，盆底肌舒张向下；呼气，盆底肌收缩向上，腹部回收，膈肌还原。瑜伽练习中，膈肌有规律地进行收缩和舒张，能够增大胸腔内体积、提高呼吸肌肌力、改善肺组织的弹性回缩力、改善肺通气功能。

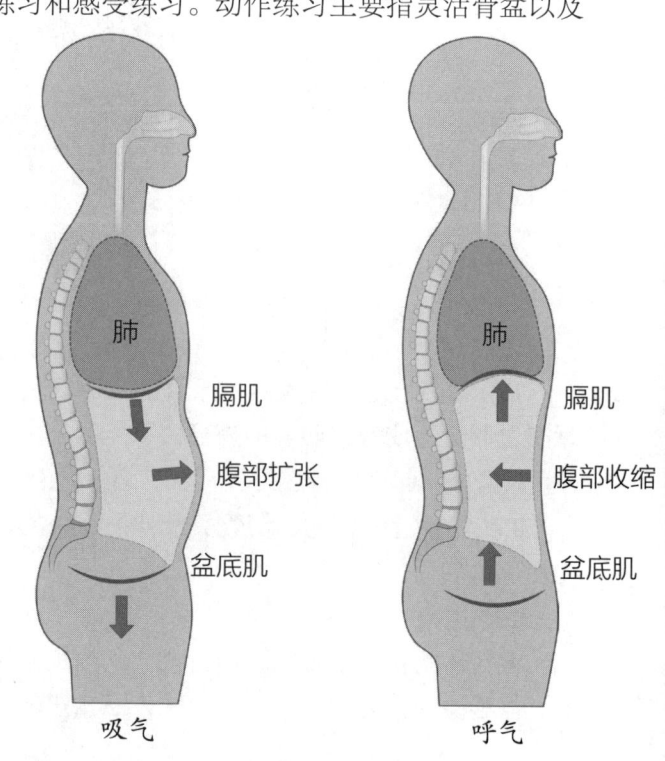

吸气　　　　呼气

第九节 四肢肌群及相关瑜伽体式

一、腿部肌群及相关瑜伽体式

（一）股四头肌

1.位置与形态：股四头肌包括股直肌、股内侧肌、股中间肌（位于股直肌下方）、股外侧肌。其中，股直肌跨过髋和膝两个关节，称为双关节肌肉。

2.起止：起自髂前下棘、股骨体前外侧、股骨转子间线内下方至股骨粗线内侧唇、股骨转子间线外上部至股骨粗线外侧唇。向下汇聚至环绕髌骨，再向下形成髌韧带，止于胫骨粗隆。

3.功能：近固定时，单侧股四头肌收缩使小腿在膝关节处伸展，其中股直肌可以使髋关节屈曲；远固定时，单侧股四头肌收缩使大腿在膝关节处伸展，双侧股四头肌收缩可使骨盆前倾。

4.体式：

激活体式：幻椅式、战士Ⅰ式、战士Ⅱ式、新月式、女神式等所有弓步类体式。

伸展体式：弓式、舞王式、英雄式、骆驼式、眼镜蛇式等。

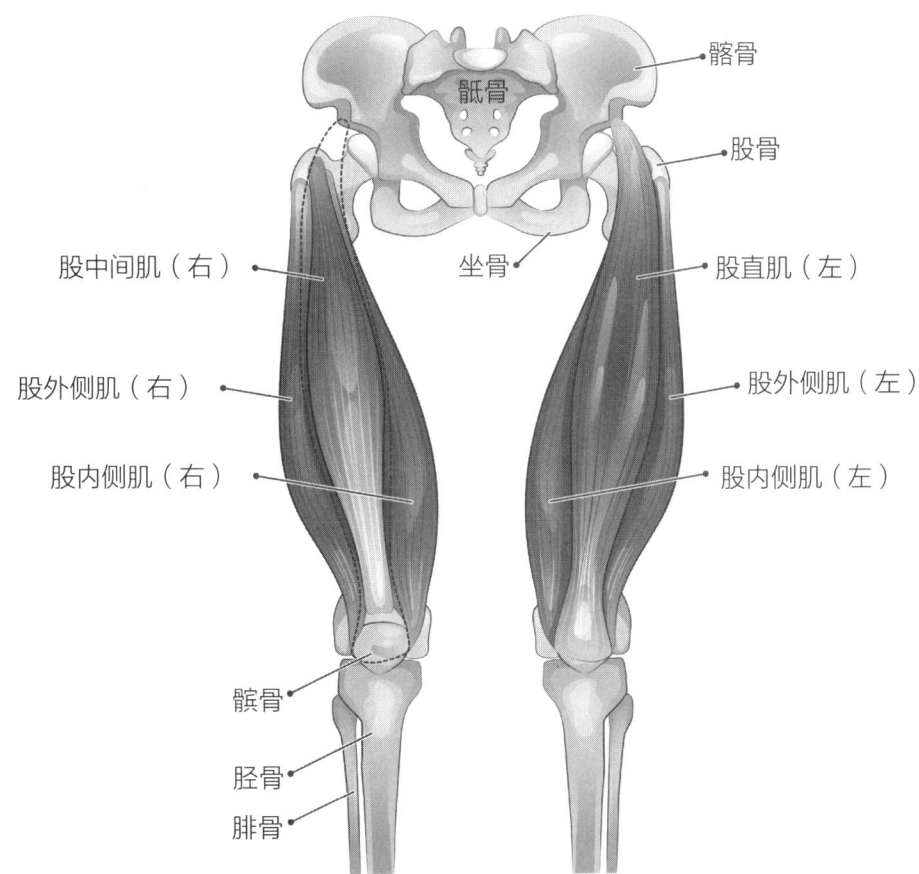

（二）腘绳肌群

1.位置与形态：腘绳肌群位于大腿后侧，包括半腱肌、半膜肌、股二头肌，是股四头肌的拮抗肌。

2.起止：起自坐骨结节，半腱肌、半膜肌止于胫骨，股二头肌止于腓骨小头。

3.功能：近固定时，单侧收缩使该侧髋关节伸展，使膝关节屈曲、外旋（股二头肌）和内旋（半腱肌和半膜肌）；远固定时，单侧收缩使膝关节屈曲。双侧同时收缩可以辅助骨盆后倾。

4.体式：

激活体式：桥式、幻椅式、蝗虫式、弓式、骆驼式、狂野式等。

伸展体式：双角式、站姿前屈式、坐姿前屈式、坐角式等前屈类体式。

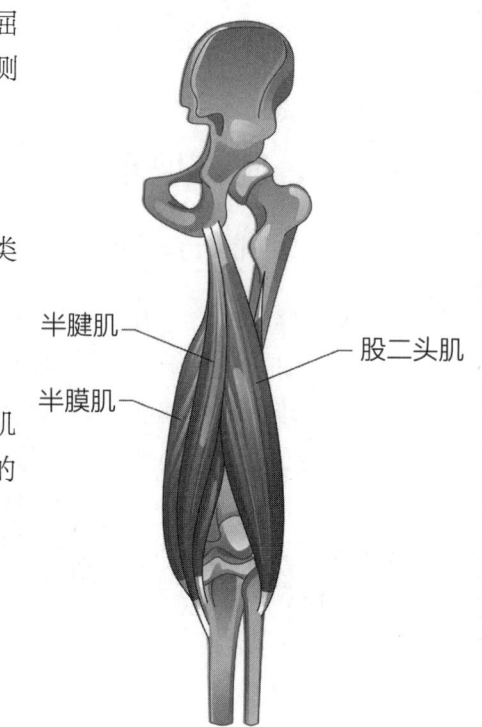

（三）阔筋膜张肌、髂胫束

1.位置与形态：阔筋膜张肌是位于大腿上部的前外侧的条带形肌肉，起于胯部的髂前上棘，止于膝部的外侧。阔筋膜张肌属于髋部的肌肉，能够维持人体直立和协助髋部肌肉完成髋关节屈伸及外展。

髂胫束是包绕大腿的深筋膜，是阔筋膜张肌的外侧增厚的部分，从髂前上棘一直长到了胫骨外侧踝、腓骨头和膝关节囊。

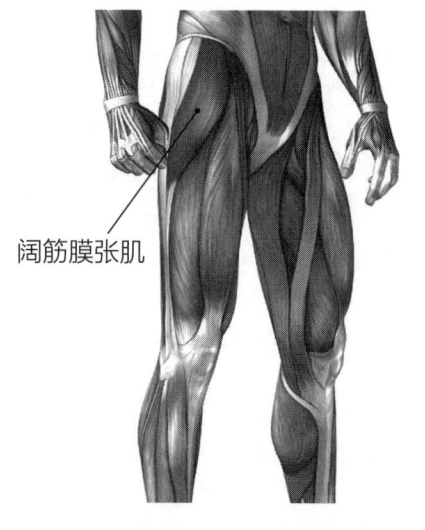
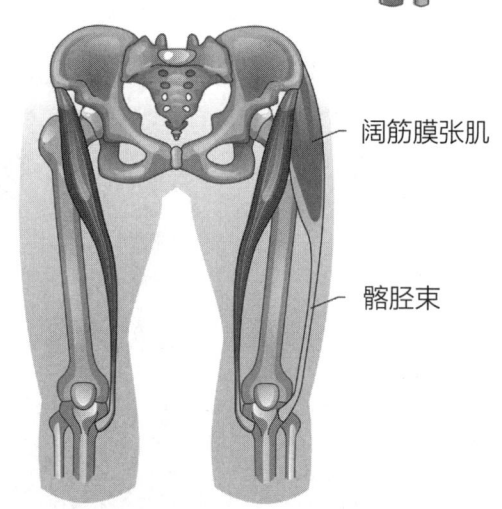

2.起止：自髂前上棘，肌腹被包在阔筋膜的两层之间，向下移行为髂胫束，止于胫骨外侧髁。

3.功能：近固定时，单侧收缩使髋关节屈曲、外展、内旋；远固定时，单侧收缩时骨盆向同侧倾斜，双侧同时收缩可以使骨盆前倾。

4.体式：

激活体式：战士Ⅱ式、侧角伸展式、三角伸展式、花环式等。

伸展体式：牛面式、方块式、卧鸽子式、三角扭转式等。

知识补充：

髂胫束综合征又叫跑步膝，是跑步或自行车运动中的常见损伤，指的是髂胫束和股骨外上髁的过度摩擦导致韧带损伤和滑囊炎的发生，从而引起膝关节的外侧疼痛。髂胫束就像一根很大的橡皮筋，联结着大腿和小腿，是固定髋关节的重要结构。跑步的时候，这根"橡皮筋"就会与大腿股骨摩擦，一旦摩擦过度慢慢就开始形成炎症，诱发疼痛。

理疗思路：
1.跑步前进行热身，激活骨盆周围肌肉，稳定骨盆。
2.跑步后用泡沫轴放松大腿外侧，松解髂胫束。
3.避免长时间跑步，适当休息，劳逸结合。

（四）内收肌群

1.位置与形态：内收肌群位于大腿内侧，由内收长肌、内收大肌、耻骨肌、内收短肌和股薄肌组成。

2.起止：耻骨肌的起点为耻骨上支，止点为股骨粗线内侧唇上部；长收肌的起点为耻骨上支外，止点为股骨粗线内侧唇中部；短收肌的起点为耻骨下支外，止点为股骨粗线上部；大收肌的起点为坐骨结节、坐骨支和耻骨下支，止点为股骨粗线内侧唇上三分之二及股骨内上髁；股薄肌以宽而薄的腱起于耻骨弓，下端细、薄，位于缝匠肌与半膜肌之间，腱尾呈扁形，止于耻骨内侧髁，在缝匠肌的覆盖下。

3.功能：近固定时，使髋关节内收、屈曲；远端固定时，使骨盆前倾。

4.体式：

激活体式：牛面式、战士Ⅱ式、侧角伸展式、三角伸展式等。

伸展体式：战士Ⅱ式、束脚式、树式、坐角式、三角伸展式等大腿内侧伸展的体式（注：站姿伸展大腿内侧的体式同样可以激活大腿内侧）。

知识补充：

耻骨肌的薄弱容易造成痛经或腹股沟疼痛等问题，加强耻骨肌的练习不仅能让双腿笔直，还能有效缓解痛经等问题。激活耻骨肌可帮助骨盆稳定，有助于缓解女性妇科炎症或改善月经不调现象。

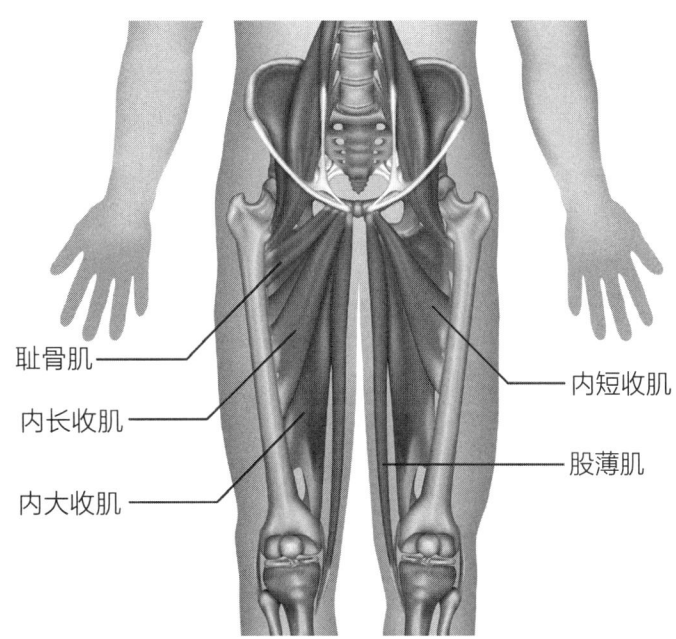

（五）小腿三头肌

1.位置与形态：小腿三头肌位于小腿后群，主要由腓肠肌及比目鱼肌构成。
2.起止：腓肠肌的内、外侧头起自股骨内、外侧髁，约在小腿中点处移行为腱性结构；比目鱼肌起自胫腓骨上端后部和胫骨的比目鱼肌线，肌束向下移形为肌腱。三个头会合，在小腿的上部形成膨隆的小腿肚，向下续为跟腱，止于跟骨结节。

3.功能：腓肠肌近固定时，使足在踝关节处跖屈，还可以让小腿在膝关节处屈曲；远固定时，可以使小腿在踝关节处屈曲。比目鱼肌近固定时，使足在踝关节处跖屈；远固定时，使小腿在踝关节处屈曲。这两块肌肉对于维持直立姿势、防止身体前倾及完成踮脚等动作非常重要。

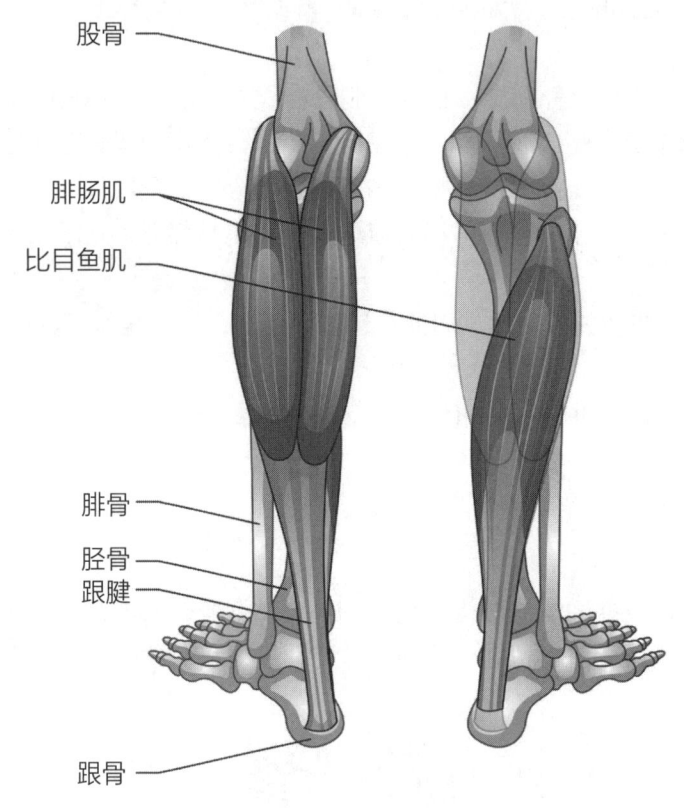

小腿三头肌

4.体式：

激活体式：所有站姿体式、提踵体式。

伸展体式：小腿按压式、下犬式、双角式、战士Ⅰ式等。

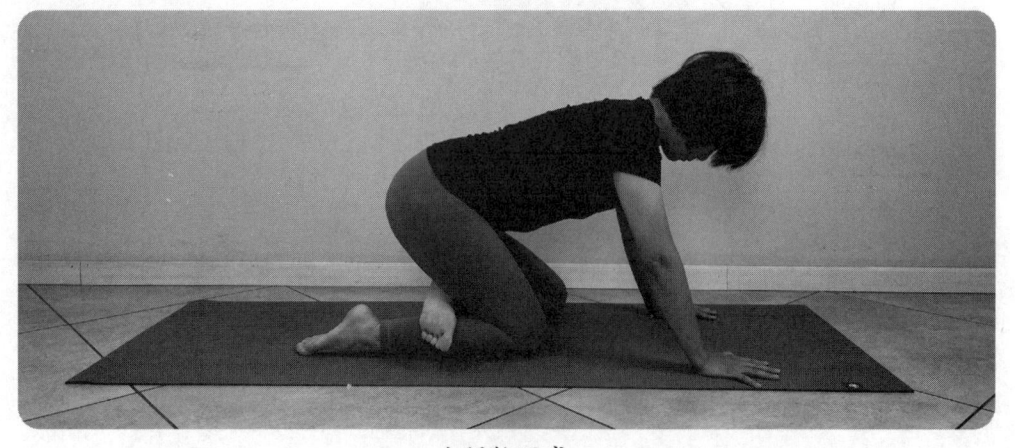

小腿按压式

（六）总结

腿部肌群主要通过站立体式、弓步类体式以及半蹲类体式进行激活，通过前屈、伸髋类体式进行伸展。

二、手臂肌群及相关瑜伽体式

（一）肱二头肌

1.位置与形态：肱二头肌位于上臂前侧，整肌呈梭形。肱二头肌有长、短二头。

2.起止：短头起于肩胛骨喙突，长头起于肩胛骨盂上结节，止于桡骨粗隆和肱二头肌腱膜。

3.功能：近固定收缩时，前臂在肘关节处屈，使上臂在肩关节处屈；远固定时，肱二头肌使上臂向前臂靠拢。

4.激活体式：板式、四柱式、眼镜蛇式、下犬式等手臂支撑体式。

（二）肱三头肌

1.位置与形态：位于上臂后面皮下，有三个头，是肱二头肌的拮抗肌。

2.起止：长头起于肩胛骨盂下结节，外侧头起于肱骨体后面桡神经沟外上方，内侧头起于肱骨体后面桡神经沟内下方。三个头合成一个肌腹，以其腱止于尺骨鹰嘴。

3.功能：近固定时，使前臂在肘关节处伸，长头还使上臂在肩关节处伸，是使肘关节伸直的主要肌肉；远固定时，使上臂在肘关节处与前臂保持直伸（如手倒立推起动作）。

4.体式：

激活体式：反台式、狂野式、轮式等手臂支撑动作。

伸展体式：牛面式、鹰手（鸟王式的手上动作）。

（三）总结

手臂肌肉主要通过支撑类体式和手臂伸展类体式进行锻炼。

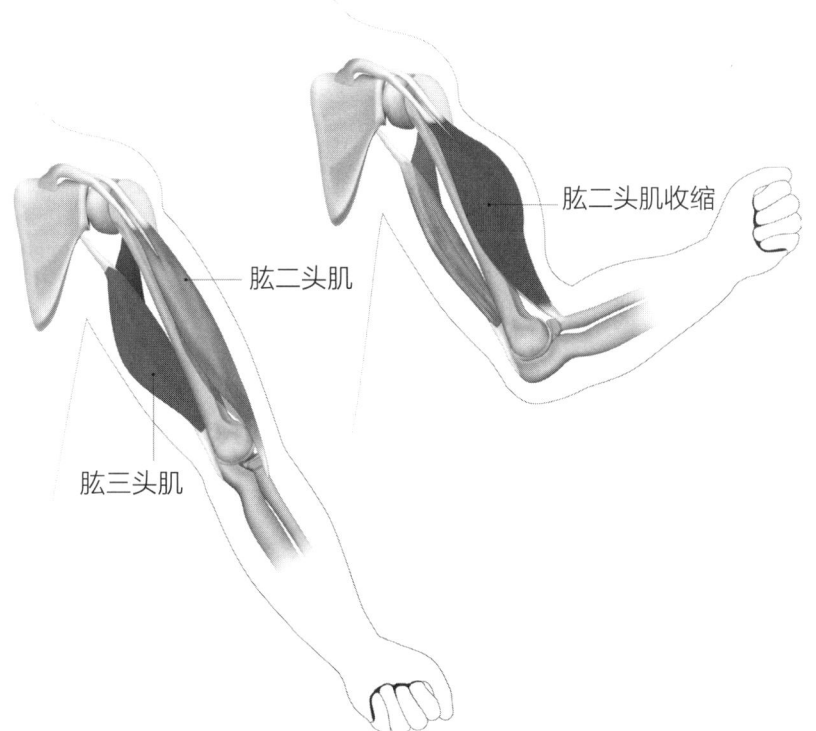

第三章 瑜伽体式

第一节 基础站姿体式

站姿体式占据瑜伽练习的一大部分,其精妙在于,一个单一的站姿体式,也能为练习者提供许多锻炼的可能。在单一站姿体式中,我们可以调整体态,改善呼吸,强化根基,提升身体的稳定性、平衡性和柔韧性。在站姿体式的组合里,我们可以让自己保持松弛、柔软、自由的姿势和状态。在艾扬格瑜伽体系中,山式是所有瑜伽体式的基础和出发点;在几乎所有瑜伽派系中,拜日式是瑜伽序列的基础。因此,本章内容我们将从山式和拜日式序列体式开始,详细介绍山式、拜日式序列体式、三角系列体式和战士系列体式等基础站姿体式。

一、初级拜日式

拜日式,英文名Sun Salutation,梵文名Sūrya Namaskāra。Sūrya是"太阳"的意思,Namaskāra的意思是"敬礼"或"尊敬"。拜日式由一组瑜伽体式组成,来源于一系列对初升太阳的膜拜动作,是为了感谢太阳带来光明和温暖。

序列引导:

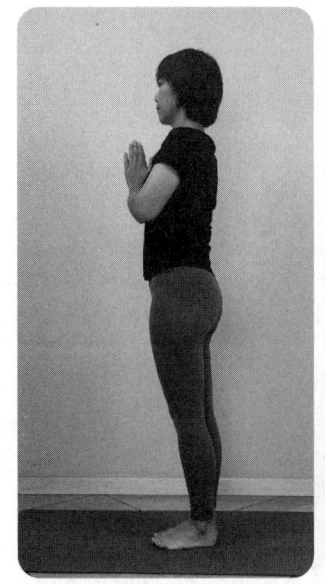
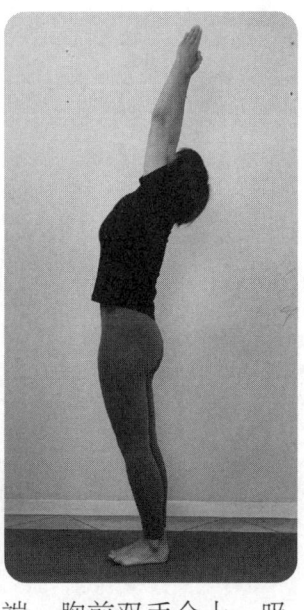
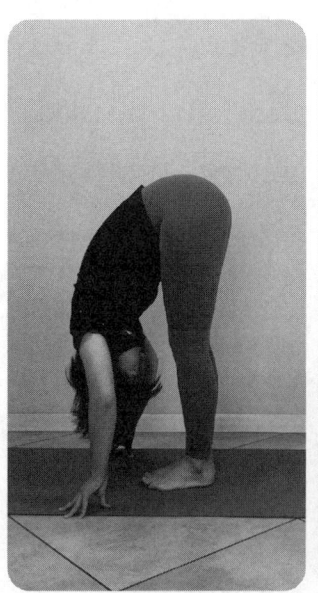
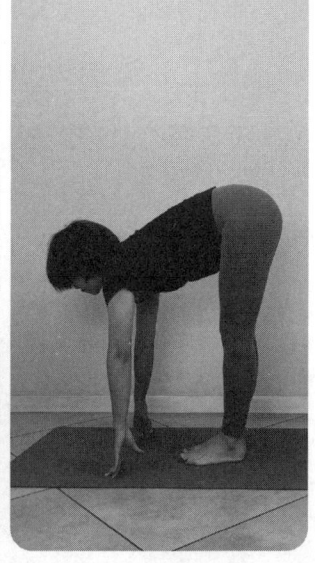

(1)以山式站于垫子一端,胸前双手合十。吸气,双手由体侧向上高举过头,眼睛看向手指的方向。

(2)呼气,以髋部为轴折叠,向前向下进入前屈式。吸气,延展脊柱,来到一半的前屈式。

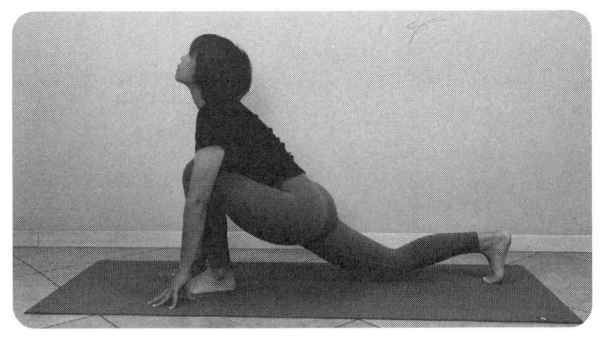

（3）呼气，屈双膝，右腿向后迈一大步，脚趾踩地，膝盖点地，进入低位起跑式。

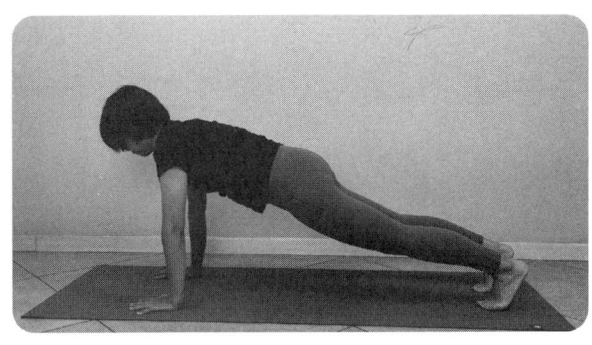

（4）吸气，左腿向后，进入板式。

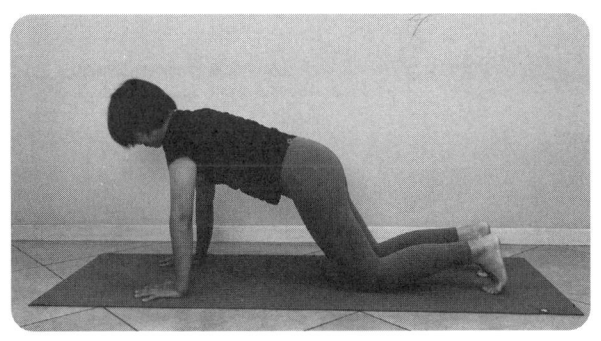

（5）呼气，屈双膝，膝盖落地，进入一半的板式。

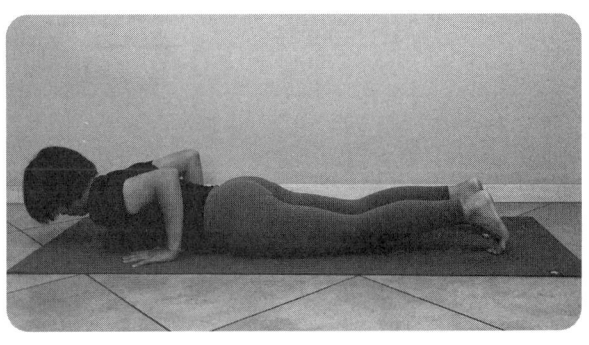

（6）吸气，延展脊柱，呼气，屈肘俯卧向下。

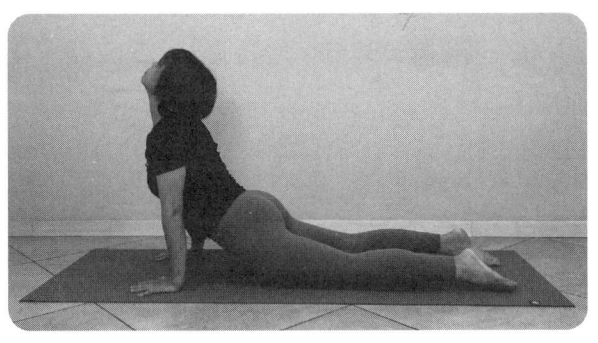

（7）吸气，肩向后绕，双手推地来到眼镜蛇式。

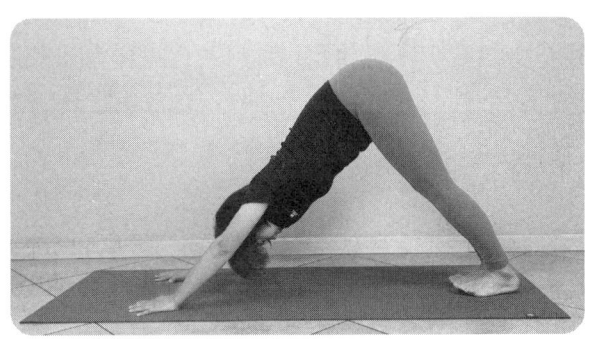

（8）呼气，脚趾回勾，推回下犬式，保持2次呼吸。

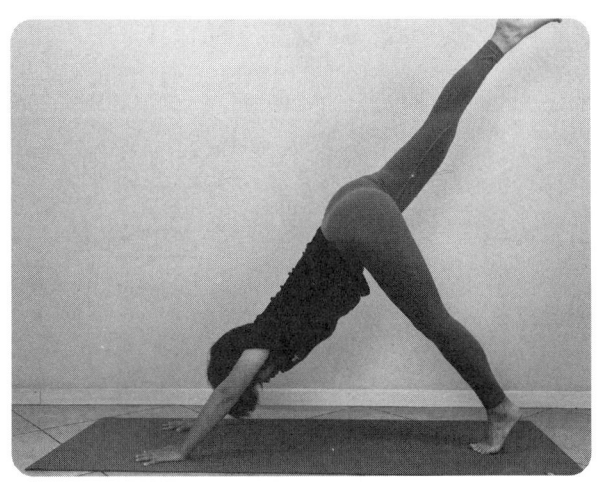

（9）吸气，右腿向后抬高。

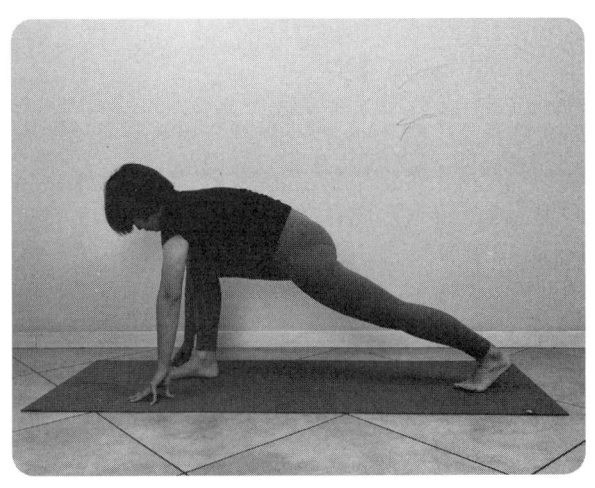

（10）呼气，右腿向前迈回到两手中间靠右的位置，来到高位起跑式。

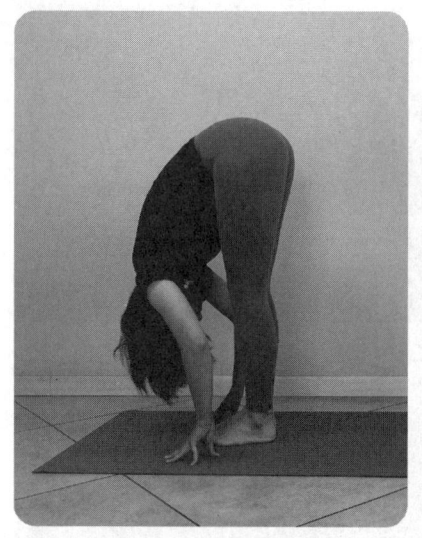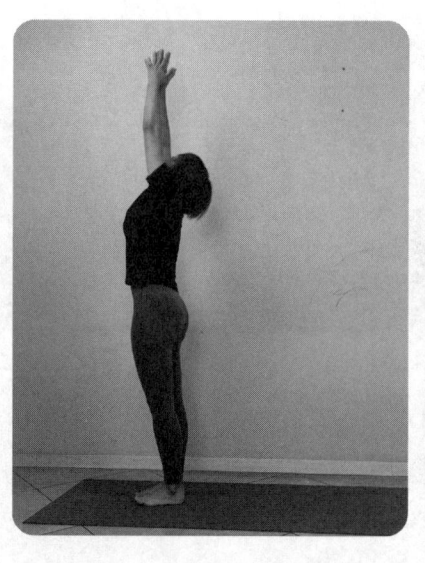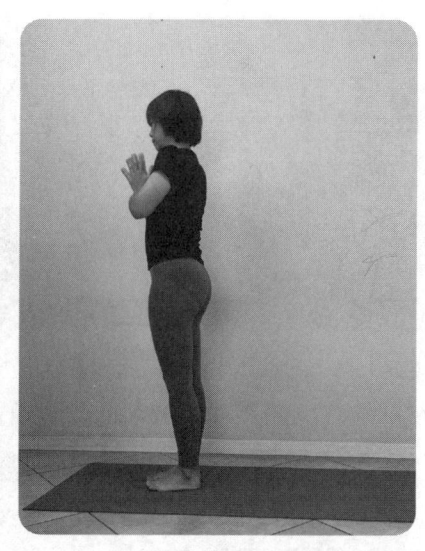

（11）吸气，收回左脚，双脚并拢，呼气，进入前屈式。

（12）吸气，延展脊柱，呼气，双腿蹬地，双手由两侧向上，带动身体回到站姿，来到展臂式，眼睛看向手指的方向。

（13）呼气，双手合十回到胸前。

序列功效：

拜日式是瑜伽中最重要的热身序列，包含前屈、后弯等体式，对脊柱进行充分的热身。这套序列既打开肩膀、扩展胸腔，又伸展双腿，使上肢与下肢均得到全面舒展。因此，拜日式是最为经典的瑜伽热身组合。不仅如此，拜日式也可作为课程主题专项练习，可以提高体能，增强肌肉力量，提高身体的灵活性。通过拜日式动作配合呼吸，还可提高专注力。

二、山式

山式，英文名Mountain Pose，梵文名Tāḍāsana。Tāḍā的意思是山，Tāḍāsana这个体式也就是说要像山一样牢固地站立不动。这是一个基本的站立姿势。

（一）体式要点

1. 动作基本要点

（1）双脚的大脚趾贴在一起，脚后跟微微分开，第二根脚趾平行指向前方。

（2）膝盖上提，大腿内侧收紧。

（3）骨盆端正，保持水平位。

（4）胸腔上提并展开，保持胸腔饱满；肩膀向后向下沉，肩胛骨向脊柱的方向微收并沉向腰骶的方向。

（5）双手自然垂落于身体两侧，掌心向前。

（6）眼睛平视前方，微收下巴，脊柱向上延展，保持自然的呼吸。

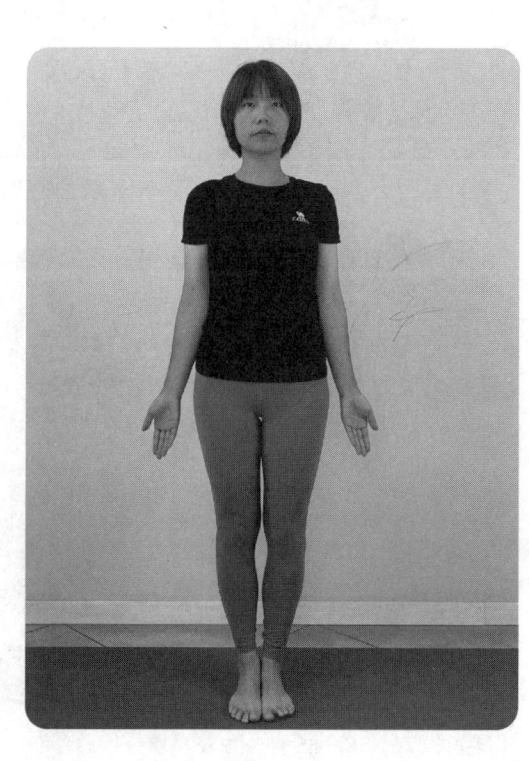

2. 动作精细要点

（1）大腿肌肉上提和根基稳定的要点引导

（站立）闭上眼睛，首先让手从下至上触摸大腿前侧肌肉，让大腿向上提。同时想象大腿前侧的股内侧肌、股直肌及股外侧肌向上提至骨盆的方向，股中间肌像一把剑扎向脚跟。

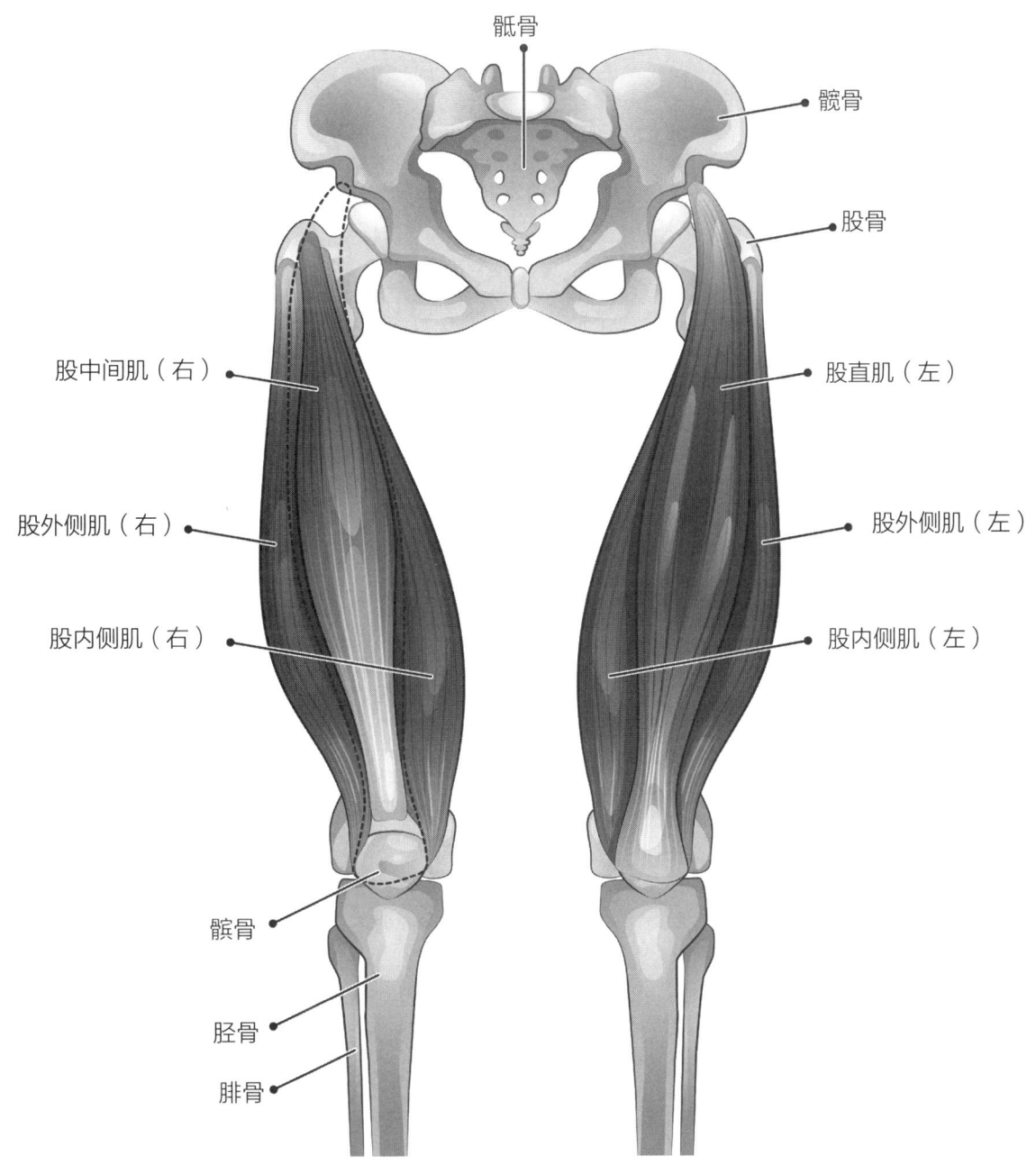

说明：大腿肌肉上提的专项引导可以激活大腿肌肉，建立膝盖空间。

脚后跟向下踩地,想象平静的湖面被扔下一个石子,波浪从脚后跟的中间一圈一圈向外拓宽,以此找到根基拓宽并稳定的感觉。

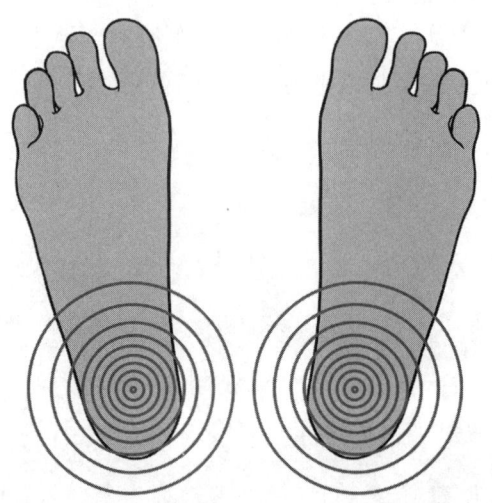

说明:脚后跟向下的专项引导有助于纠正足内外翻。

(2)脚踝环和小腿环的要点引导(脚踝环和小腿环来源于阿奴萨拉瑜伽中的7大能量环)

脚踝环引导:脚后跟下压,足弓上提,脚踝前侧区域向后。

小腿环引导:小腿肚子上提,膝盖窝向前弯曲,脚踝前侧向后。

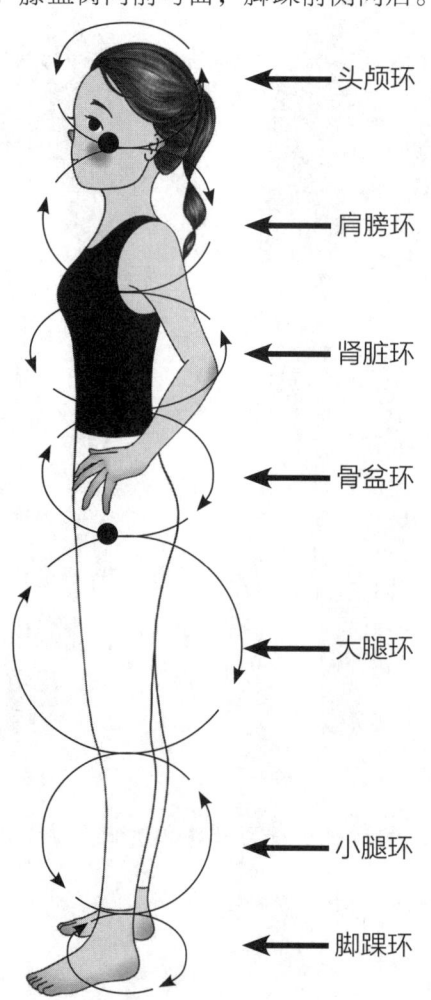

3. 体式功效

（1）促进脊柱与骨盆回到正位，纠正不良姿势。

（2）强壮臀腿肌肉。

（3）强化膝关节和踝关节的功能。

（4）缓解坐骨神经痛。

（5）辅助治疗扁平足。

4. 体式禁忌

无。

（二）解剖要点

1. 人体力线

人体的力线（山式）：从侧面观，耳朵—肩膀—胸腔—骨盆—膝盖—脚踝前侧在一条垂直线上。当人体力线趋于重力线时，身体最省力，肌肉最放松。当人体符合这条重力线时，身体就处于顺位状态，因此所有体式练习都需围绕人体力线进行。

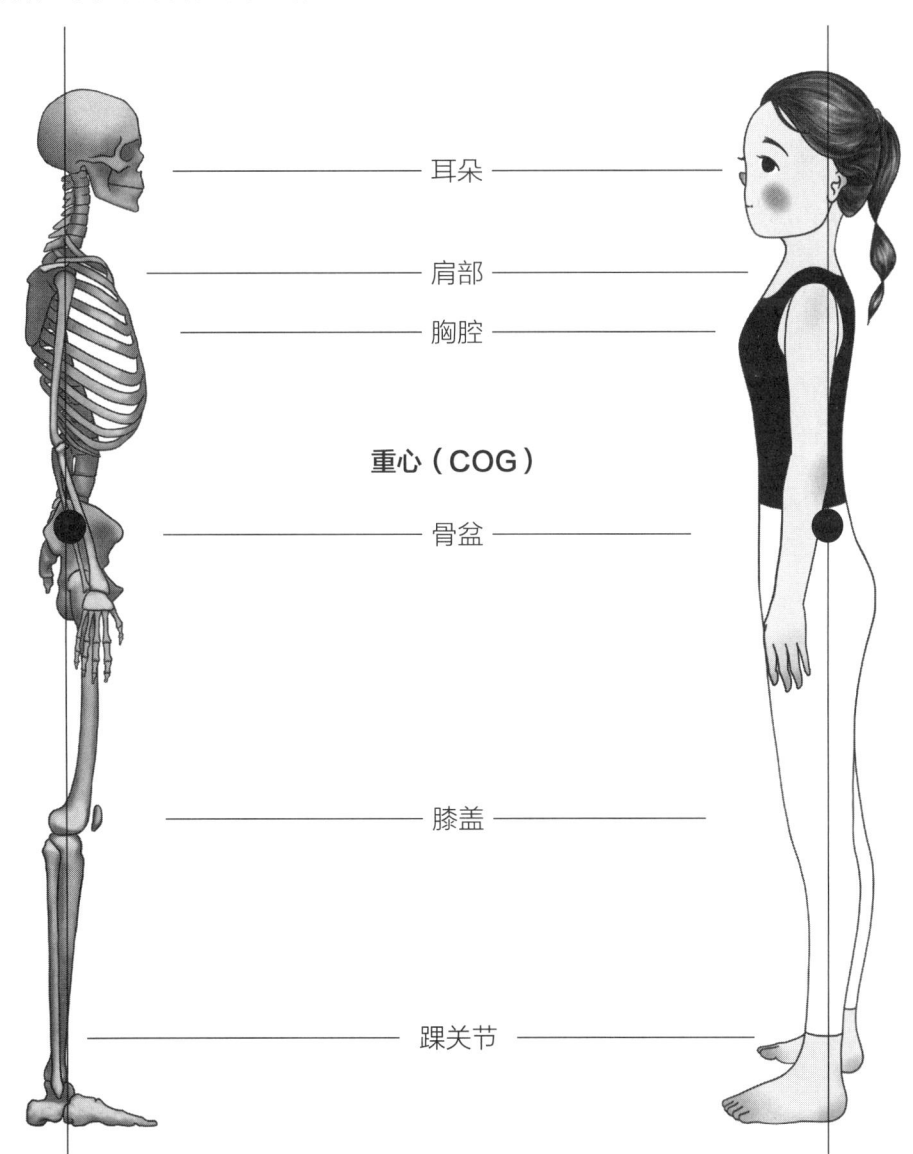

2. 足弓

人体足部由骨骼、关节、肌肉和结缔组织组成，有内侧纵足弓、外侧纵足弓、横足弓，这三个足弓共同支撑并维持着身体的平衡。足弓是指足底部由跗骨形成的拱形结构。足弓的存在保证了足在负重支撑时具有弹性，可缓冲地面的冲力及减轻行走、跑、跳时对大脑的震荡，同时还可保护足底的血管和神经等免受压迫。

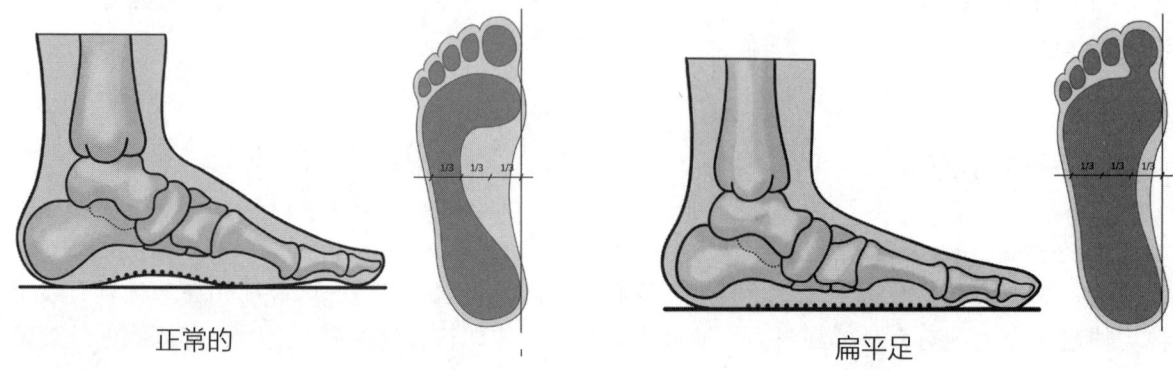

正常的　　　　　　　　　　　　　扁平足

3. 扁平足的理疗思路

扁平足指足部纵向足弓的高度低于正常值。足弓测量是判断扁平足及其程度的一种检查方法。足弓高度非常低的时候，足部会完全平贴在所站立的表面上，称为扁平足。扁平足不仅会使足弓弹性减低，损害身体的减震机制，还会导致足底的血管、神经过度受压。扁平的足弓问题会增加发生跟腱炎的概率，如果有扁平足，最好穿足弓处有支撑的鞋子，以避免跟腱炎的发生和恶化。

以下是扁平足的瑜伽练习理疗思路：

（1）站姿练习中，脚趾上抬，脚跟下压，激活足弓。

（2）伸展小腿后侧，灵活脚踝。

（3）强化臀腿力量。

说明：强化臀腿力量的目的是减少扁平足给膝盖以及脚踝带来的压力和疼痛。

（三）体式变式及教学应用

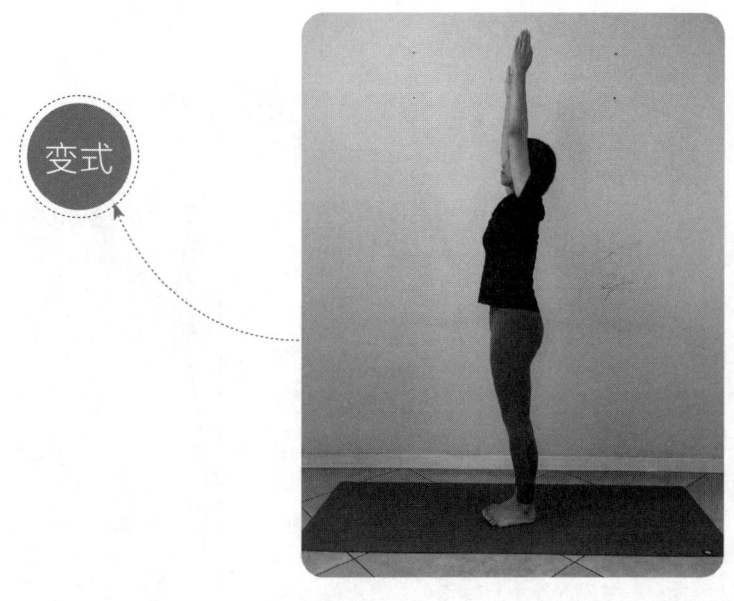

变式

说明：双手上抬时容易出现肋骨外翻，所以在体式中需强调肋骨最下端内收。

三、树式

树式，英文名Tree Pose，梵文名Vṛkṣāsana。Vṛkṣā的意思是"树"。在这一姿势中，整个身体如大树一般向上伸展。

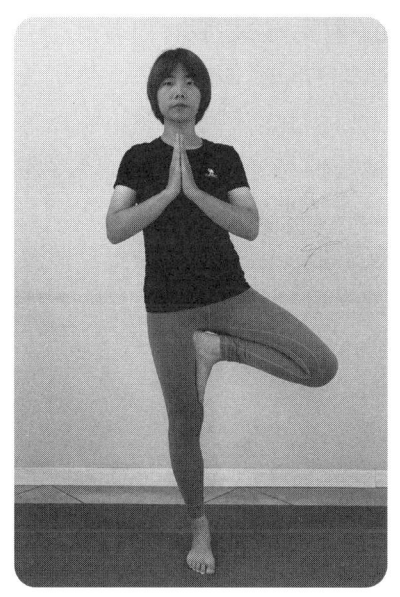

（一）体式要点

1. 动作基本要点

（1）山式站立，抬起左腿，屈左膝，左脚脚底放于右侧大腿内侧，尽量让脚后跟靠近会阴。

（2）右脚大脚趾根部、小脚趾根部、脚后跟用力下压，内侧足弓上提，右腿向上挺拔。

（3）左脚脚底与右大腿内侧对推，左侧骨盆打开，端正骨盆。

（4）收腹部，保持核心有力。

（5）双手胸前合十，胸口上提，肩膀向后展开，肩胛骨下沉，肩膀远离耳朵。眼睛注视前方固定的一点，以此帮助身体保持平衡和稳定。

2. 动作精细要点

（1）中线原则

要点引导：双手胸前合十，双手对推，脚底对推大腿内侧，让力量汇聚到身体的中线，保持身体稳定。

身体的中线是指会阴到头顶的连线。在树式中，身体左右两侧要收向身体的中线，可以起到稳定和挺拔身体的作用。

说明：在站立体式中运用中线原则可以让身体更挺拔稳定。常见体式：新月式、战士Ⅱ式、单腿下犬式、摩天轮式等。

（2）骨盆中正原则

要点引导：在树式中需要保持骨盆的中正稳定，这里我们采用"降骨盆"的方法，屈膝腿侧的骨盆向下用力，支撑腿一侧的骨盆向上用力，以此维持骨盆的稳定。

说明：屈膝腿一侧的骨盆下降还能使脚底更用力地推向大腿内侧，防止屈膝腿下滑。

3. 体式功效

（1）纠正不良体态。

（2）强壮臀腿肌肉。

（3）提升身体的平衡感。

4. 体式禁忌

（1）低血压。

（2）膝盖及脚踝严重损伤。

（二）解剖要点

1.膝超伸又叫膝过伸，取伸展过度之意，指膝关节的活动角度超越正中矢状面。有膝超伸这种问题具体表现为：自然站立时，从侧面看，膝盖的伸展超过了正常的活动范围，整条腿形成一个向后的弓形，这是胫骨顶端相对于股骨向后滑动导致的膝关节过度伸展现象。膝超伸的人，膝盖后侧压力大，大腿前侧肌肉则不能较好地激活。在功能上，膝超伸易导致膝关节处的疼痛和运动损伤，还会引起肌肉失衡和轴线异常问题，使臀大肌、臀中肌、阔筋膜张肌和腹肌力量薄弱及小腿肌群紧绷，这些都会引发更严重的体态和健康问题。

2. 膝超伸的理疗思路

（1）微屈膝。
（2）调整身体重心。
（3）启动小腿环。

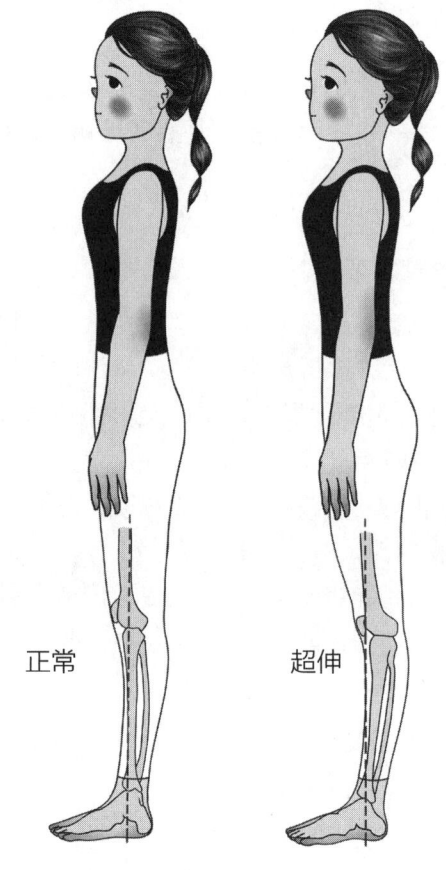

正常　　超伸

3. 内收肌群

内收肌群位于大腿内侧，由长收肌、大收肌、耻骨肌、短收肌和股薄肌组成。内收肌群主要内收髋关节，起到屈曲、伸展、旋转和稳定髋部的作用。树式需伸展内收肌群，帮助上抬腿向外打开。

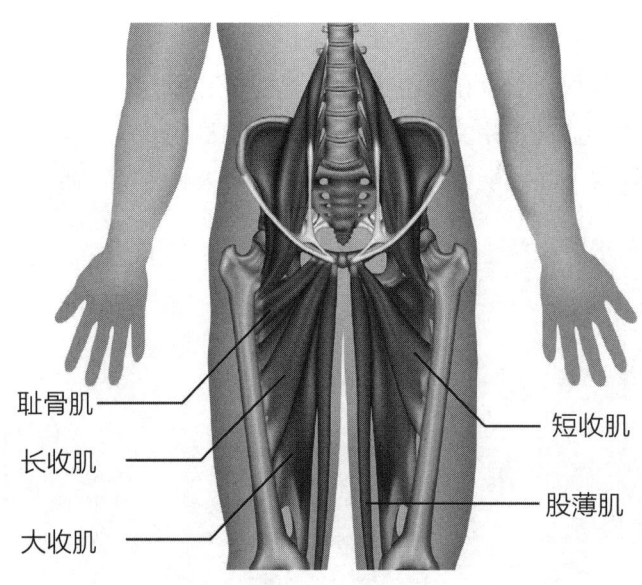

耻骨肌
长收肌
大收肌
短收肌
股薄肌

说明：伸展内收肌群的体式主要是双腿打开的动作，如束角式、战士Ⅱ式、坐角式、双角式等。

4. 外展肌群

外展肌群包括臀中肌、臀小肌以及阔筋膜张肌等肌肉。内收肌群和外展肌群互为拮抗肌。在树式中，内收肌伸展，外展肌群收缩。

激活体式：小狗撒尿式、半月式、战士Ⅲ式、蚌式、侧角伸展式、战士Ⅱ式等。

伸展体式：方块式、鸽子式、牛面式等。

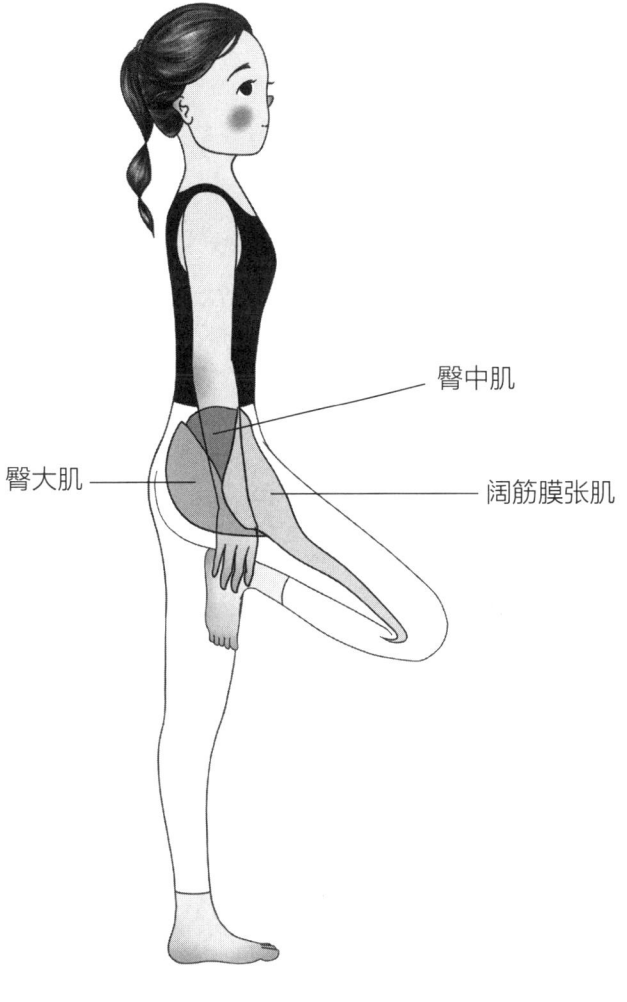

（三）体式变式及教学应用

1. 树式手上的变化

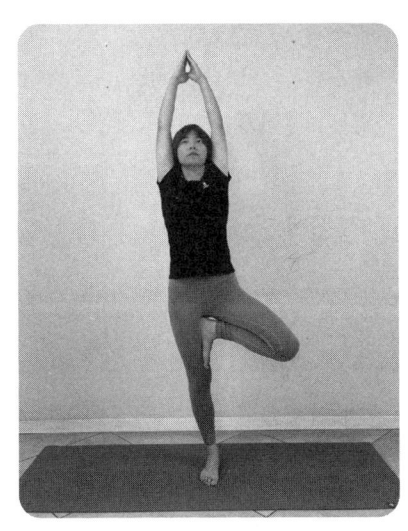
（1）双手向上（合掌）

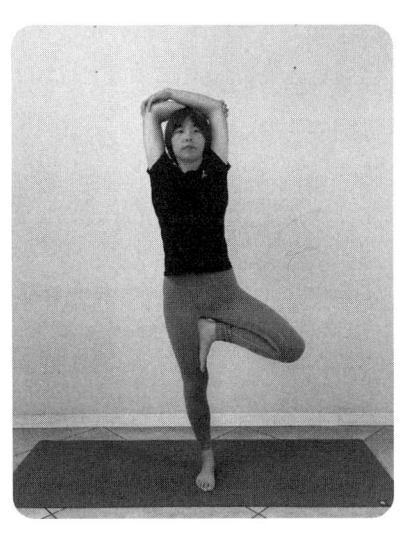
（2）双手头顶互抱手肘

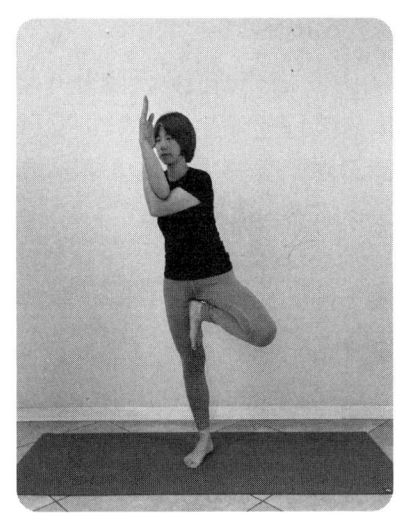
（3）鹰手

说明1：如果肩膀比较紧，可将双手分开与肩膀宽。

说明2：手上的动作变化旨在丰富课程的体式。

2. 树式腿上的变化

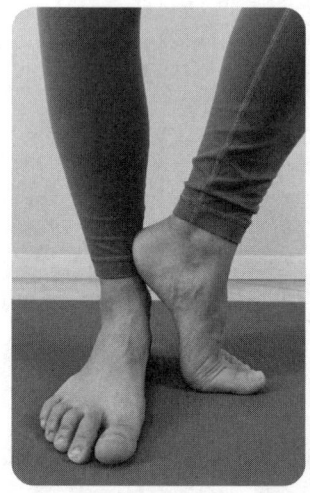
（1）脚后跟贴脚踝

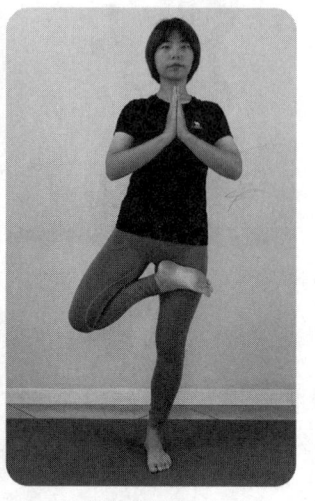
（2）半莲花树式

说明：脚上的动作变化旨在增减练习难度。

3. 树式脊柱的变化

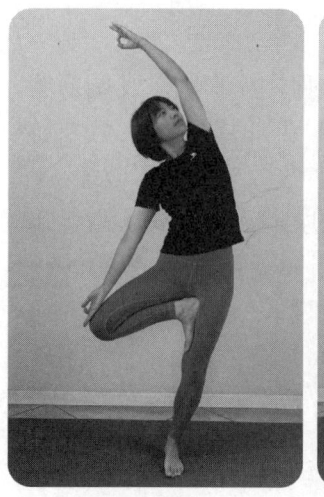
（1）树式侧弯

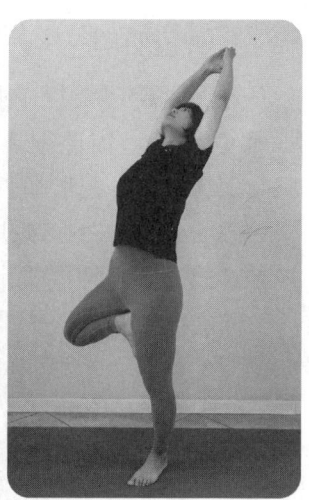
（2）树式后弯

说明：脊柱的动作变化旨在调整练习难度。

四、幻椅式

幻椅式，英文名Chair Pose，梵文名Utkaṭāsana。Utkaṭā的意思是强大、猛烈和不均衡。这个体式如同坐在一把假想的椅子上。

（一）体式要点

1. 动作基本要点

（1）山式站立，两腿分开与肩膀同宽，或者两腿并拢。吸气，双手经体侧向上举过头顶置于耳侧，呼气，屈膝，臀部向后向下坐，幻想臀部下方有一把椅子，臀部坐在椅子上。

（2）身体重心向后落在脚后跟上（重心向后时，膝盖不容易超过脚尖，膝盖压力减轻，力量会由膝盖转向臀腿上）。

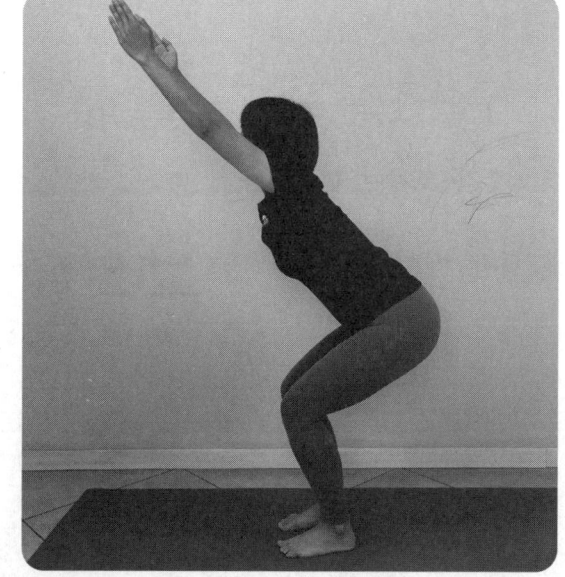

（3）腹部内收贴向脊柱（收紧腹部，能更好地保护腰椎，避免疼痛），将尾骨向膝盖窝卷，背部拉长，脊柱延展，注意不要塌腰。

（4）双手分开与肩膀同宽或在头顶合十（根据学员的身体条件二选一）。如果双手向上伸展较难，双手可向前伸展与地面平行，肩膀放松向下，给颈部创造更多的空间。

说明：

幻椅式有两种练习方法：先抬手，后屈膝；先屈膝，后抬手。第二种练习方法比第一种更难，因为在第二种练习方法中，躯干由垂直变成向前倾斜，躯干在向前倾斜的状态下抬起双手需要启动更多的背部力量。因此，背部力量薄弱、肩膀紧张的学员完成幻椅式可以采用第一种方法。

2.动作精细要点

（1）激活上背部

要点引导：双手置于身体两侧，手臂外旋，胸腔打开，双手匀速由两侧向上抬高，双臂贴近耳朵。

（2）伸展腋窝和胸腔

要点引导：拱背，肩胛骨彼此远离，双臂向前平行于地面。手臂由前侧向上抬，纵向伸展胸腔。

（3）激活双腿

要点引导：动态幻椅式：练习中可以先做几组动态幻椅式，再静态保持。

（4）骨盆和大腿的对抗

要点引导：山式双手叉腰，屈膝、屈髋，进入幻椅式，双手将骨盆向下推，拉长侧腰，大腿肌肉向上提。骨盆用力向下压，双腿用力向上蹬，去感受大腿和骨盆之间的对抗。

说明：骨盆和大腿的对抗练习可以很好地锻炼臀腿，在以根基为主题的瑜伽课中可以运用。

3.体式功效

（1）伸展肩膀，纤细手臂。

（2）锻炼背部，按摩肾脏。

（3）塑造臀腿肌肉，强健膝关节。

4.体式禁忌

（1）低血压。

（2）膝盖严重损伤。

（二）解剖要点

膝盖是位于人体大小腿之间的连接部分，是人体中最大的关节。膝关节属于铰链关节，是我们身上少数只能往一个方向运动的关节。膝关节是我们下肢运动的枢纽，也是人体最大的承重关节，正常人的膝关节平均可承重35千克。承受重量越多，关节软骨磨损的概率也越大，肌腱也容易受伤。因此，膝关节也是人体最易磨损和受伤的关节，退化较快。

在瑜伽练习中，常见的膝关节损伤是膝盖不恰当受力所致。因此，为避免膝盖不恰当的受力，在做幻椅式的时候，我们会强调膝盖不超过脚尖，但这一原则并不绝对，并不意味着膝盖超过脚尖就是错误的。首先膝盖是可以超过脚尖的，这符合膝盖的活动范围和生理结构（膝关节屈伸0~130度），平时上楼梯或双脚盘坐的时候，膝盖都是超过脚尖的。在做幻椅式时我们强调膝盖不超过脚尖是为了让重心后移，把膝盖附近的重力转移到臀腿上，适合膝盖疼痛、臀腿力量薄弱的学员。幻椅式中如果身体要垂直于地面，并且重心很低的情况下（大腿平行于地面），膝盖自然就会超过脚尖。

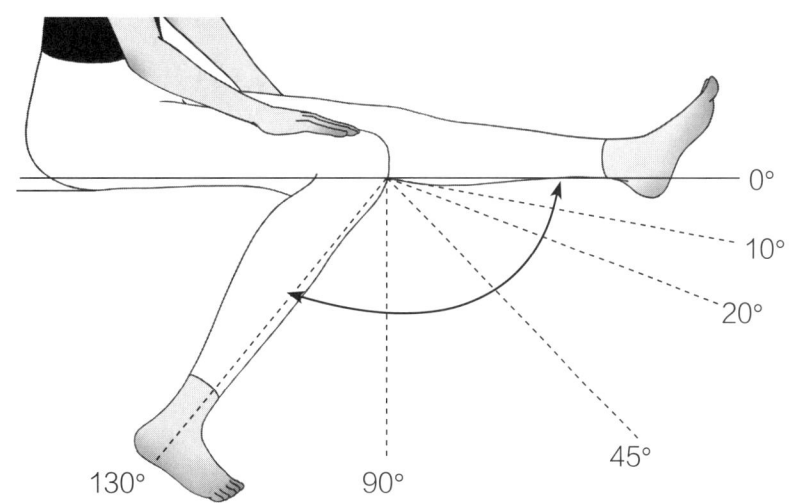

（三）体式变式及教学应用

1. 理疗型的幻椅式

幻椅式作为膝盖理疗体式，常用于私教和理疗课程中，帮助膝盖疼痛、膝盖有旧疾的学员建立臀腿力量。

（1）躺姿幻椅式

仰卧在垫子上，抬起双腿，大腿垂直于地面，小腿平行于地面，勾脚趾，蹬脚跟，双手推大腿。此练习适合膝盖疼痛、臀腿力量薄弱的学员，不仅可以激活大腿，还可以启动核心。

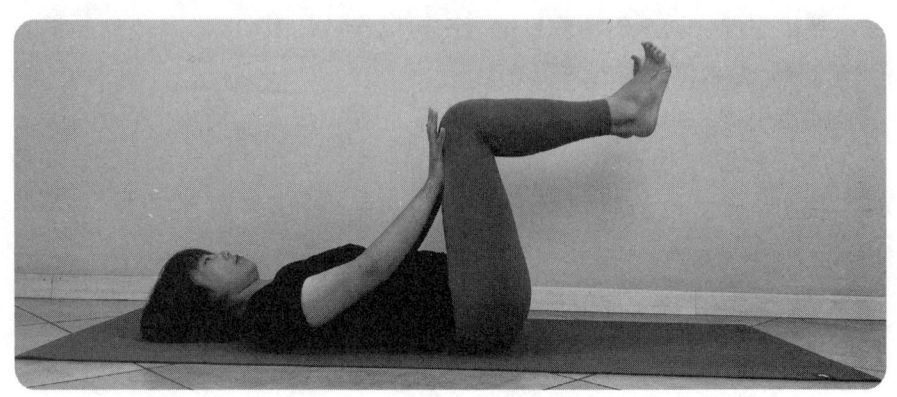

（2）双脚蹬墙幻椅式

仰卧屈髋屈膝，双脚蹬墙，前脚掌和后脚跟交替蹬墙练习。

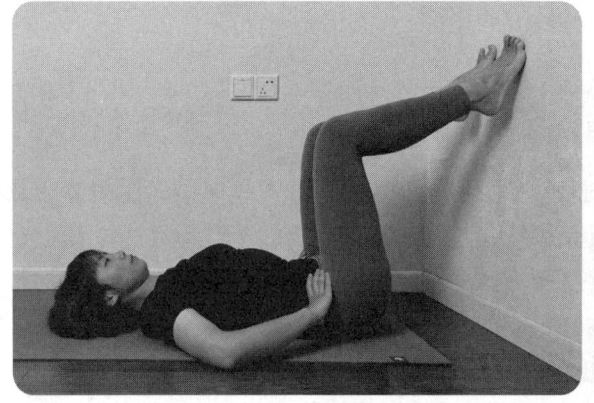
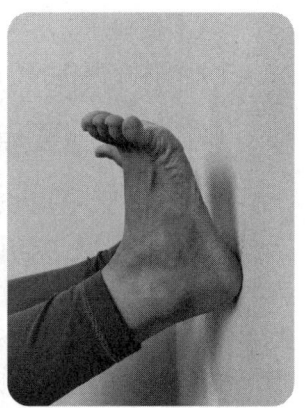

（3）仰卧动态幻椅式

仰卧屈膝，双脚向上蹬向天花板。

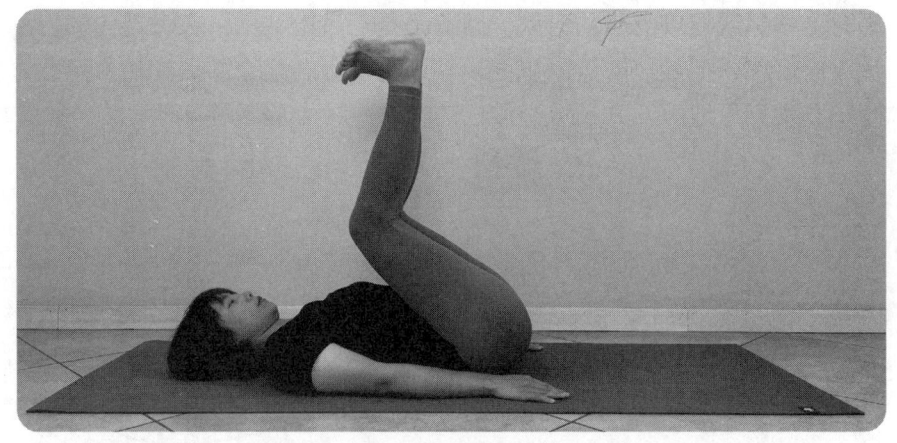

说明：在私教课中，老师可以把手放在学员的脚底，让其负重练习。

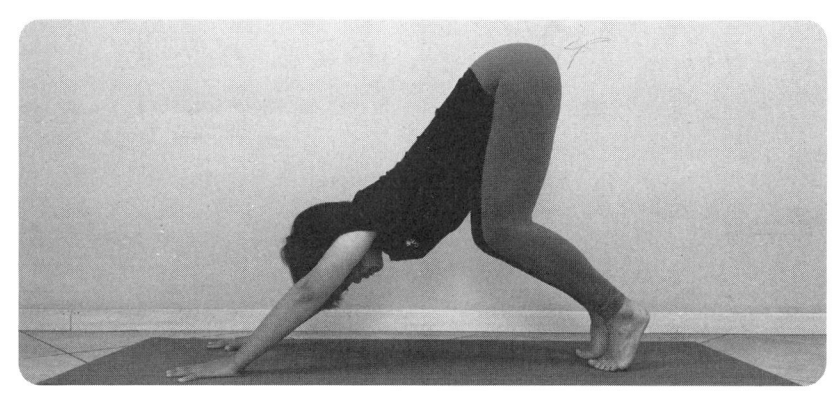

（4）跪姿（支撑）幻椅式
下犬式中屈膝，提脚跟。

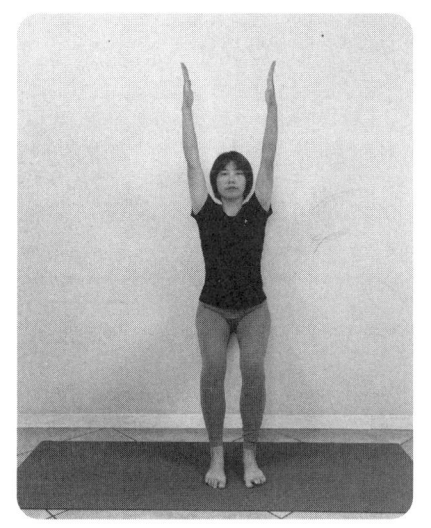

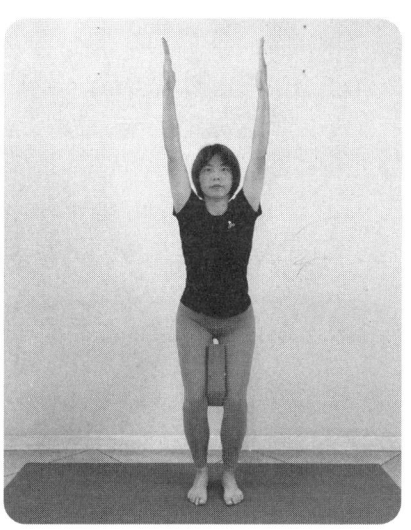

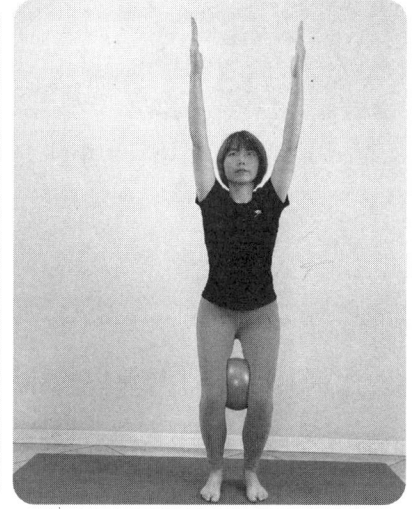

（5）靠墙幻椅式
身体离墙约大腿的长度，臀部向后靠墙（重心可以从高逐步降低）。

（6）辅助幻椅式
双腿夹砖或小球完成幻椅式（稳定膝盖，加强腿部和核心力量，夹砖和球的目的是使全身向中心线收紧）。

说明：双膝夹球的辅助方法可应用到以上所有幻椅式以及桥式的练习中。

2. 幻椅式手上的变化

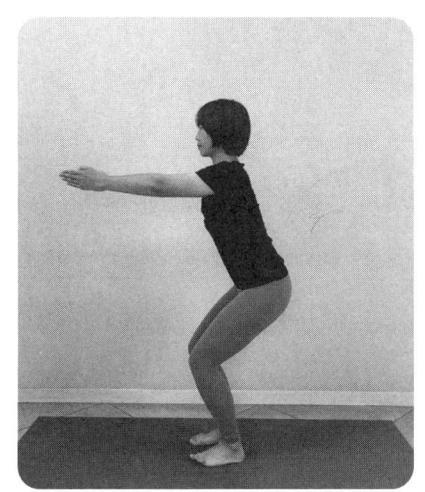

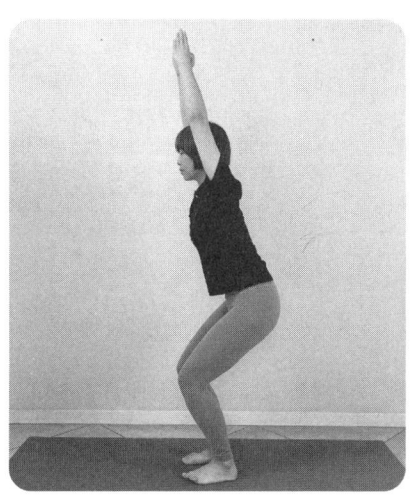

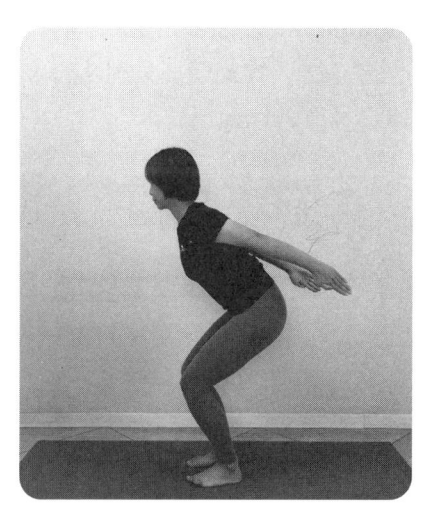

（1）双手体前平举　　　　（2）双手向上合十　　　　（3）双手向后伸直

说明：树式中手上的变化也可应用于幻椅式中，旨在丰富课程的体式。

3. 幻椅式腿上的变化

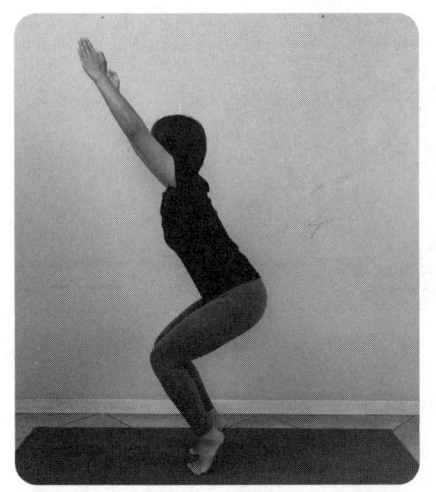

幻椅式提踵（强化脚踝和小腿）

注：此变式为幻椅式的升阶练习，不适合初学者。

4. 幻椅式脊柱的变化

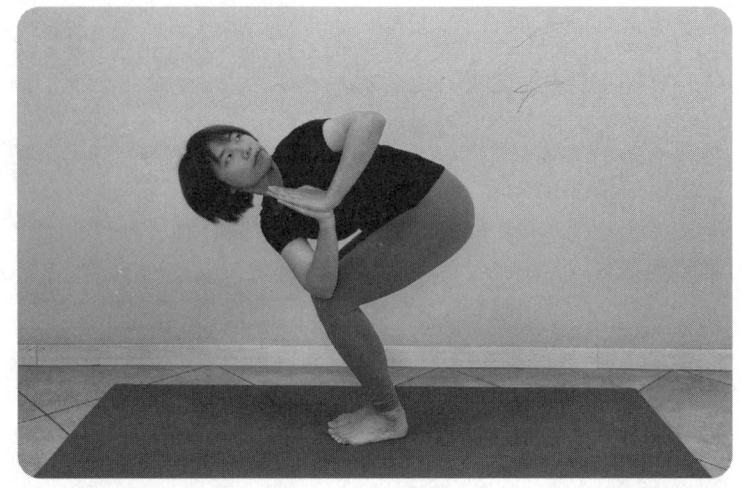

扭转幻椅式

说明：扭转幻椅式强调当身体扭转向一侧，对侧膝盖向后，维持骨盆稳定，两膝平行。手与大腿外侧对抗来加深扭转。

5. 幻椅式作为过渡体式的运用

（1）站姿体式结束，通过幻椅式过渡到坐姿体式，如做完拜日式后从山式进入幻椅式过渡到束角式或坐山式等。

（2）幻椅式—新月式—战士式Ⅲ式。

（3）幻椅扭转—弓步扭转—扭转半月式。

五、下犬式

下犬式，英文名Downward Facing Dog Pose，梵文名Adho Mukha Śvānāsana。Adho Mukha的意思是脸朝下，Śvānā的意思是狗。这个体式像一只狗头部和前腿朝下并伸展身体，因此而得名。

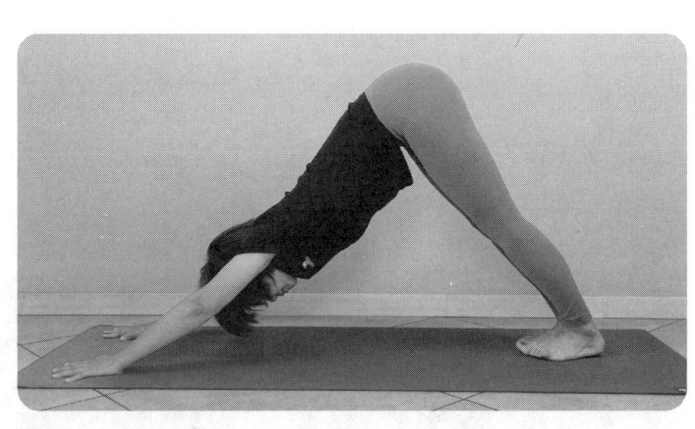

（一）体式要点

1. 动作基本要点

（1）在桌子式的基础上，双手十指分开，食指或虎口朝前，双手推地，脚趾回勾，推臀向后上方，来到下犬式。

（2）手肘伸直，两肘肘窝相对，小臂内旋，虎口下压，大臂外旋，展开肩膀。

（3）手掌推地，沿双臂、双肩和背部向坐骨方向伸展，使之在同一平面，同时脚跟下压。

（4）胸腔上提，肩胛骨微微内收，沉向腰的方向，收腹部，卷尾骨（以此拉长背部空间），骨盆由后向前环抱，脊柱延展。

（5）双脚分开与骨盆同宽，双脚外侧平行，坐骨向上，推向天花板，脚跟用力向下踩地。

说明：

（1）下犬式中双脚呈内八，有助于打开骶髂关节，缓解下背及骶髂关节疼痛。

（2）针对身体后侧紧、拱背及骨盆后倾的学员。

下犬式引导：屈膝，提脚跟，腹部贴靠大腿，再将双腿伸直，脚跟下踩。

（3）针对塌腰的学员。

下犬式引导：收腹部，卷尾骨。

2. 动作精细要点

（1）拱背：强化腋窝后侧的肌肉，适用于肩颈理疗课程。

要点引导：从桌子式进入，先拱背，两肩胛骨彼此远离，眼睛看肚脐。脚趾回勾，手推地，臀部推高，保持拱背，肩胛骨分开，腋窝打开。抬头，身体向后推，脚跟慢慢下落，来到下犬式。

（2）夹肩胛骨：强化肩胛骨周围的肌肉。

要点引导：从桌子式进入，抬头翘臀，延展脊柱后尝试两肩胛骨向中间靠拢，脚趾回勾，眼看前方，手推地，屈膝，身体向后，肩胛骨彼此靠近；手臂贴着耳朵，肩胛骨向中间夹，脚跟有控制地下落。

（3）双手向中间靠拢：激活手臂和胸肌。

要点引导：从桌子式进入，手腕、小臂、大臂向中间靠拢，肘关节不超伸。脚趾回勾，抬头眼看前方，保持手腕、小臂、大臂向中间夹，手推身体来到下犬式，脚跟踩向地面。

说明：

（1）在做树式之前可以练习双手向中间靠拢的下犬式，可以帮助身体激活中线的力量，以便更好地完成树式平衡。

（2）在做以上下犬式时，可以先坐姿或者跪姿完成对肩胛骨和手臂的启动。如在完成"双手向中靠拢"的下犬式前，可以练习手臂向中间靠拢。

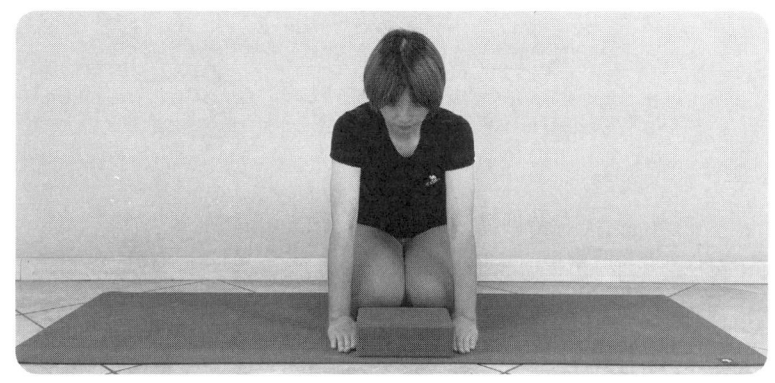

3. 体式功效

（1）伸展腿部、脚踝、背部和手臂。

（2）强壮下肢肌群，锻炼腰背肌肉。

（3）矫正驼背等不良体态，美化全身线条。

（4）缓解脚跟的僵硬和疼痛。

（5）改善头部血液循环，缓解疲劳。

4. 体式禁忌

高血压和低血压患者练习下犬式时，必须用抱枕或者瑜伽砖支撑头部。有高血压、视网膜脱离、青光眼的练习者，应避免练习时头部长时间倒立。

（二）解剖要点

1. 前锯肌

前锯肌位于胸腔侧面。前锯肌的得名于其肌束呈锯齿状附着在肩胛骨前方的肋骨侧面。前锯肌有多个起点，从胸前的第九根肋骨上缘开始，绕着体侧延伸，穿过肩胛骨和胸廓之间，并连接于肩胛骨的内侧缘。前锯肌可以使肩胛骨前伸和上旋。前锯肌的一个特别之处在于，它还是肩胛骨的稳定肌。如果前锯肌发生功能性障碍或力量太弱，就会造成肩胛骨内缘外掀，形成翼状肩胛。

下犬式可以很好地锻炼前锯肌，特别是前文提到的下犬式的3个动作精细要点，都能很好地启动前锯肌。

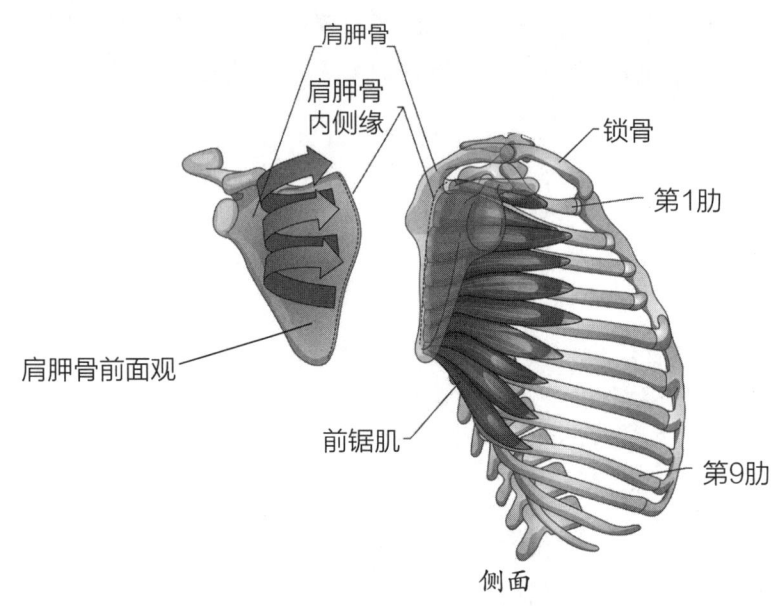

2. 三角肌

三角肌位于肩部，呈三角形。三角肌属于羽状肌群，相当于肩部的"臀肌"。三角肌由3块具有不同功能的独立肌肉构成：三角肌前束负责在前侧抬起手臂，拉动手臂向身体对侧移动；三角肌中束可将手臂外展，让手臂远离体侧；三角肌后束主要负责后拉手臂。

三角肌前部过于僵紧，会限制手臂向后延展；三角肌后部过于僵紧，会限制手臂上抬，从而无法完成手臂高举过头的动作；三角肌中部过于僵紧，会限制手臂内收。除此之外，三角肌是稳定肩膀最重要的肌肉之一，因此肩膀的理疗需要伸展并强化三角肌。而下犬式作为可以伸展并强化三角肌的体式，对于肩膀理疗非常重要。

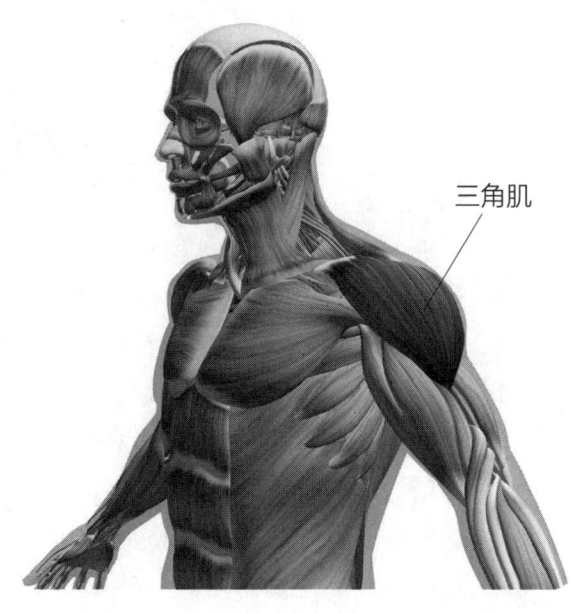

（三）体式变式以及教学应用

1. 升阶

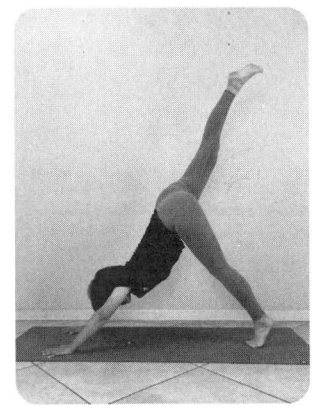 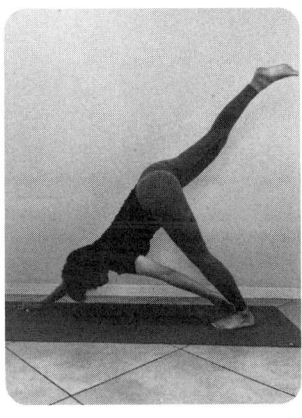 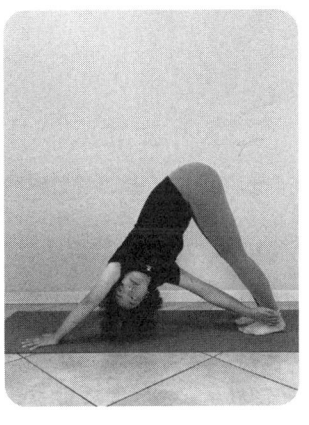 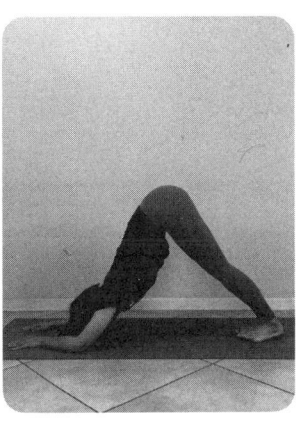

| 三点下犬式（单腿下犬式） | 两点下犬式 | 扭转下犬式 | 海豚式（降低重心） |

2. 降阶

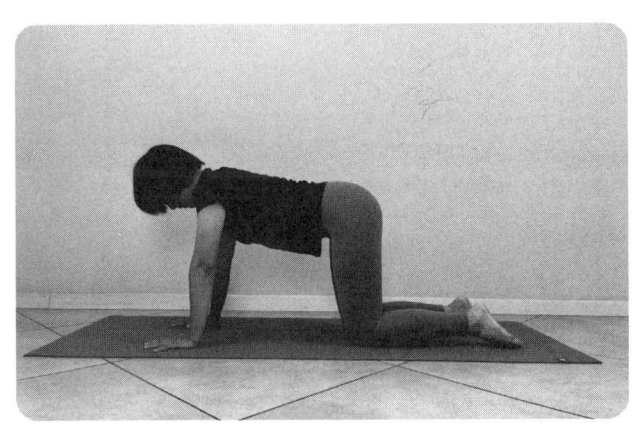 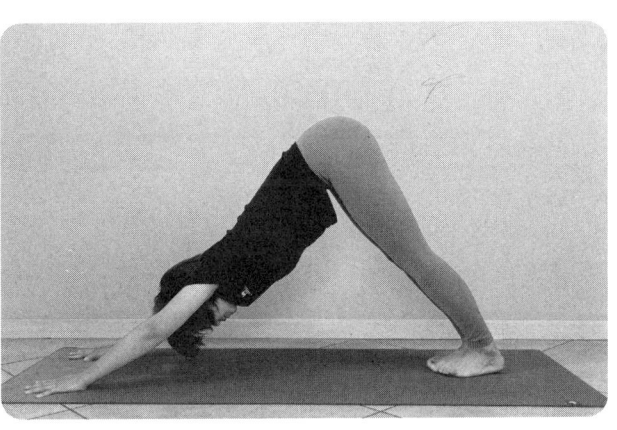

（1）从桌子式进入下犬式

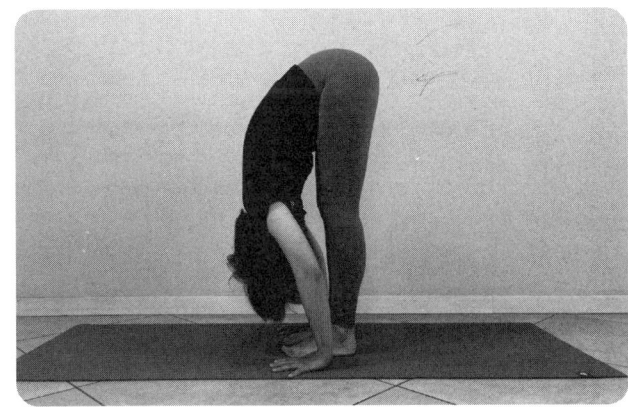 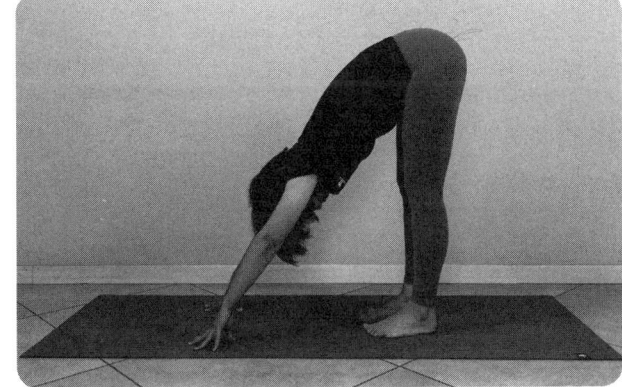

（2）从站立前屈式逐步进入下犬式（激活双腿，减轻双手压力）

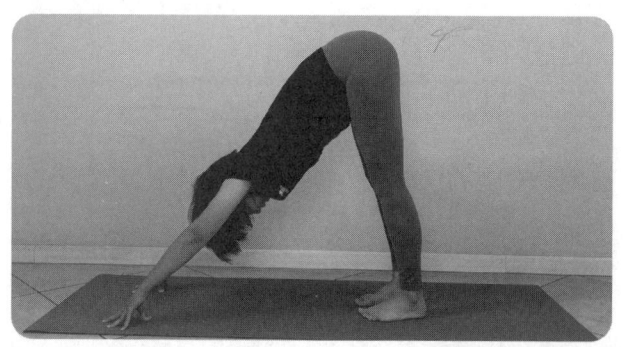
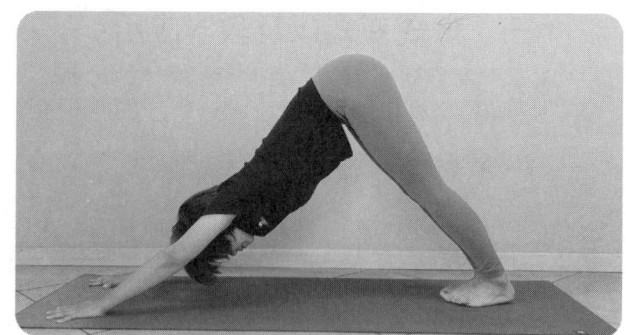

知识补充：

从站立前屈式逐步进入下犬式要点引导（通过重心转移逐渐进入下犬式）

（1）站立前屈式，屈膝，臀向上，动态完成3次。

（2）双手向前一小步，双手指腹推地，脊柱拉长，保持3~5个呼吸。

（3）双手再往前一小步，手掌推地，屈膝，臀向上，双脚踩向地面，保持3~5个呼吸。

（4）在第3步的基础上，双手再往前，来到下犬式。

说明：此练习适合双腿力量薄弱、手腕和肩膀有伤的人群。

3. 降低重心——小狗伸展式

4. 屈膝下犬式

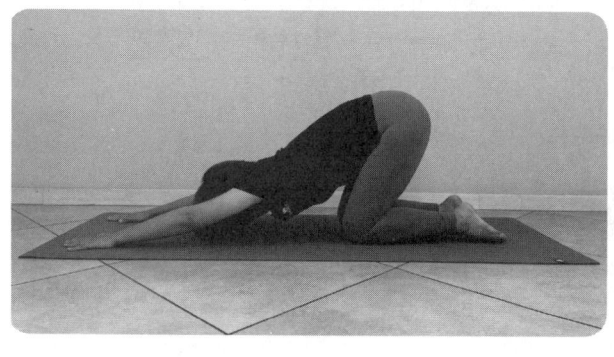
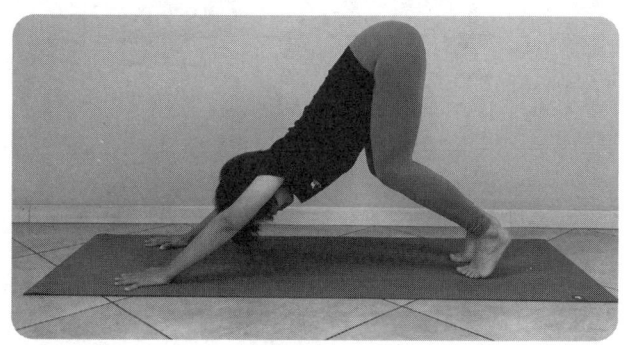

说明：适合肩紧、骨盆后倾及弓背的人群。

（四）下犬式引导的补充说明

1. 按课程主题引导

（1）纠正骨盆后倾或弓背的课程：重点引导屈膝、两侧腰伸展、腹部内收等。

（2）肩颈理疗课程：重点引导下犬式中手臂、肩膀的要点。

2. 纠正性引导

针对练习者在下犬式中存在的错误进行纠正性引导，例如：

错误1：下犬式中，虎口翘起。

纠正引导：前臂内旋，虎口下压。

错误2：下犬式中，弓背。

纠正引导：屈膝，提脚跟，腹部贴大腿，左右摆动臀部，拉长侧腰，脚跟下踩。

3. 分步依次引导

一堂课中多次、反复练习下犬式，常见于流瑜伽中，每到一个下犬式可依次从手臂、肩膀、躯干、臀腿等部位分步进行引导。

六、站立前屈式

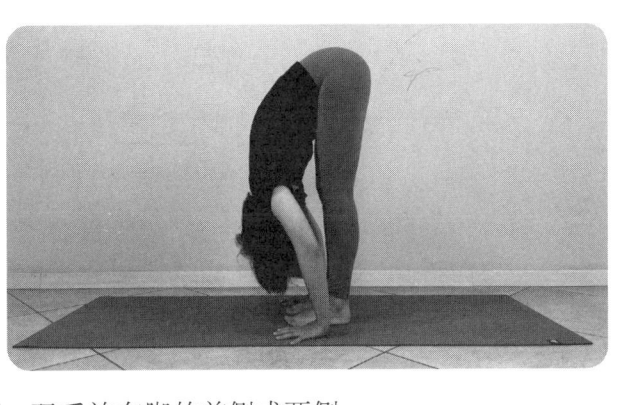

站立前屈式，英文名Standing Forward Bend Pose，梵文名Uttānāsana。Ut的意思是强烈，而tān的意思是伸展、延展、伸长。在这个体式中，脊柱得到强烈的伸展。

（一）体式要点

1. 动作基本要点

（1）从山式进入，以髋部为轴，折叠身体向下，双手放在脚的前侧或两侧。

（2）屈膝，腹部贴靠大腿，臀部慢慢向上提，大腿前侧肌肉收紧上提，脊柱延展。

（3）肩胛骨推向臀部的方向，给颈部创造更多的空间，头颈部自然放松向下。

2. 动作精细要点

站立前屈式有两种做法：以伸展下背部为主的前屈和以伸展大腿后侧为主的前屈。

（1）伸展下背部

要点引导：山式站立，以髋关节为轴折叠向下进入前屈式。吸气，延展脊柱，呼气，卷尾骨，坐骨沉向脚后跟的方向，耻骨向上，下背部伸展，低头，额头靠近膝盖。

（2）伸展大腿后侧

要点引导：山式站立，以髋关节为轴折叠向下进入前屈式。吸气，延展脊柱，呼气，坐骨向上抬，伸展大腿后侧，身体自然向下。

3. 体式功效

（1）帮助缓解压力、疲劳、焦虑。

（2）增强腹部器官功能，促进消化，辅助缓解围绝经期症状。

（3）促进背部血液循环，舒缓背部神经，强健背部肌肉。

4. 体式禁忌

（1）高血压。

（2）心脏病。

（3）低血糖。

（4）眩晕症。

（5）腰椎损伤。

（二）解剖要点

1. 腘绳肌群

腘绳肌群就是大腿后侧的肌群，包括半腱肌、半膜肌、股二头肌。其主要功能就是屈膝和后伸髋关节，并维持膝关节的稳定。

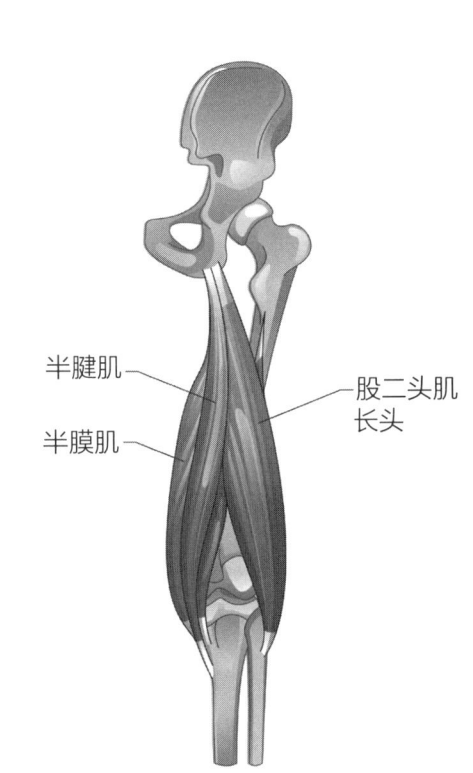

2. 在做前屈时，腘绳肌的两个部位容易疼痛

（1）坐骨结节处

解决方法：卷尾骨，让坐骨沉向膝盖窝的方向，伸展下背部。

（2）膝盖窝

解决方法：适当屈膝，让臀部向上抬，以此伸展大腿后侧，而不是用力蹬直膝盖。

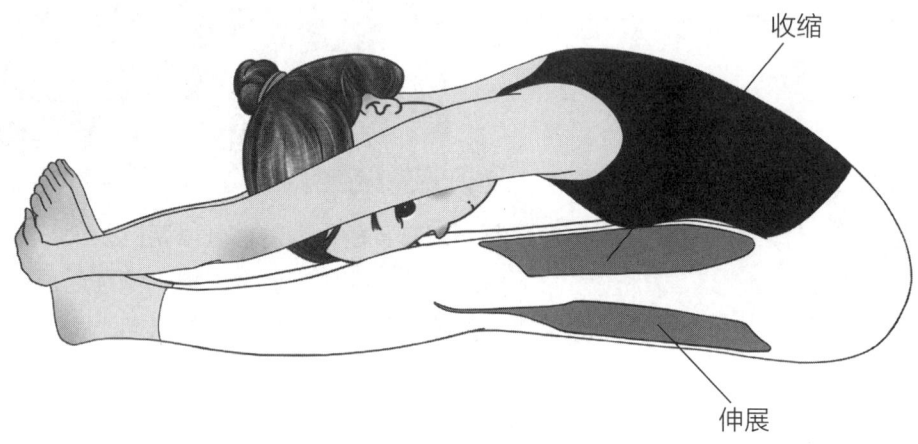

3. 体式应用

在前屈体式中，腘绳肌伸展，与之相对应的拮抗肌——股四头肌激活。所以为让腘绳肌安全伸展，进入前屈，我们可以先激活股四头肌。

（三）体式变式及教学应用

1. 降阶练习

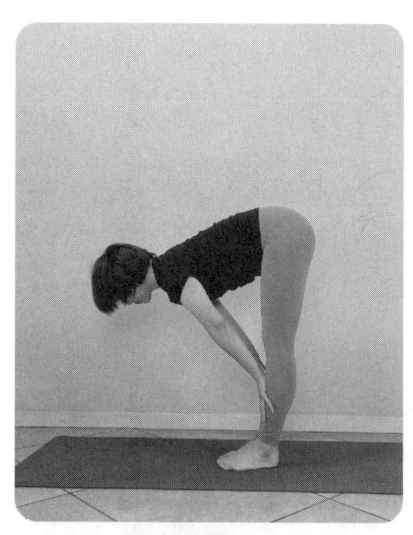
（1）手推小腿前屈

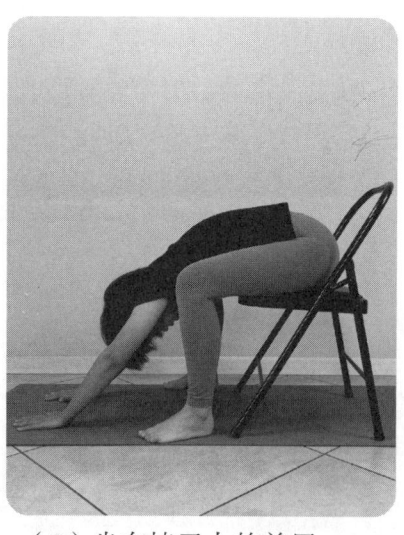
（2）坐在椅子上的前屈

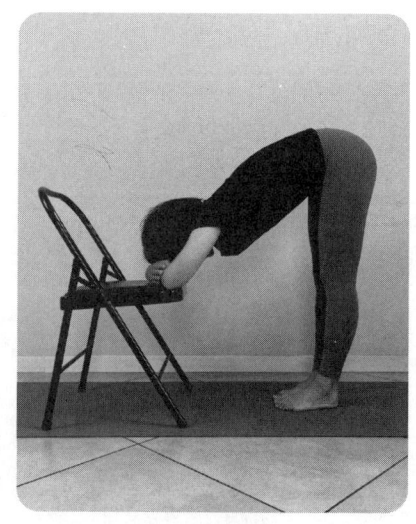
（3）瑜伽椅支撑前屈

2. 升阶练习

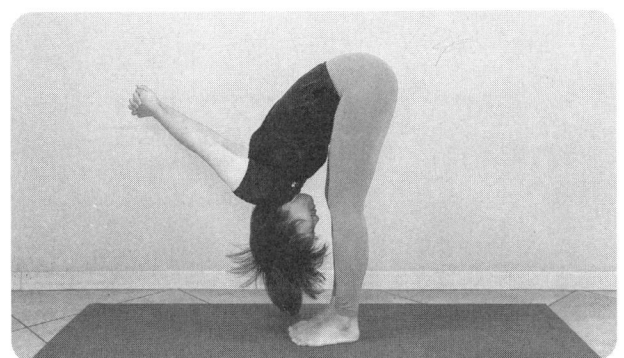

（1）双手体后交扣前屈

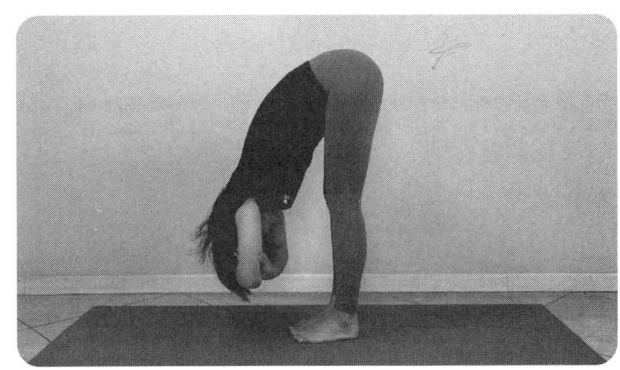

（2）抱臂前屈

3. 站立前屈式作为身体评估的基础体式

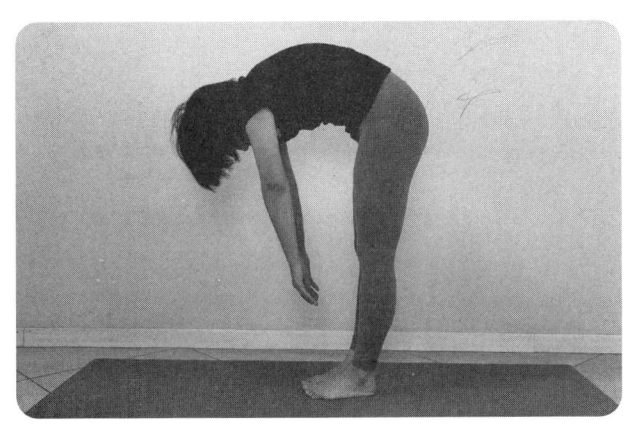

（1）大腿后侧紧，下背部紧。
解决方法：
屈膝，双手推瑜伽砖，抬头翘臀，伸展大腿后侧。
体式：
伸展大腿后侧的体式：坐姿前屈式、下犬式、半神猴式。
伸展背部的体式：婴儿式、猫式、犁式。

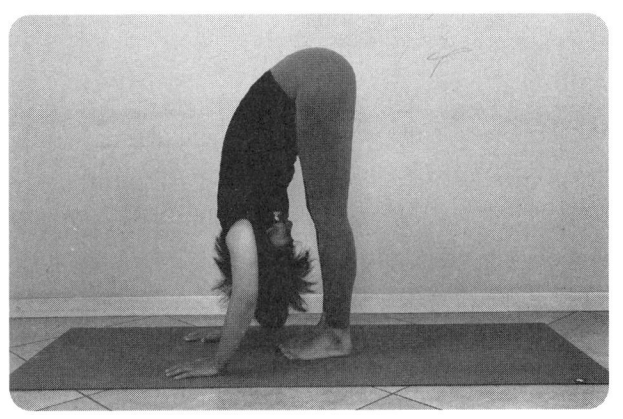

（2）身体柔软的人（后侧松而无力）：大腿前侧没有激活，膝盖容易超伸。
解决方法：
1）屈膝，脚后跟用力踩地，有控制地伸直双腿。
2）启动脚踝环——屈膝，膝盖窝向前，脚踝前侧向后，伸直腿。
3）前屈式中有控制地动态屈伸膝盖，激活大腿。

七、低位起跑式（低位新月式）

低位起跑式，英文名Low Lunge Pose，梵文名Anjaneyāsana。在这个体式中，单手单腿撑地，另外的一条腿和一只手臂都尽量向上伸展，身体形如新月，因此而得名。

（一）体式要点

1. 动作基本要点

（1）从前屈式进入，迈右腿向后，右膝盖挨地，右脚脚趾回勾或脚背贴地。

（2）前腿的膝盖在脚踝的正上方，膝盖对向第二、三脚趾。

（3）收腹，卷尾骨，双手推地，胸腔上提，肩膀远离耳朵，脊柱延展，来到低位起跑式。

（4）两臂经身体两侧向上抬起至头顶合掌，躯干与地面垂直，来到低位新月式。

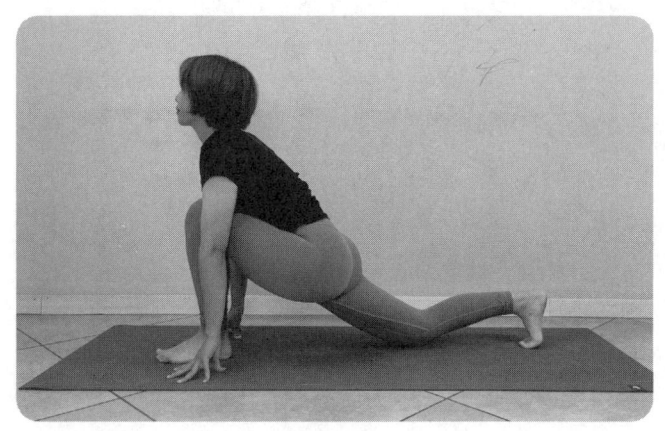

低位起跑式

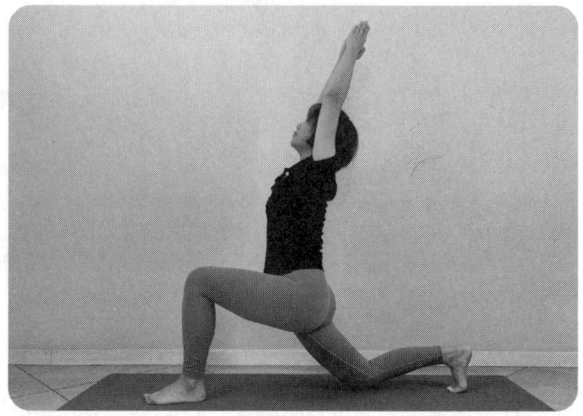

低位新月式

2. 动作精细要点

（1）如何激活大腿后侧肌群？

要点引导：后方脚的脚趾回勾踩地，可以激活小腿和大腿后侧的肌肉，以此分担膝盖上的压力。

（2）如何减少膝盖压力？

要点引导：后方脚的脚背置于垫子之上，通过增加脚背和地面的受力面积，减少膝盖的压力。

（3）如何伸展大腿内侧？

要点引导：在低位起跑式中，双腿像剪刀一样前后伸展。吸气，两侧骨盆向中间靠拢，呼气，前腿的膝盖内侧向前延展，后腿的脚后跟内侧向后，双腿一前一后向两个方向伸展。

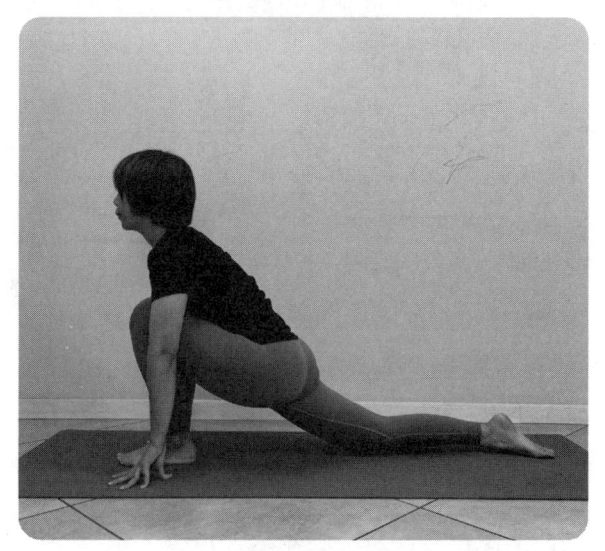

减少膝盖压力

说明：

腿前侧在这个动作上的重力使得膝关节和髋关节屈曲；为了缓解关节的重力，不让关节内的软骨受伤，保持大腿前侧正位线，避免膝内扣。腘绳肌和股四头肌努力地离心收缩，膝关节保持在90度最安全。

同时注意保护腿后侧的髌骨和髌韧带，后侧骨盆向前回旋；髋关节伸、旋内、内收，膝关节伸；踝关节跖屈；小腿胫骨要用力向地面下压，大腿前部肌肉离心收缩上提，此时应该能感觉到后膝关节面微微被牵拉而离开地面，从而分担膝关节的压力。

低位新月式的主要功能是开肩、灵活髋部，因此在练习过程中，伸展的力点分别在腋窝、胸骨、股四头肌上，而非腰椎上。不少初学者为了加大后仰的幅度，把后仰的力量集中在腰部上，导致腰椎被挤压而出现腰部疼痛。

3. 体式功效

（1）打开髋关节，刺激髋部屈肌（臀部两边前侧的肌肉）。
（2）增强臀腿力量。
（3）强健膝关节。

4. 体式禁忌

（1）心脏病。
（2）膝盖损伤。

八、高位起跑式（高位新月式）

高位起跑式，英文名High Lunge Pose，梵文名Utthita Ashwa Sanchalanāsana。高位起跑式的变式有时称为高位新月式或新月式，是战士I式的准备体式。

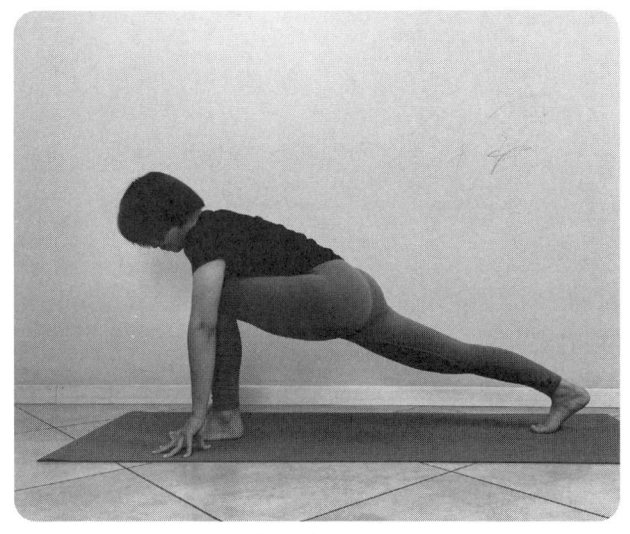
高位起跑式

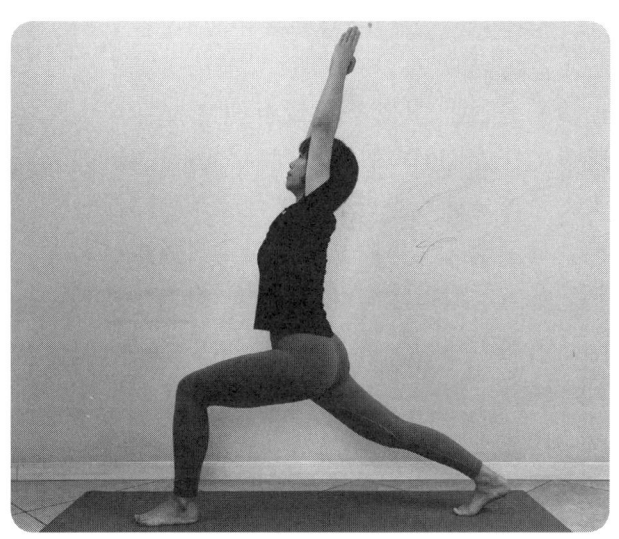
高位新月式（新月式）

（一）体式要点

1. 动作基本要点

（1）从前屈式进入，迈右腿向后，脚后跟用力向后，右腿伸直。
（2）前腿的膝盖在脚踝的正上方，膝盖对向第二、三脚趾。
（3）收腹，卷尾骨，双手推地，胸腔上提，肩膀远离耳朵，脊柱延展，来到高位起跑式。
（4）手臂向上伸展过头顶，带起身体，躯干与地面垂直，双手掌心相对，来到高位新月式。

2. 动作精细要点

如何激活后腿？

要点引导：来到高位起跑式，后腿用力向后伸展，脚后跟如同蹬墙一般，用力向后蹬，大腿前侧向上提，让后腿伸直。

3. 体式功效

（1）舒展髋部和肩部，纠正不良体态。
（2）强壮腹部、背部和大腿肌肉，灵活脊柱。

(3) 扩展胸腔，改善呼吸。
(4) 缓解坐骨神经痛。

4. 体式禁忌

(1) 心脏病。
(2) 膝盖损伤。

说明：

弓步系列体式分类标准：

1. 膝盖落地称为低位弓步，如低位起跑式、低位新月式。
2. 膝盖不落地称为高位弓步，如高位起跑式、新月式。
3. 上半身垂直地面称为新月式系列，上半身靠近大腿称为起跑式系列。

（二）解剖要点

1. 弓步体式前腿膝盖是否可超脚尖？

正常情况下，弓步类体式前腿膝盖不超过脚踝，这样有助于激活臀腿肌肉，减少膝盖的压力。但在脚踝理疗中，膝盖超出脚尖的目的是伸展踝关节，强化脚踝周围的肌肉，稳定踝关节。阴瑜伽中的龙式膝盖超过脚尖是为了加强骨盆和双腿的伸展。

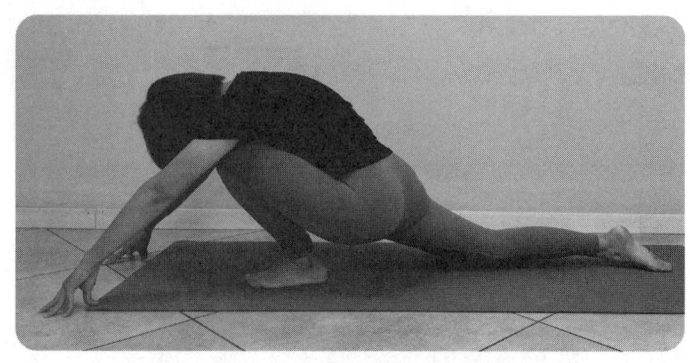

龙式

2. 髂腰肌

髂腰肌由腰大肌和髂肌组成，腰大肌起于腰椎侧面，穿过坐骨大孔与髂肌汇合，共同止于股骨小转子。髂腰肌紧张会导致腰痛，也会影响骨盆的稳定以及腿部的活动。长期久坐的人髂腰肌紧张且无力，髂腰肌过紧还会牵拉骨盆导致骨盆前倾。弓步类的动作可以很好地拉伸这块肌肉，所以在腰部理疗中，往往高频使用此类动作。

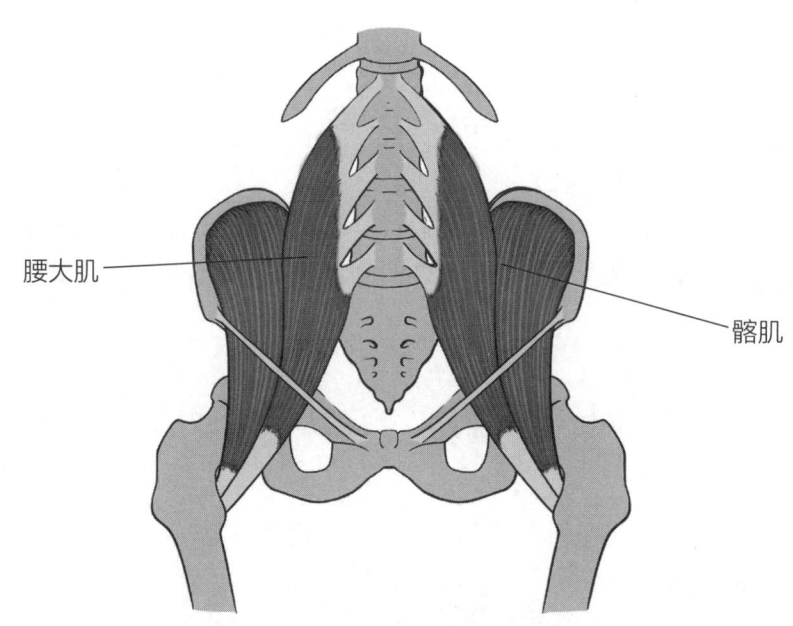

腰大肌　髂肌

（三）体式变式及教学应用

1. 体式的变式

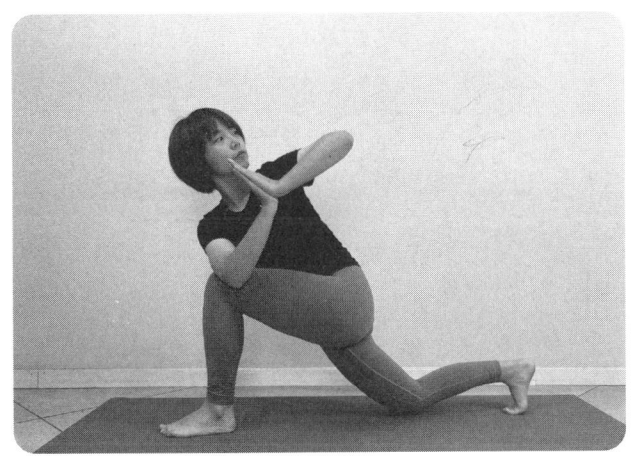
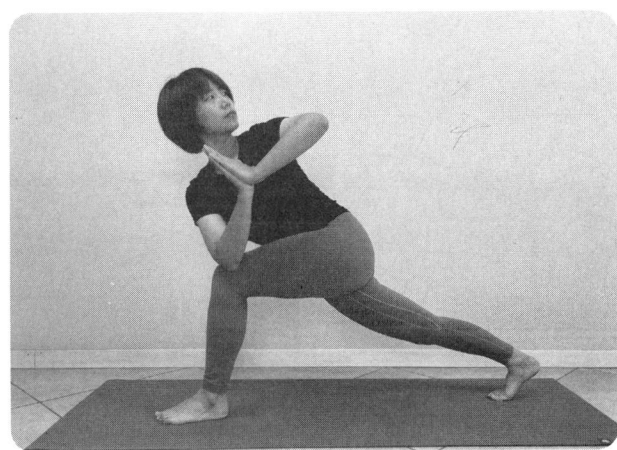

（1）扭转：起跑扭转

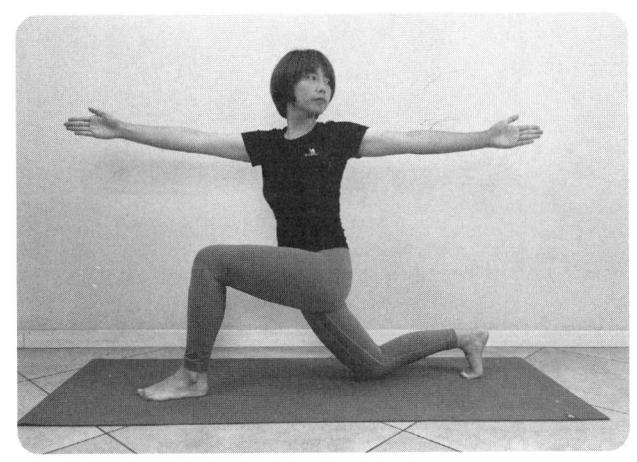
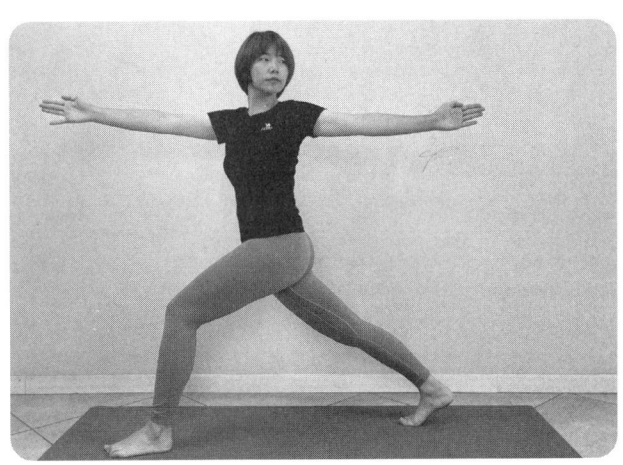

（2）扭转：新月扭转

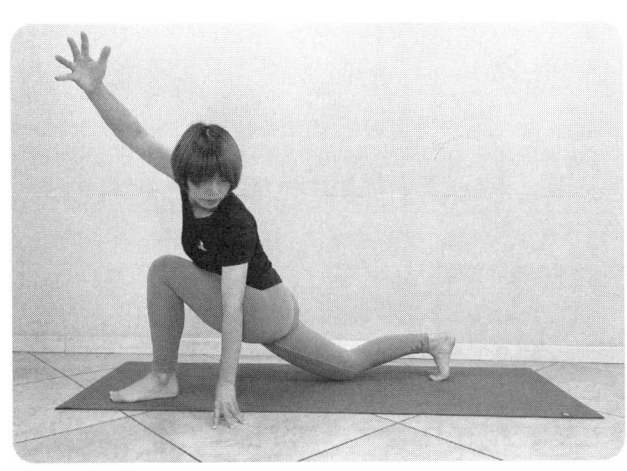
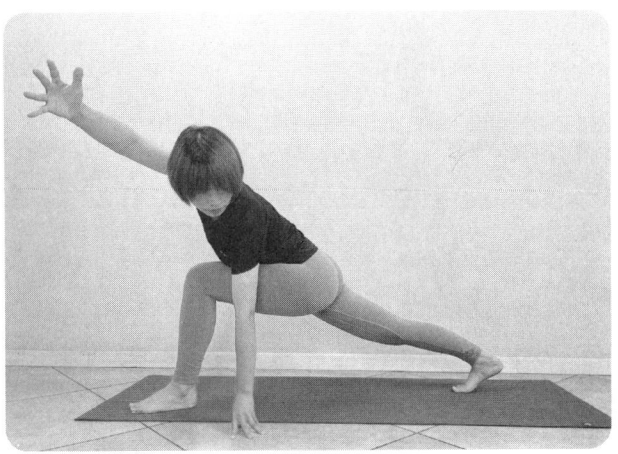

（3）侧屈：起跑侧屈

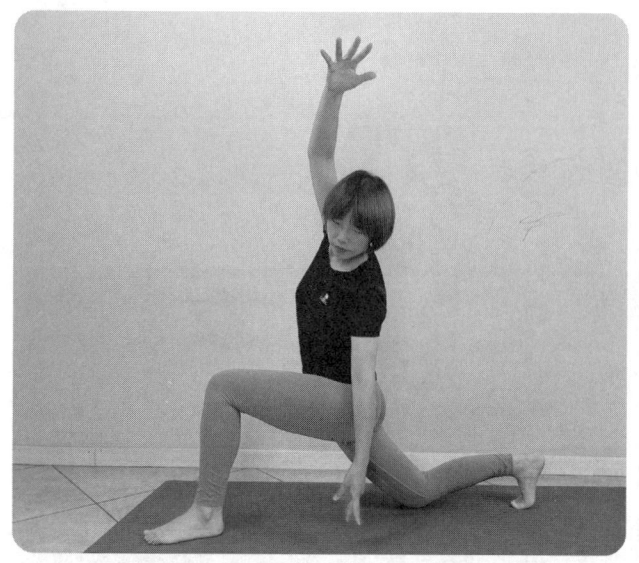
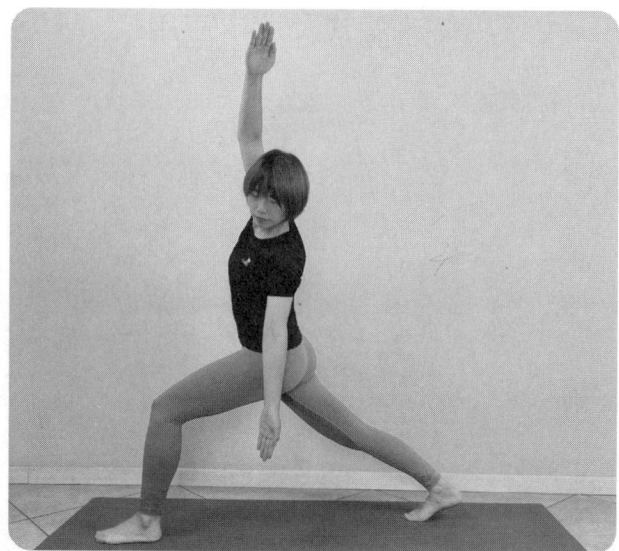

（4）侧屈：新月侧屈

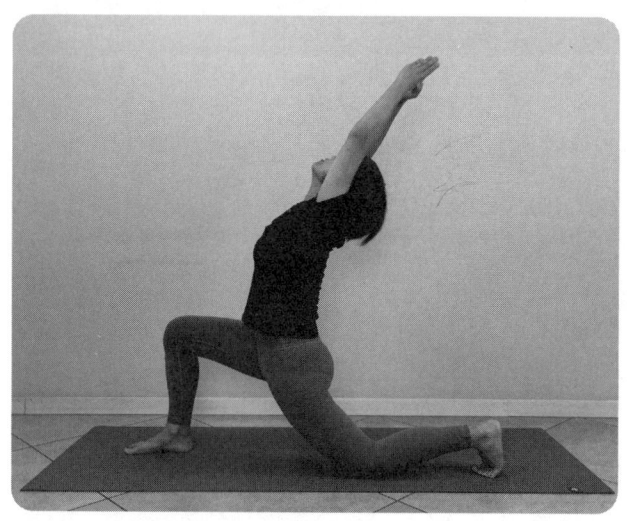
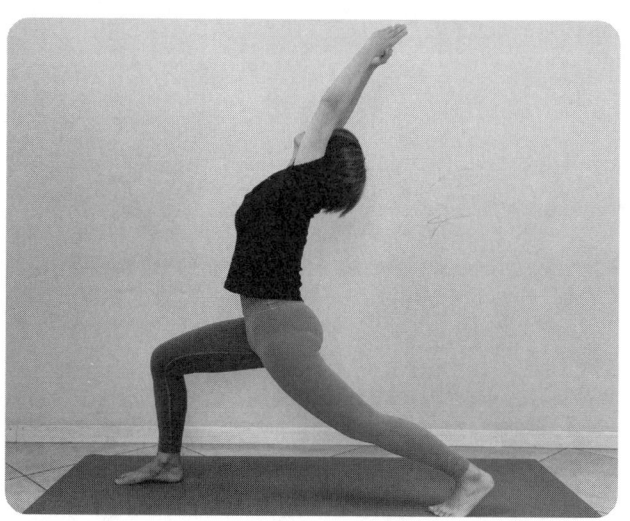

（5）后弯：新月式后弯

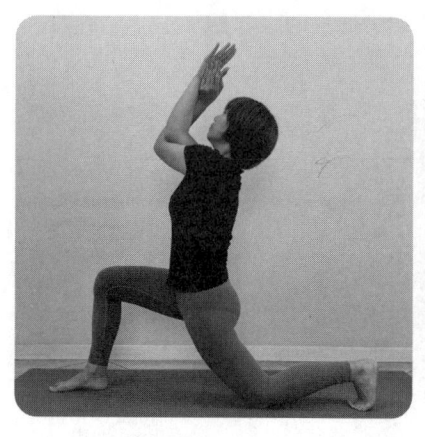
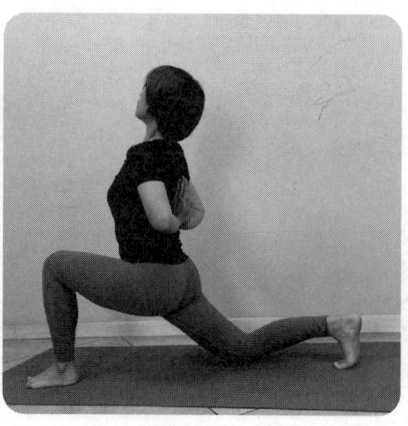
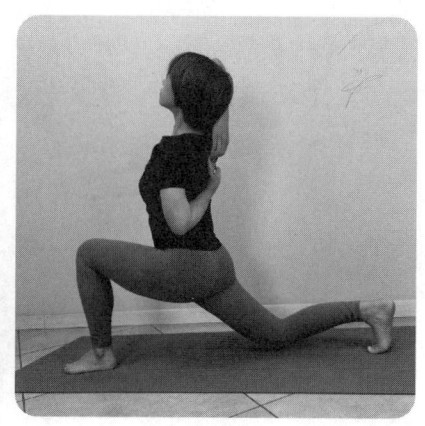

（6）手臂变化

新月式的手上变式：鸟王手、反祈祷、牛面手。

起跑式的手上变式：双手向后扣手式、W手式。

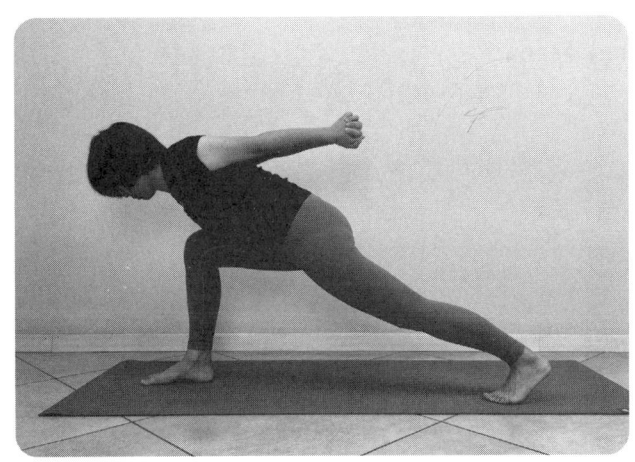
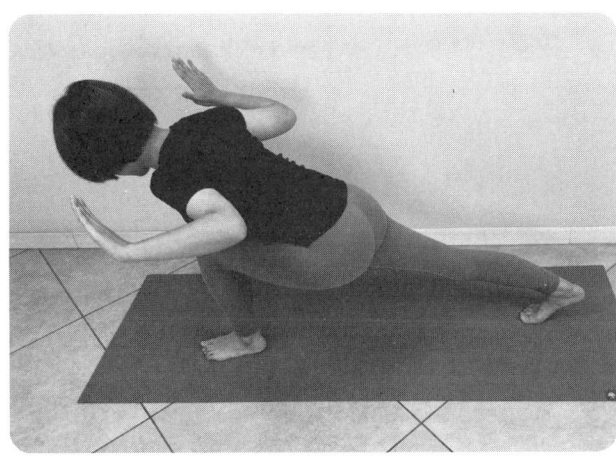

说明：

变式除了丰富课程体式，更重要的是对应课程主题，可根据课程主题对弓步进行相应的改变。如扭转主题课程，我们更多使用弓步类的扭转变式。

2. 弓步系列体式中的常见问题

（1）腰疼

原因：大腿前侧的肌肉和髂腰肌过紧，导致骨盆前倾，腰部受挤压，诱发腰疼。

解决方法：

1）缩小双腿前后距离。

2）泡沫轴放松大腿前侧。

3）卷尾骨、收腹部。

知识补充：伸展大腿前侧的体式：金刚坐、桥式、起跑系列体式。

（2）后腿膝盖疼

原因：后腿无力，导致膝盖受力过多。

解决方法：

1）前脚掌踩地，脚后跟用力向后蹬。

2）动态屈伸后腿，激活大腿后侧和小腿肌肉。

3）脚背压地，增加受力面积。

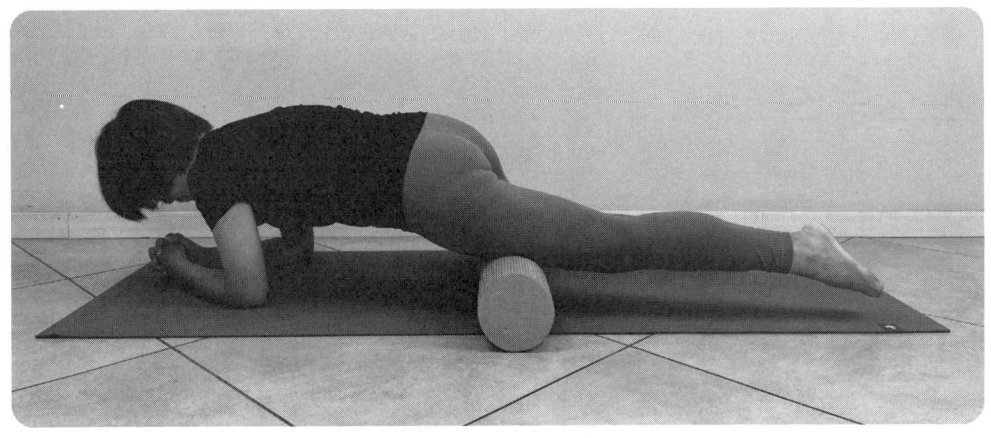

泡沫轴放松大腿前侧

九、战士Ⅰ式

战士Ⅰ式,英文名Warrior I Pose,梵文名Vīrabhadrāsana I。

(一)体式要点

1. 动作基本要点

(1)山式站姿,右腿向后迈一大步,双腿分开一腿长,右脚向内扣45度,脚跟压地。

(2)屈左膝与地面平行,膝盖在脚踝的正上方,并对准第二、三脚趾。

(3)右大腿肌肉上提,尾骨向下,收腹。

(4)左髋向后拉,右髋向前推,让骨盆尽量对向前方。

(5)胸腔上提并且展开,肩膀打开,肩胛骨沉向臀部的方向。

(6)双手伸展过头顶,掌心相对或双手合十。

(7)眼睛看向前方或抬头看向双手,保持顺畅的呼吸。

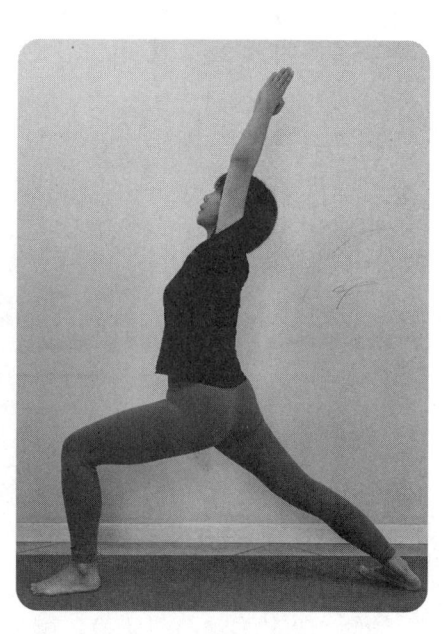

2. 动作精细要点

(1)激活双腿,将双腿的力量送向骨盆,以此延展脊柱。

要点引导:左腿在前,右腿在后。屈左膝,左大腿肌肉上提,收向骨盆;右大腿肌肉上提,力量收向骨盆,帮助脊柱延展向上。

说明:这种做法可以很好地激活双腿、稳定骨盆,适合臀腿肌肉较弱的学员。

(2)脊柱延展,降骨盆。

要点引导:左腿在前,右腿在后,双腿伸直,双手向上,脊柱延展向上。保持脊柱向上(仿佛有一股力量向上拽你),有控制地弯曲左膝,来到战士Ⅰ式。

说明:这种做法可以减少前腿膝盖的压力,适合膝盖疼痛的学员。

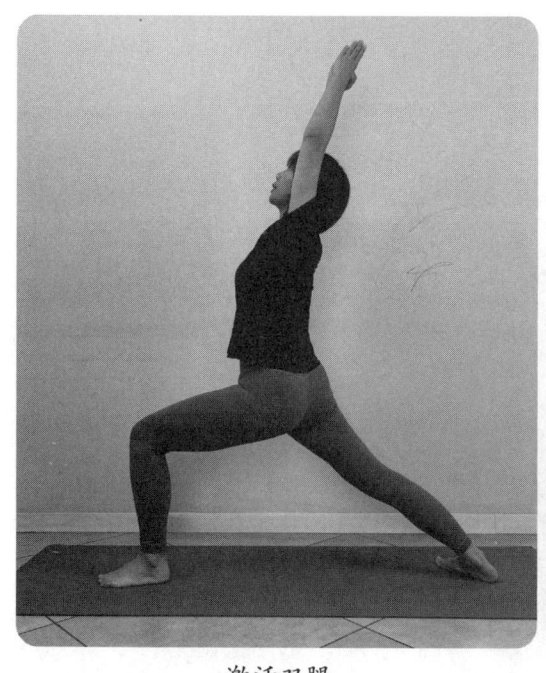

激活双腿

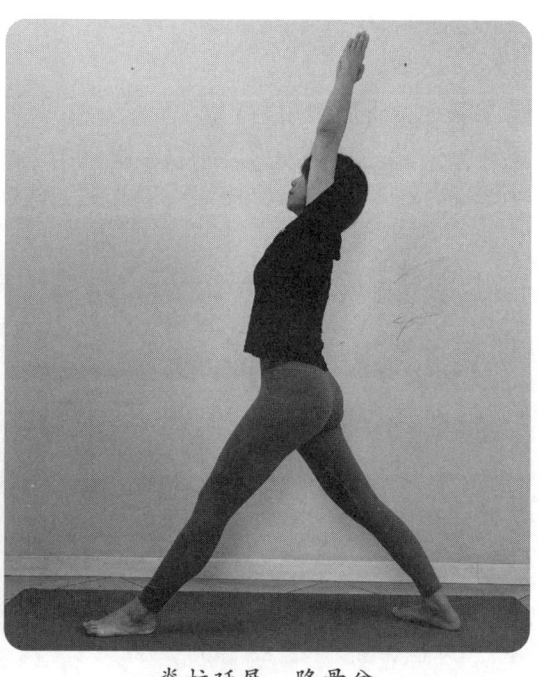

脊柱延展,降骨盆

（3）扭转胸腔。

要点引导：左腿在前，右腿在后，来到战士Ⅰ式（此时骨盆会对向右前方），胸腔打开后适当扭转向左，让身体对向正前方。

说明：战士Ⅰ式需要后脚向外打开45度，脚后跟向下踩，因此骨盆无法完全正对前方。如果过分强调骨盆正对前方，会增加后腿膝盖的压力，可以用新月式代替。

3.体式功效

（1）扩展胸腔，使呼吸更深入，滋养肺部。
（2）美化腿部肌肉线条，强健膝关节、踝关节、髋关节。
（3）增强腹部和臀部肌肉力量，减少髋部周围的脂肪。
（4）舒展肩部肌肉，消除肩部酸痛，预防肩周炎。

4.体式禁忌

（1）高血压患者练习战士Ⅰ式时，双手不向上抬，双手扶髋。
（2）有颈椎疾患或容易头晕者，眼睛平视前方，不抬头。

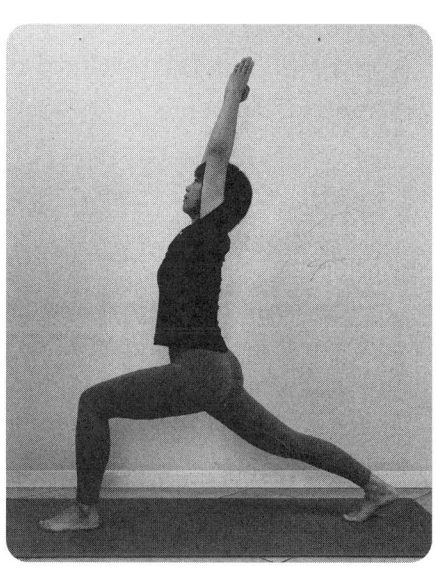

新月式

（二）解剖要点

股四头肌中的股直肌属于双关节肌肉（跨过髋和膝两个关节），因此在完成战士Ⅰ式时，如果该肌肉过于紧张，会牵拉膝盖和骨盆。牵拉膝盖会导致膝盖疼痛，牵拉骨盆会导致骨盆前倾而诱发腰疼。

解决方法：

1.缩短两腿前后的距离。
2.伸展大腿前侧：如金刚坐、英雄坐、桥式、高位起跑式、低位起跑式。

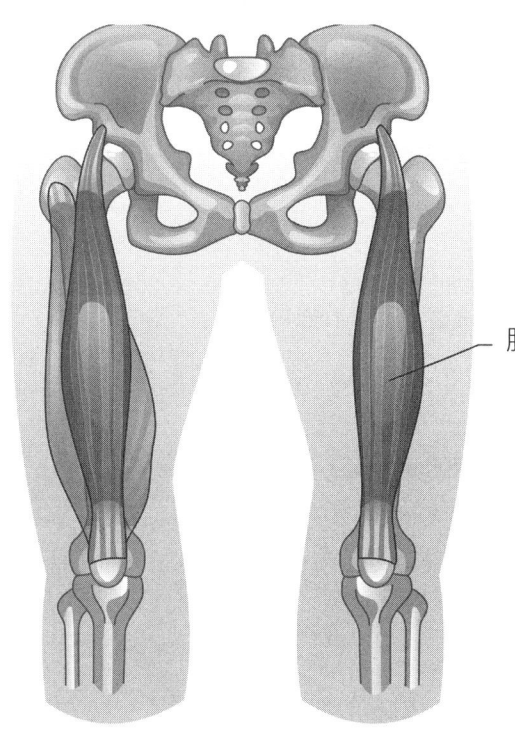

股直肌

十、战士II式

战士II式,英文名Warrior II Pose,梵文名Vīrabhadrāsana II。

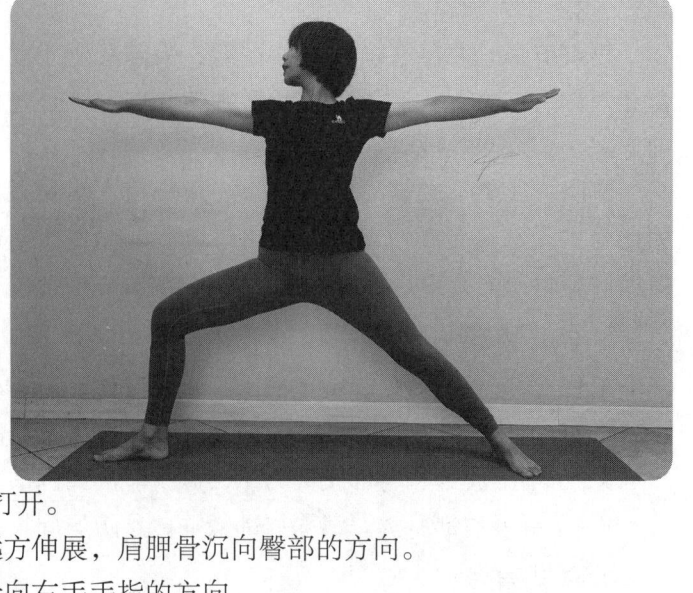

(一)体式要点

1. 动作基本要点

(1)山式站姿,左腿向后迈一大步,双腿分开两倍肩宽,左脚内扣45度,右脚脚后跟对准左脚的足弓,屈右膝。

(2)右膝在脚踝的正上方,对准第二、三脚趾,左脚的外侧压实地面,保持骨盆打开。

(3)双手侧平举,与地面平行,手臂向远方伸展,肩胛骨沉向臀部的方向。

(4)收腹,脊柱延展向上,转头,眼睛看向右手手指的方向。

2. 动作精细化要点

(1)双腿架起骨盆

要点引导:来到战士II式(屈右膝),右大腿内侧肌肉向前伸展,右大腿外侧肌肉向后,将力量送向骨盆,左脚用力蹬地,左大腿肌肉向上提,力量同样送向骨盆。两腿将骨盆向上"架"起来。

(2)中线的力量

要点引导:来到战士II式(屈右膝),右腿和左腿的大腿肌肉上提力量送向骨盆。双手向上伸展,双脚蹬地,伸直右膝,把力量经双腿、骨盆、躯干送到手指,整个身体收向中线,在保证身体向中靠拢的前提下,再有控制地弯曲右膝,双手打开,进入战士II式。

(3)降骨盆

要点引导:来到战士II式(屈右膝),左侧骨盆向下降,右侧骨盆向上提。

说明:为了防止右腿膝盖受伤,右侧的骨盆向前回旋,屈髋外旋外展,而髌骨中线对着第二、第三脚趾缝隙,跖骨屈,左侧骨盆向后回旋,髋关节伸,此时的两侧骨盆与前侧腿大腿成一条线;左腿膝盖伸直,小腿微外旋,足弓上提;脊柱自然伸直,肩胛骨下沉,肩膀远离耳朵,上臂外展、外旋,前臂内旋。

如果大腿没有足够的力量,压力就会施加到膝关节和结缔组织上,过大的压力会导致这些部位受伤,所以加强腿部力量是关键。另外,由于髋关节僵硬,骨盆打不开容易导致右腿膝盖内扣,我们可以不强调左脚的足弓与右脚跟在一直线上。

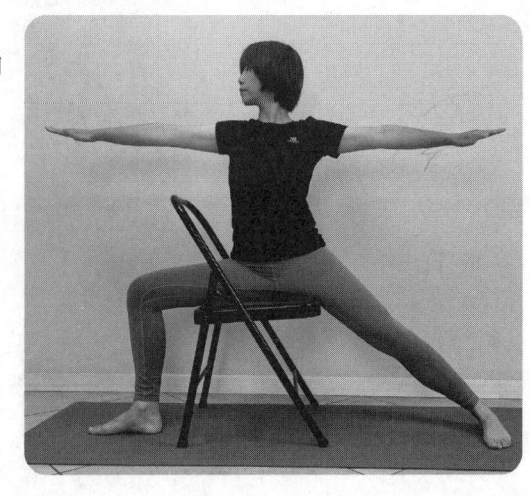

3. 体式功效

(1)扩展胸腔,使呼吸更深入,滋养肺部。
(2)使双腿的肌力、肌耐力和柔韧度得到均衡发展。
(3)改善双腿肌肉痉挛(俗称抽筋)。
(4)强健脊柱,缓解腰背疼痛。

4. 体式禁忌

心脏病、高血压患者可以用瑜伽椅完成降阶练习。

（二）解剖要点

（同树式，内收肌群）

内收肌过紧容易导致战士Ⅱ式的屈膝腿膝盖内扣。

解决方法：

1. 动态完成战士Ⅱ式，以此激活大腿内侧。
2. 在做战士Ⅱ式之前，可以先做束角式、花环式、坐姿单腿侧伸展式等伸展大腿内侧的体式。

十一、战士Ⅲ式

战士Ⅲ式，英文名Warrior III Pose，梵文名Vīrabhadrāsana III。瑜伽圣哲帕坦伽利在《瑜伽经》中说"desa bandhah cittasya dharana"，意思是：凝神就是将意识聚集在一物之上。专注在一个特定的区域，需要进行规律的训练。通过战士Ⅲ式的练习，可以让我们领略全身心投入时专注的艺术。

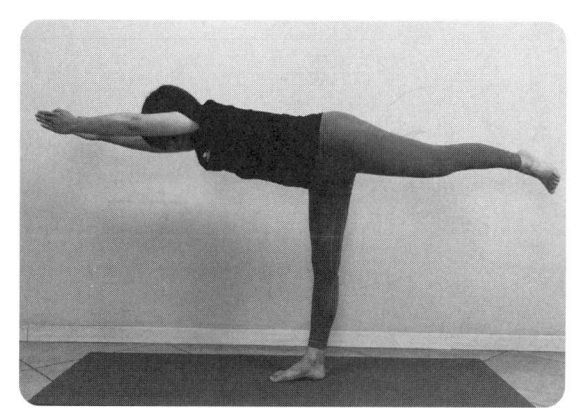

（一）体式要点

1. 动作基本要点

（1）来到山式，双手扶髋，重心移至右脚，左腿向后点地。不能耸肩，若肩部僵硬，可将双手分开与肩同宽。

（2）身体以髋关节为轴，折叠向前，抬左腿向上，直至身体和左腿平行于地面。

（3）支撑腿向下扎根，微屈膝，膝盖后侧保持柔软，启动大腿的力量。

（4）想象左脚向后蹬在一面墙上，激活左大腿。

（5）保持骨盆端正，收紧核心，双手向头的方向伸展，眼睛看地面一个不动的点，保持身体的稳定。

2. 动作精细要点

（1）战士Ⅲ式三不要：不要塌腰、不要掀髋、不要膝超伸。

要点引导（改善塌腰）：卷尾骨，耻骨上提，收腹部。

要点引导（改善掀髋）：（上抬腿）大腿内旋，大腿内侧上提，脚趾对向地面。

要点引导（改善膝超伸）：小腿肚子向上提，微屈膝，脚踝前侧向后帮助伸直支撑腿。

（2）不同主题课程中对战士Ⅲ式的引导要点不同。

1）核心主题课程中重点引导骨盆正位的要点，收腹部，启动核心。

2）根基主题课程中重点引导双腿上的要点，如：支撑腿适当屈膝，启动大腿前侧的肌肉，支撑身体；上抬腿，用力向后蹬，想象脚蹬墙，启动大腿肌肉后主动上抬等。

说明：如果身体难以保持平衡，那么就以手指尖触墙的方式来练习战士Ⅲ式，然后再离开墙练习，还可以交替抬腿，以快速连续的方式进行练习。如果难以抬起左腿，就用指尖触地、躯干平行于地面、抬头向上并向前，练习把腿伸直。

3. 体式功效

（1）强壮腿部肌肉，使腿部肌肉更为匀称紧实。

（2）强化腹部和臀部肌群。

（3）增强身体稳定性，激发身体的活力。

（4）提高平衡和控制能力，培养专注力和意志力。

说明：对于资深的学员来说，这个体式关乎平衡；而对于需要恢复健康的学员来说，这个体式则可以促进呼吸和提升耐力。平衡练习使得注意力变得敏锐。在所有平衡体式中，大脑必须要专注，思想必须要警觉。

4. 体式禁忌

（1）高血压。

（2）膝盖损伤。

（二）解剖要点

臀大肌是臀部肌群中最大、力量最强的肌肉，起于髂骨翼外面，骶、尾骨背面及骶结节韧带，止于股骨臀肌粗隆和髂胫束。

完成战士Ⅲ式需要启动臀大肌，因此在此之前可以做迈步下蹲来激活该肌肉。

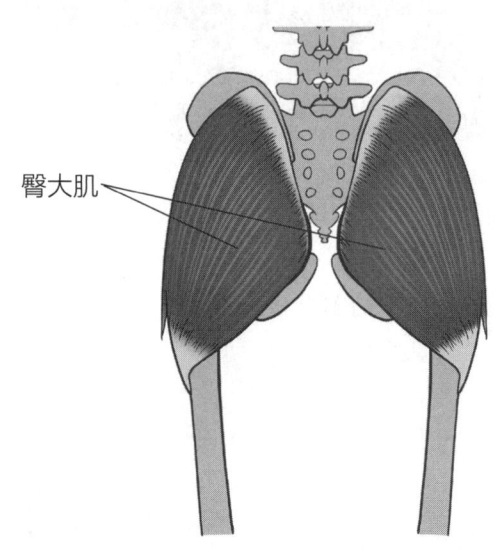

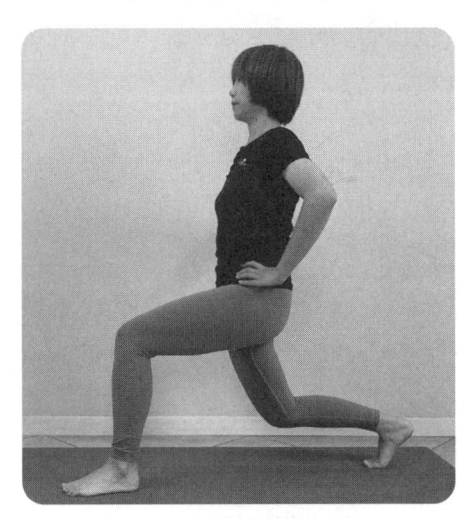

迈步下蹲

（三）体式变式及教学应用（战士Ⅰ式、战士Ⅱ式、战士Ⅲ式）

1. 降阶版战士系列

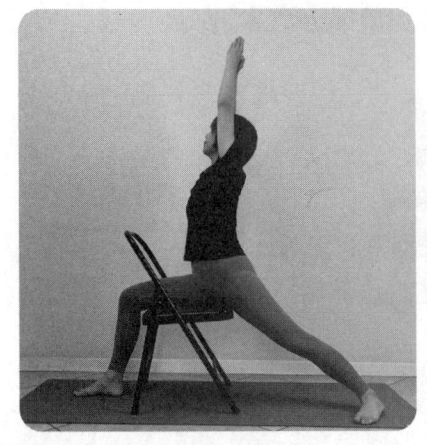

瑜伽椅辅助战士Ⅰ式

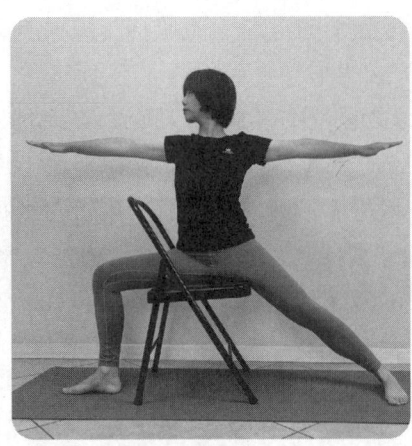

瑜伽椅辅助战士Ⅱ式

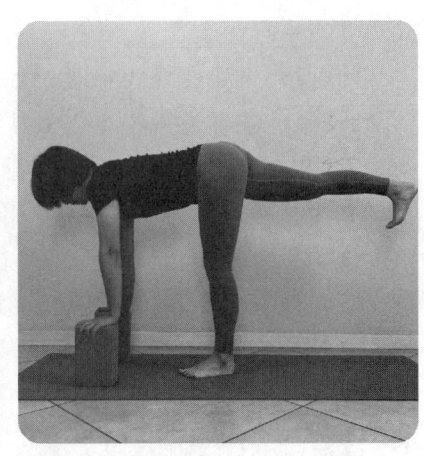

双手支撑瑜伽砖完成战士Ⅲ式

2. 战士系列的变式

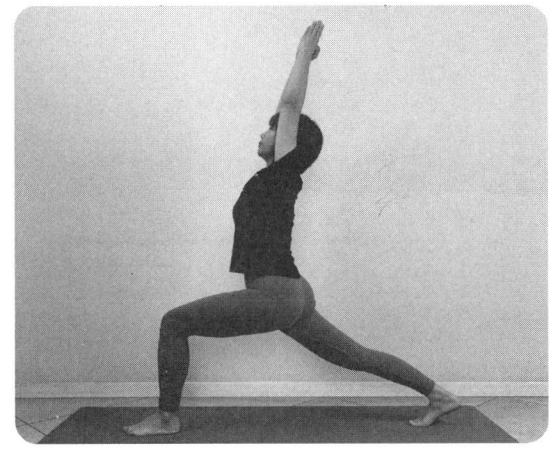

战士Ⅰ的变式：新月式

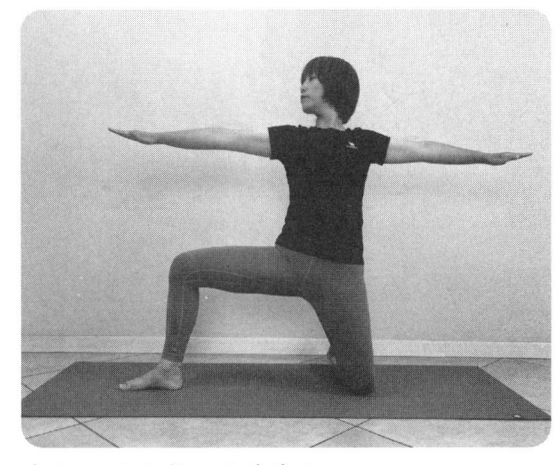

战士Ⅱ的变式：屈膝战士Ⅱ

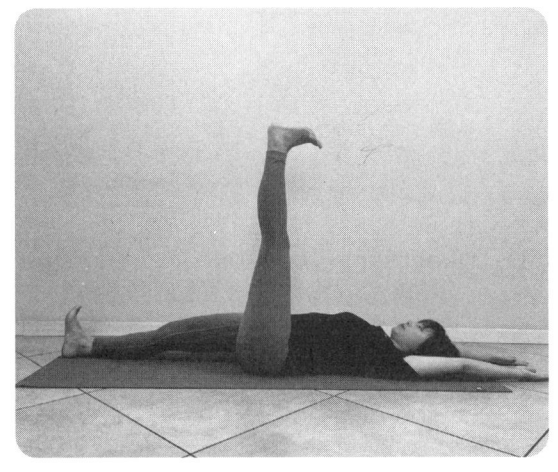

战士Ⅲ式的变式：仰卧战士Ⅲ式

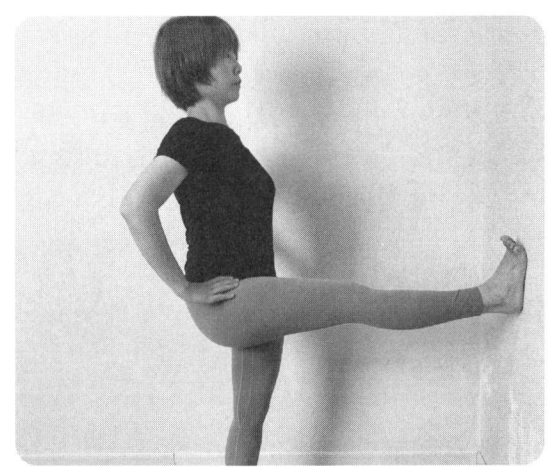

战士Ⅲ式的变式：转换方向站姿蹬墙

3. 战士系列排课思路

（1）战士系列延伸体式

1）战士Ⅰ式延伸体式：谦卑战士

2）战士Ⅱ式延伸体式：反战士、舞动的战士（反战士、侧角伸展式）

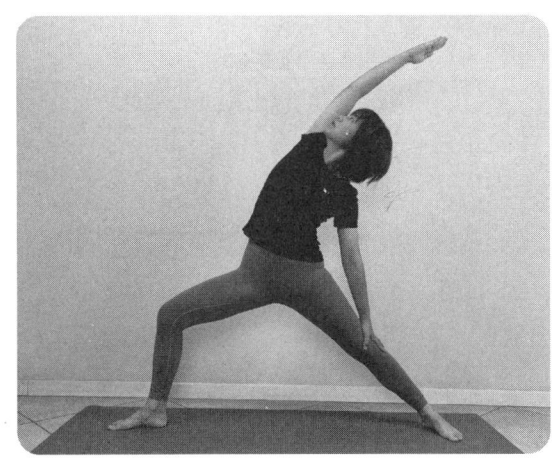

反战士

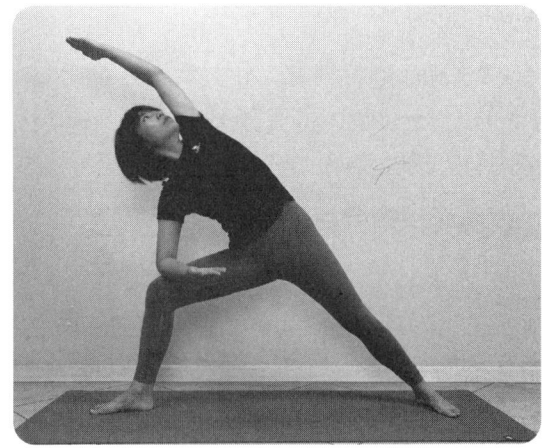

侧角伸展式

3）战士Ⅲ式延伸体式：飞机式（战士Ⅲ式双手侧平举）

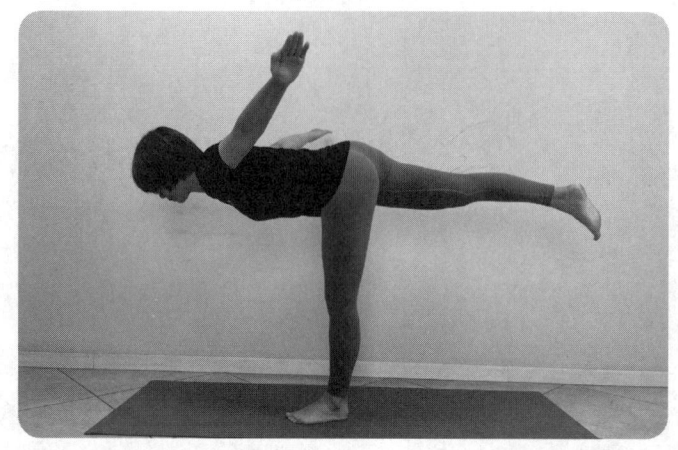

（2）战士系列可以应用于以下主题

1）身体类：稳定根基、激活臀腿（纤体/塑形）、提升平衡感（战士Ⅲ式）。

2）情绪类：增强自信、提升能量、稳定情绪。

3）理疗类：X型腿、假胯宽、膝盖理疗。

十二、三角伸展式

三角伸展式，英文名Triangle Pose，梵文名Utthita Trikoṇāsana。Utthita的意思是伸展、伸长，Trikoṇā的意思是三角。这个站立体式是伸展的三角式。

（一）体式要点

1. 动作基本要点

（1）山式站立，双脚分开约两倍肩宽（大腿内侧紧的人，双腿距离可以小一点）。

（2）屈右膝，再向外打开90度，左脚向内扣45度，双腿伸直。

（3）吸气，双手侧平举，呼气，身体向右侧屈，右手在右脚外侧推地（手抓脚踝、小腿），左手向上伸展。

（4）胸腔朝向前方，转头看上方手指尖。

说明：先屈膝，再让膝盖向外打开90度，通过转动髋关节，减轻膝盖的压力。

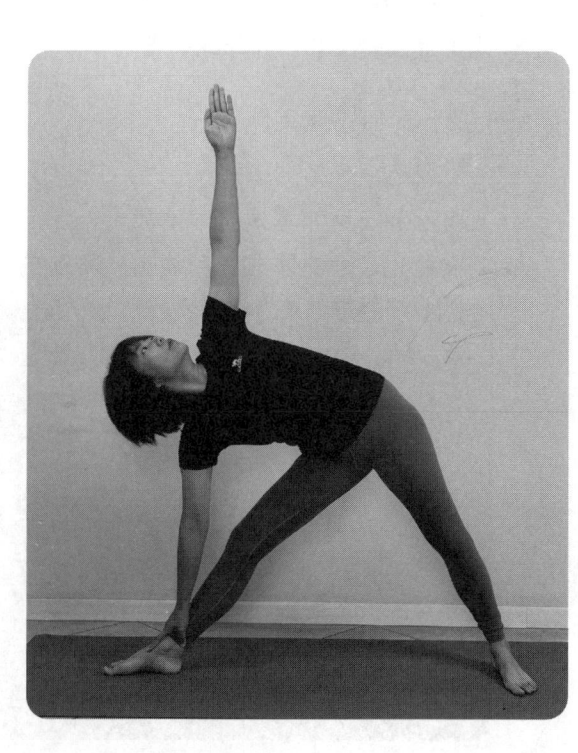

2. 动作精细要点

（1）重心转移至后腿（左腿），减轻右膝压力。

要点引导：来到三角伸展式（身体侧屈向右），左侧骨盆向后，激活左腿，右侧骨盆向前，展开右侧腹股沟。骨盆端正，身体朝向正前方，把力量更多地移向左腿，左脚用力扎根于地面。

（2）让身体在一个平面上。

要点引导：卷尾骨，身体向后靠，想象整个身体靠向一面墙，两侧腰等长延展。

（3）保持颈部伸展放松。

要点引导：如果感觉脖子不舒服，可以看向正前方，同时在右手下垫一块瑜伽砖；或者稍微转动脖子，向下看向地面的方向，而不是向上看左手的大拇指。

3. 体式功效

（1）打开髋关节，伸展大腿内侧，强壮腿部肌肉，加强膝盖的力量。

（2）伸展左右腹斜肌，强化脊柱尤其是腰椎部分，美化腰部线条。

（3）按摩腹部内脏器官，促进胃肠蠕动，帮助消化，预防便秘。

（4）滋养面部肌肤，提亮肤色。

4. 体式禁忌

（1）有心脏病的学员，请靠墙练习，上方手扶髋。

（2）有高血压的学员，眼看下方。

（3）有颈椎问题的学员，不转头向上，保持眼看前方，脖子伸展。

（二）解剖要点

1. 股四头肌和腘绳肌互为拮抗肌

在三角伸展式中（身体侧屈向右），右膝压力变大，容易超伸。主要原因是大腿前侧的股四头肌没有激活，腘绳肌被动拉伸，腘绳肌靠近膝盖端的位置受力增大，容易诱发膝盖后侧的疼痛。（股四头肌和腘绳肌的解剖要点参考山式和站立前屈式）

解决方法：

（1）激活股四头肌，上提膝盖，减轻膝盖的压力。体式：战士Ⅰ式、战士Ⅱ式、高位起跑式、新月式。

（2）激活腘绳肌，避免腘绳肌被动拉伸。体式：桥式、幻椅式。

（3）伸展腘绳肌。体式：坐（站）姿前屈式、加强侧伸展式、半神猴式、仰卧上抬腿式。

2. 腰方肌

腰方肌为深层肌，在脊柱的侧面，从骨盆顶部向上连接到第十二肋和第一腰椎至第四腰椎的横突上。虽然腰方肌确实能够辅助脊柱的伸展及侧屈，但在多数情况下，它的主要功能是作为稳定肌，将骨盆、脊柱和胸廓连接在一起。腰方肌双侧收缩让胸廓靠近骨盆，进入后弯；单侧收缩则进入同侧侧屈。腰方肌紧张或者两侧不平衡会导致高低肩、骨盆倾斜、脊柱侧弯、长短腿等问题。

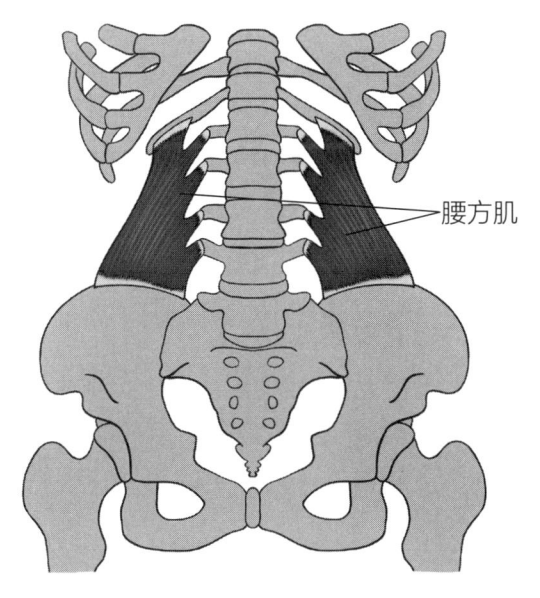

解决方法：

（1）伸展腰方肌：侧屈、拱背体式均可拉伸腰方肌。体式：三角式、坐姿侧伸展式、门闩式、猫牛式。

（2）激活腰方肌：后弯体式和启动核心的体式都可以激活腰方肌。体式：眼镜蛇式、蝗虫式、简易骆驼式、侧板式、平板式、鸟狗式。

（三）体式变式及教学应用

1. 升阶

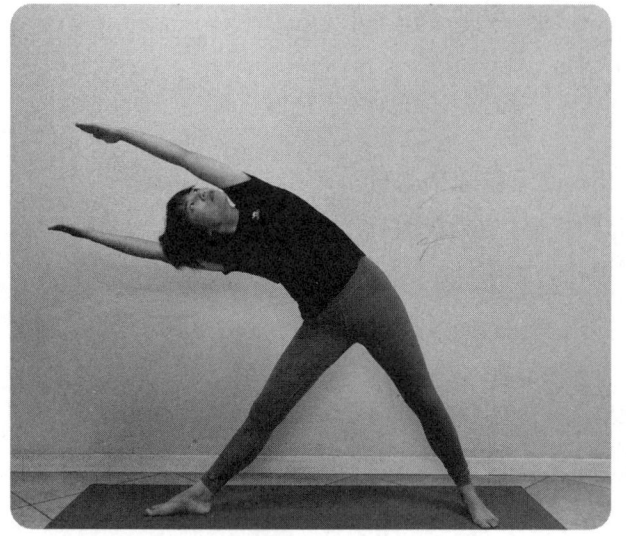

两手向头的方向伸展

2. 降阶

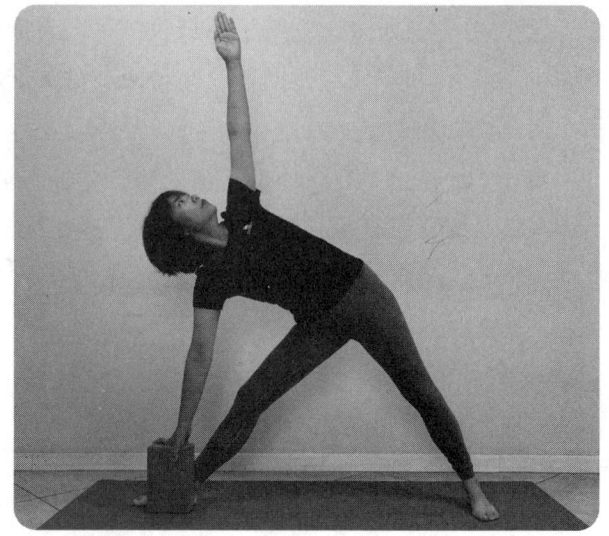

手扶瑜伽砖

3. 腰部理疗、改善骨盆侧倾的排课思路

（1）泡沫轴滚动放松下背部（腰方肌区域）
（2）伸展腰方肌
（3）激活腰方肌

例如：

泡沫轴放松——坐姿侧伸展（伸展）式——猫牛式（伸展、激活）——鸟狗式（激活）——婴儿式（伸展）——三角伸展式（伸展）——蝗虫式交替抬腿（激活）。

十三、三角扭转伸展式

三角扭转伸展式，也常被称为"扭转三角式"，英文名Revolved Triangle Pose，梵文名Parivṛtta Trikoṇāsana。Parivṛtta是转身、转动的意思，Trikoṇā的意思是三角。

（一）体式要点

1. 基本要点

（1）从三角伸展式进入（身体侧屈向右），吸气，延展脊柱，呼气，躯干转向右侧，左手掌落于右脚内侧（外侧）的地面，手掌推地或指腹推地。

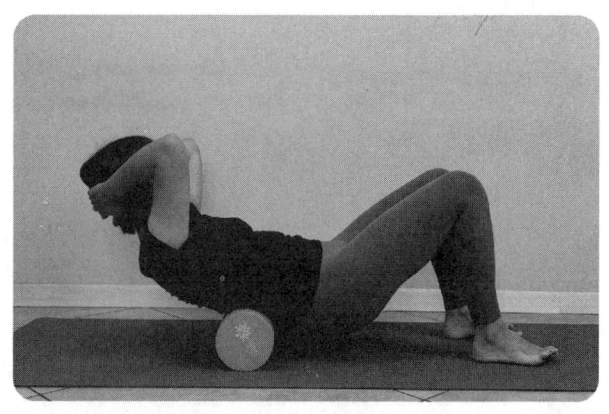

泡沫轴滚动放松下背部

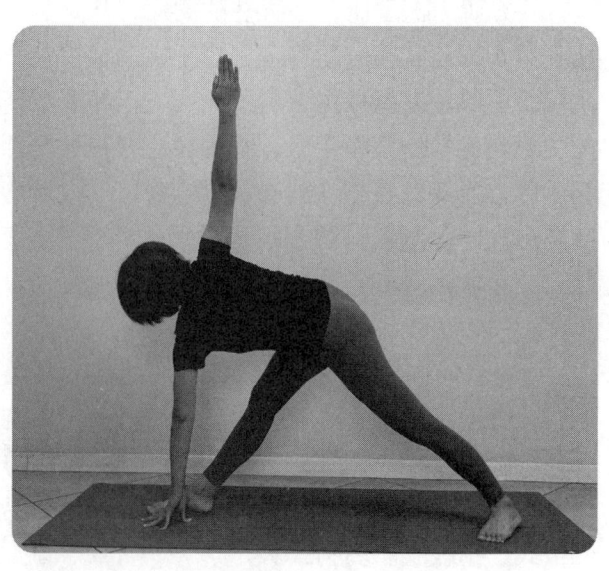

（2）转动左脚，脚趾内扣30度，端正骨盆。
（3）左肩向前，右肩展开向后，右手臂向上伸展与左手臂呈一条直线，转头，眼睛看向右手指尖。

2. 动作精细要点

（1）骨盆正

要点引导：两脚的外侧用力下压，提起足弓，大腿内侧上提，力量提向骨盆。右侧骨盆向后向上推，左侧骨盆向前向下，让骨盆端正，两侧骨盆向中间靠拢，稳定骨盆。

（2）扭转深

要点引导：稳定骨盆，腹部收紧，拉长两侧腰之后再进行扭转，左侧肋骨下端收向右侧腹股沟，加深扭转。

3. 体式功效

（1）拉伸腰部肌肉，缓解腰部疼痛。
（2）伸展手臂和双腿，增加身体的柔韧性。
（3）滋养背部神经，缓解下背部紧张及疼痛。
（4）刺激按摩腹部内脏器官，促进消化。

4. 体式禁忌

（1）低血压。
（2）头痛。

（二）解剖要点

1. 梨状肌

梨状肌是重要的髋外旋肌，有稳定髋关节的作用。坐骨神经从梨状肌下面通过，梨状肌紧张时会压迫坐骨神经。坐骨神经受到压迫后，臀部外侧至脚跟都会出现疼痛，这在临床上被称为梨状肌综合征。

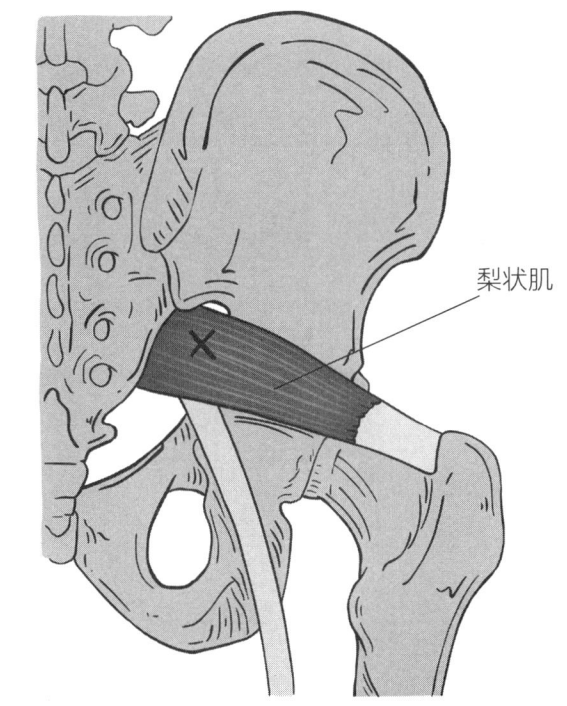
梨状肌

2. 坐骨神经痛的理疗思路

坐骨神经和梨状肌在结构上是邻居，一个出现问题，肯定会引起另一个的不适。梨状肌的损伤与过度使用息息相关，所以理疗康复的主要思路是放松梨状肌的同时，加强腰部力量的训练。

（1）拉伸梨状肌

体式：半鱼王式、仰卧扭转式、三角扭转式、猫尾式、方块式、牛面式、鸽子式。

如果可以确定坐骨神经痛是梨状肌引起的挤压，可以进行泡沫轴滚压，是一个极佳的缓解紧张的方式。

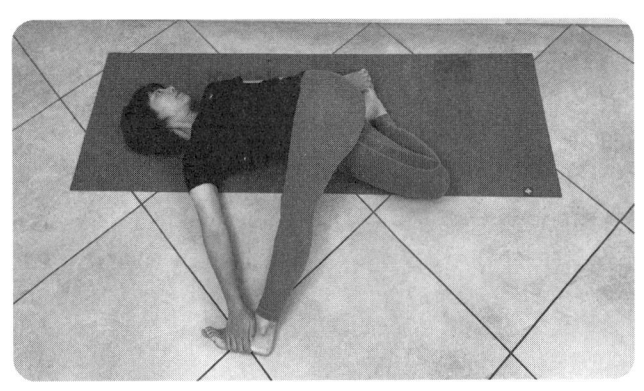
猫尾式

（2）建立腰部力量

坐骨神经痛是一种症状，而不是某种疾病的名称，通常指的是自腰部向臀、大腿后侧、小腿外侧传播的疼痛。引起坐骨神经痛的原因非常多，如大腿里侧的牵拉痛、腰椎间盘突出或错位、梨状肌综合征等，但大多数还是由于腰椎间盘突出压迫坐骨神经所导致。尤其对久坐的办公室一族来讲，引发坐骨神经痛的最主要原因就是腰椎疾病，如腰椎间盘突出、腰椎管狭窄或腰椎滑脱，因此要从理疗角度辅助解决坐骨神经痛的问题，需要加强腰部力量，改善腰椎间盘突出症状。

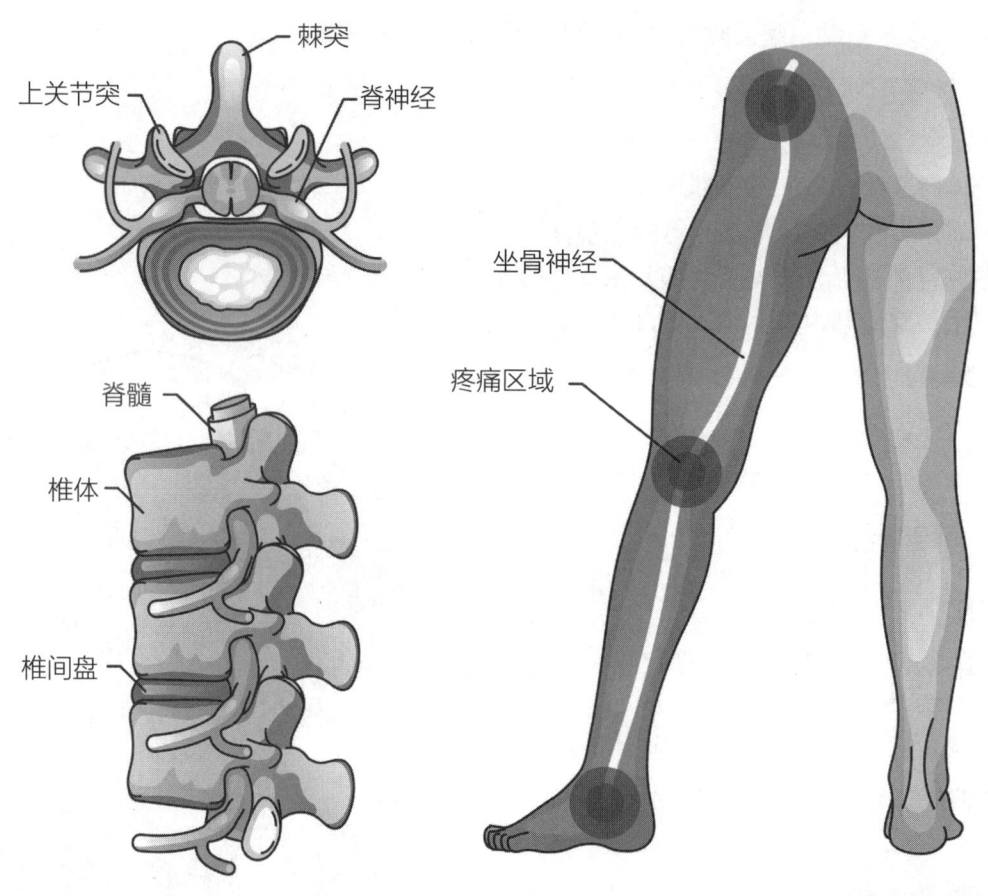

理疗思路：

1）伸展背部、侧腰。体式：前屈式、三角伸展式、猫牛式。

2）建立背部力量。体式：眼镜蛇式、蝗虫式、简易骆驼式。

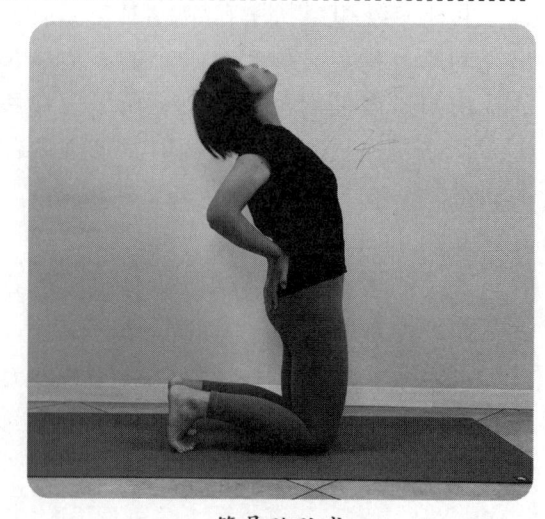

简易骆驼式

（三）体式变式及教学应用

1. 体式变式

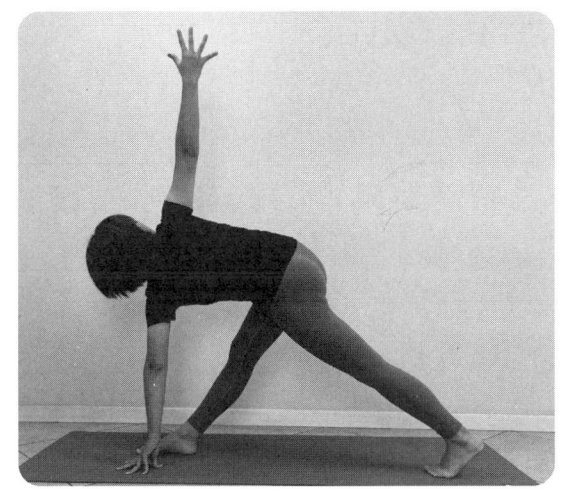

脚后跟垂直地面

2. 体式串联

新月式—三角扭转式—侧角扭转式—战士Ⅱ式

战士Ⅱ式—三角扭转式

十四、侧角伸展式

侧角伸展式，英文名Extended Side Angle Pose，梵文名Utthita Pārśvakoṇāsana。Utthita的意思是伸展，Pārśva的意思是侧面，koṇā的意思是角。

（一）体式要点

1. 动作基本要点

（1）从战士Ⅱ式进入，身体侧屈向右，右手落于右脚内侧，右臂推右膝，右膝与右手臂对抗，左臂向头的方向伸展。

（2）左脚外侧下压，身体的左侧从脚踝到左手指尖在一条线上。

（3）骨盆打开，胸腔对向正前方。

（4）不要过分缩短右侧腰，让两侧腰等长伸展。

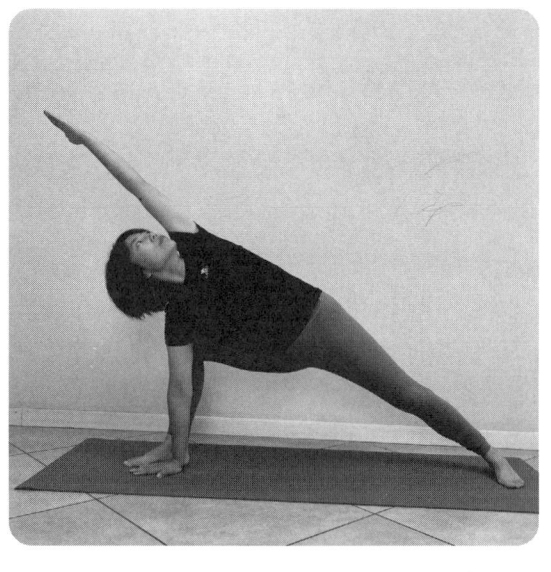

2. 动作精细要点

侧角伸展式是战士Ⅱ式和三角伸展式的结合体，三角伸展式的上半身，战士Ⅱ式的下半身，所以这个体式结合了战士Ⅱ式和三角伸展式的一些要点。

（1）重心过分移动向屈膝侧（右侧），导致膝盖压力过大：

要点引导：卷尾骨，尾骨沉向左脚脚后跟，左脚外侧下压。

（2）右侧腰过分挤压，两侧腰不等长：

要点引导：左侧骨盆下降，右侧骨盆上提，右侧腰向上、向右侧延展，两侧腰尽量等长伸展。

3. 体式功效

（1）强化下肢肌肉和关节的力量、耐力和灵活度。

（2）增强髋、膝、踝关节的稳定性。

（3）打开胸腔，伸展背部。

（4）按摩肠道，促进消化。

4. 体式禁忌

（1）高血压、低血压。

（2）偏头痛。

（二）解剖要点

侧角伸展式可伸展大腿内侧的内收肌群，锻炼外展肌群。（同树式解剖要点）

1. 变式

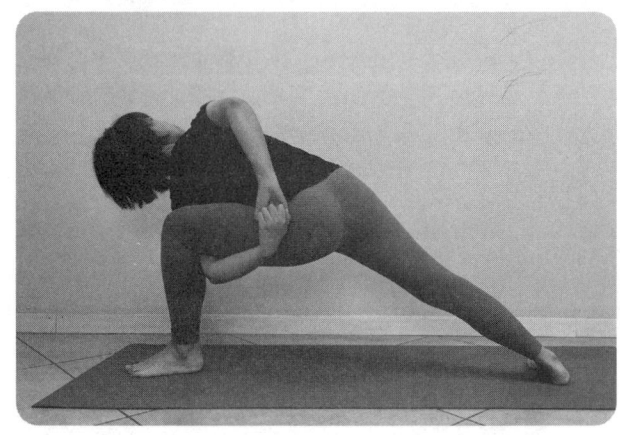

侧角捆绑式

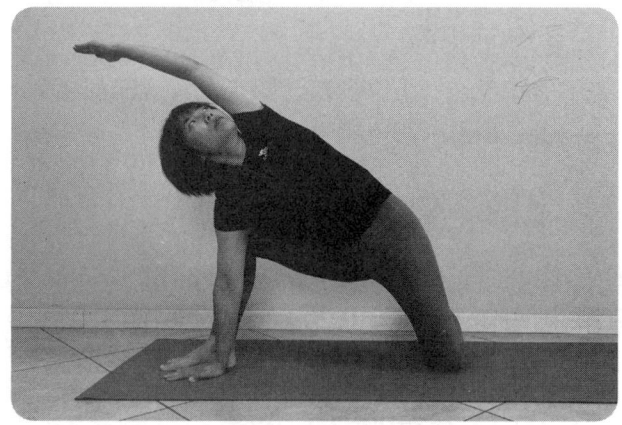

屈膝侧角式

2. 跑步膝的理疗思路

侧角伸展式可以作为跑步膝的理疗体式。

（1）泡沫轴松解髂胫束

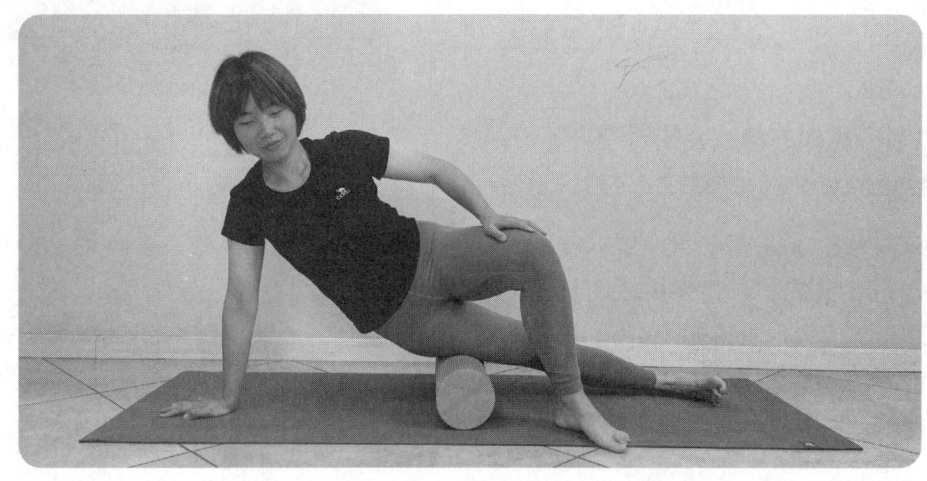

（2）伸展外展肌群。体式：简易坐前屈、方块式、牛面式、鸽子式、站立交叉腿侧屈式。

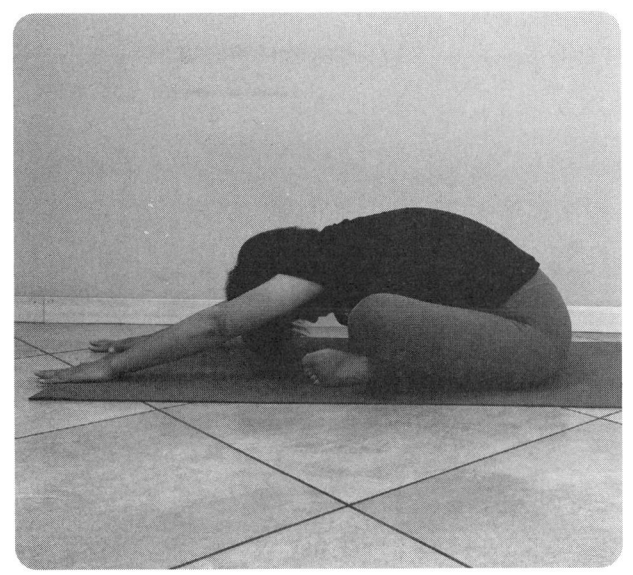
简易坐前屈

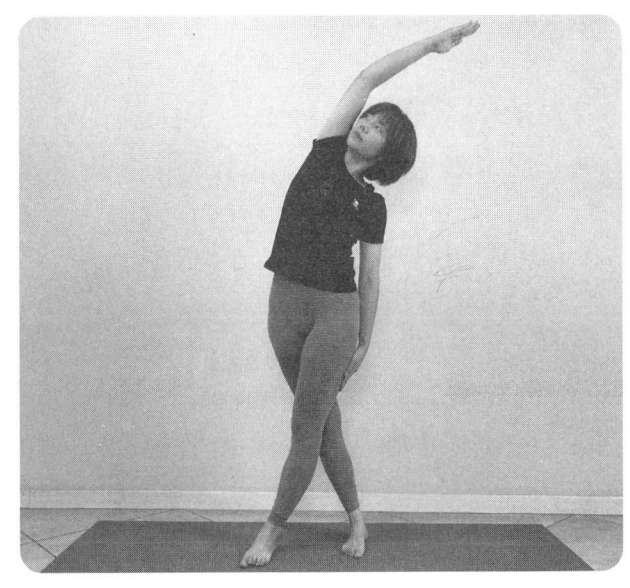
站立交叉腿侧屈式

（3）锻炼外展肌群。体式：战士Ⅱ式、侧角伸展式、小狗撒尿式、蚌式、门闩式变式。

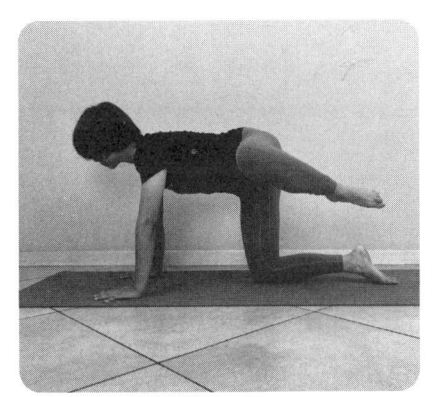
小狗撒尿式

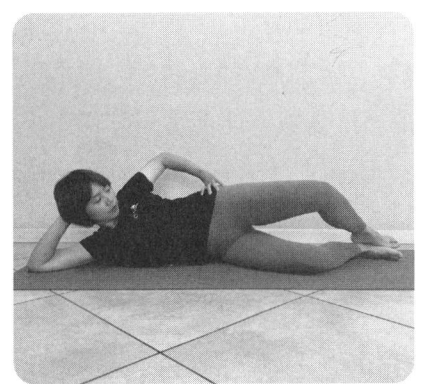
蚌式

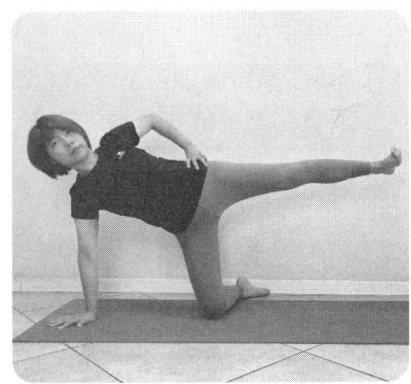
门闩式变式

十五、侧角扭转式

侧角扭转式，英文名Revolved Side Angle Pose，梵文名Parivṛtta Pārśvakoṇāsana。Parivṛtta是扭转的意思，Pārśva的意思是侧面，koṇā的意思是角。

（一）体式要点

1. 动作基本要点

（1）从侧角式进入（屈右膝），以脊柱为轴，躯干从腰的最底端开始向右侧扭转。

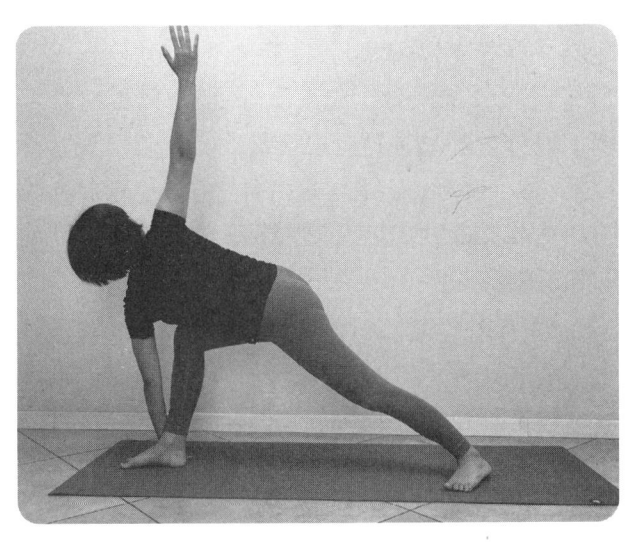

（2）左臂向右伸展，绕过右膝置于右脚外侧。
（3）右手向上垂直地面，转头，眼睛看向右手手指的方向。
（4）脊柱向头顶的方向延展，在保持骨盆稳定的前提下，左肩向前，右肩向后，胸腔向上打开。

2. 动作精细要点

（1）根基稳定

要点引导：进入侧角扭转式（右侧），左脚脚后跟向上抬起，左侧骨盆向前，右侧骨盆向后，两腿夹向中线，保持骨盆稳定，加深扭转。

（2）脊柱延展

要点引导：进入侧角伸展式（右侧），左手向头的方向伸展，感受左侧侧腰的延展。左侧骨盆下降，右侧骨盆上提，脊柱延展后向右侧扭转。

（3）核心扭转

要点引导：进入侧角伸展式（右侧），吸气，延展脊柱，呼气，收紧腹部，进入扭转，让左侧肋骨找右侧腹股沟，加深扭转。

3. 体式功效

（1）强健髋部、膝盖和脚踝。
（2）锻炼臀腿力量和耐力。
（3）锻炼脊柱周围的肌肉，促进背部血液循环，锻炼核心。
（4）打开肩膀，提高胸腔和脊柱的灵活性。
（5）按摩腹部内脏器官，激活肝、肾、脾、肠和胰腺功能。

说明：这个体式是糖尿病患者的必练体式，能促进新陈代谢。

4. 体式禁忌

（1）高血压、低血压。
（2）头痛。
（3）女性月经期。

（二）解剖要点

脊柱是身体的支柱，位于背部正中，上端接颅骨，下端达尾骨尖。脊柱由26块脊椎骨合成，即24块椎骨（7块颈椎、12块胸椎、5块腰椎）、1块骶骨、1块尾骨。成人骶骨由5块骶椎融合而成，尾骨由3~5块尾椎融合而成。从侧面观察脊柱呈"S"字形，有颈、胸、腰、骶4个弯曲，其中颈曲和腰曲凸向前，为后天形成的弯曲，而胸曲和骶曲凸向后，是先天所具有的弯曲。

随着年龄的增长，人体的各个关节会变得越来越僵硬。如果经常做扭转类体式，可以促进脊柱周围的血液循环，调节脊柱神经，锻炼脊柱灵活性。这里需要注意的是，在扭转之前要先延展脊柱，保持脊柱的自然曲度。

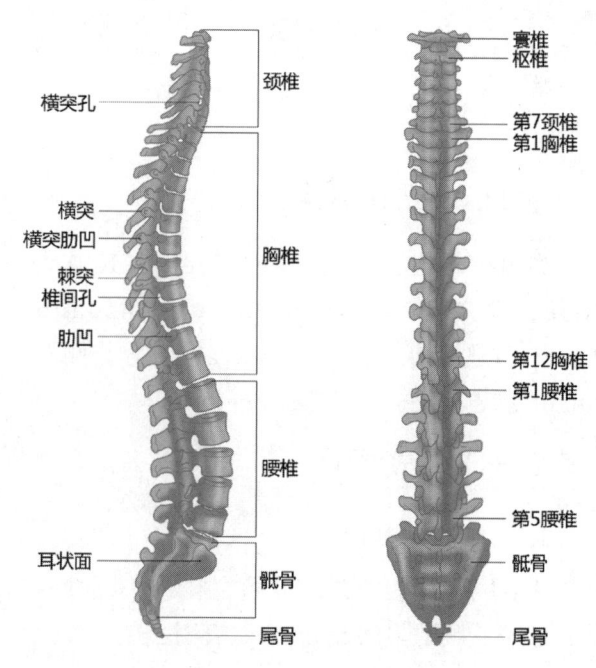

（三）体式变式及教学应用

1. 变式

（1）升阶　　　　　　　　　　　　　　　　　　（2）降阶

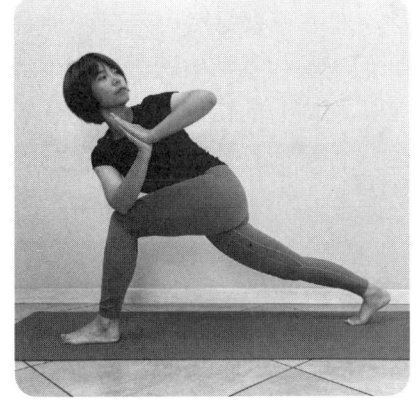
扭转祈祷式

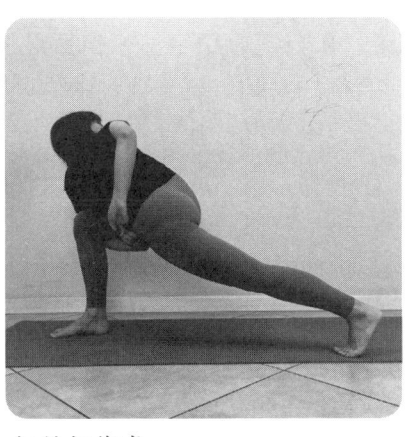
扭转捆绑式

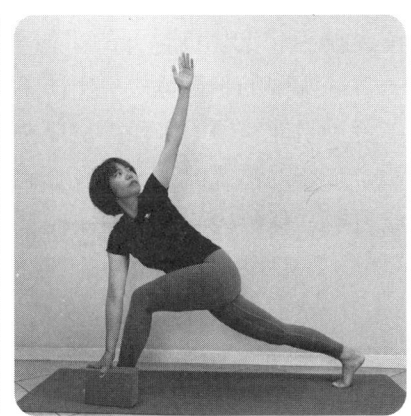
扶砖侧角扭转式

2. 如何进入侧角扭转式

（1）高位新月式—侧角扭转式（激活根基）

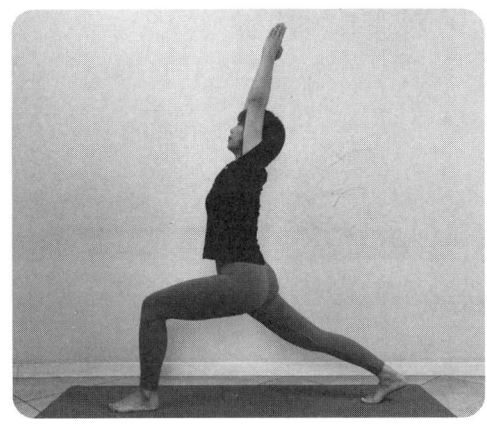
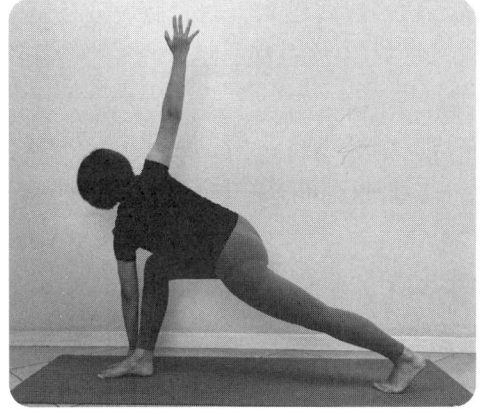

（2）侧角伸展式—侧角扭转式（脊柱延展）

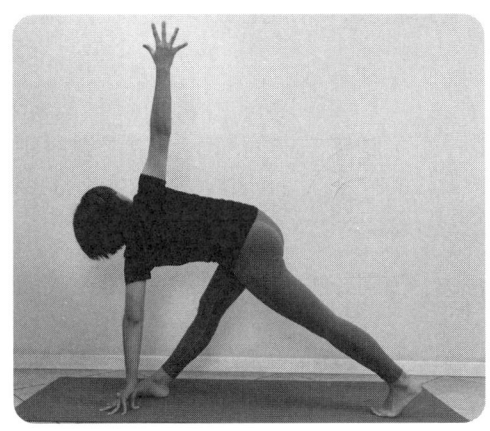
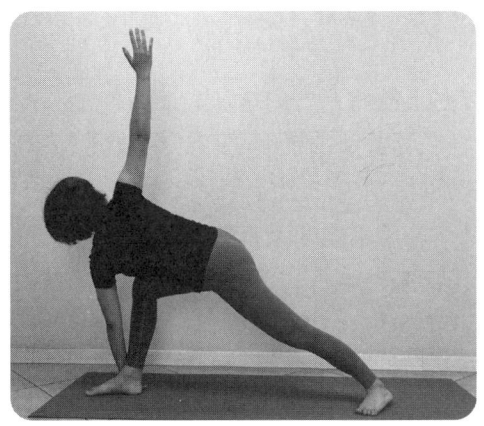

第二节 站姿平衡体式

站立情况下人体的平衡点位于略微低于肚脐的位置,又被称为重心。身体如果缺失平衡,许多身体的本能反应就会受到影响。瑜伽是一门关于平衡的修行艺术,瑜伽练习者都希望在瑜伽中找到平衡,找回和谐。而这样的平衡与和谐,来自核心稳定,来自四肢协调,来自呼吸稳定,来自心神合一。瑜伽中的平衡体式平衡的不仅是我们的身体,更是我们的内心。我们在现代生活中跑得越快,就越是渴望能有停下来静静伫立并审视自己的时间。找到身体的平衡也能影响内心的情绪,当我们进入一个平衡的体式时,会让我们感觉好像将自己带入了一个更加平静的心境,平衡且自然地把纷繁的思绪捋顺,释放内心的压力。

一、半月式

半月式,英文名Half Moon Pose,梵文名Ardha Chandrāsana。Ardha的意思是半,Chandra的意思是月亮,这个体式如同半月,因此得名。

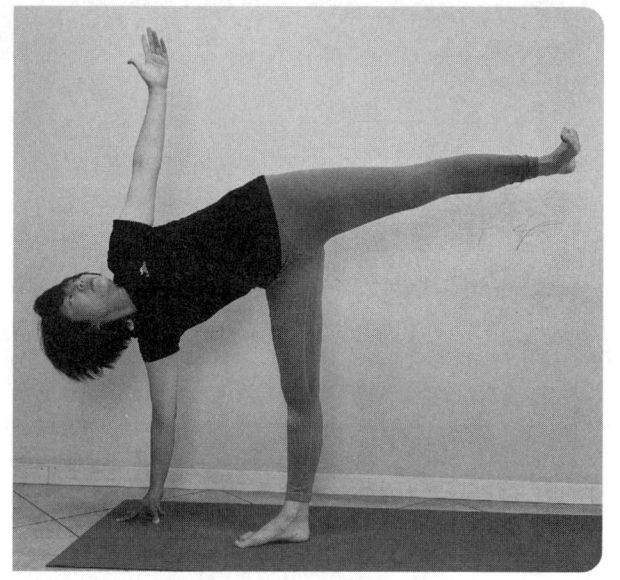

(一)体式要点

1. 动作基本要点

(1)从三角伸展式进入,屈右膝,右手向前放于脚的前侧,右手离右脚的距离约一个躯干的长度,手掌或指腹推地。

(2)左脚向前一小步,抬左腿向上。左腿与地面平行,勾脚趾,同时蹬直右腿,左手扶髋或向上伸展。

(3)胸腔打开,眼睛看向天花板或者地面,维持身体稳定,保持顺畅的呼吸。

2. 动作精细要点

(1)针对无法保持平衡的学员。

要点引导:右手向前放于脚的前侧,旁开45度角,以此保持平衡。

(2)针对腿部无力导致膝盖疼痛的学员。

要点引导:支撑腿的足弓上提,激活大腿肌肉,适当屈膝,将力量更多地放在大腿上,而不是膝盖上。

(3)针对上抬腿无力的学员。

要点引导:抬起腿的大腿外旋,勾脚趾,蹬脚跟,想象脚蹬在一面墙上,激活大腿肌肉。脚趾指向天花板,帮助大腿内侧上提,保持稳定。

(4)针对胸腔不能向上打开的学员。

要点引导:来到半月式,右手下方垫瑜伽砖,将躯干转向正前方。卷尾骨,尾骨收向左脚脚后跟的方向,展开胸腔,让身体和腿部在一个平面上。

说明:为了能迅速进入体式并获得平衡感,可以直接从侧角伸展式进入半月式,身体平衡于右手和右脚,也可以靠墙练习平衡(后侧身体靠墙)。

3. 体式功效

（1）伸展脊柱，提高身体柔韧性。
（2）消除侧腰、臀腿外侧多余的脂肪。
（3）缓解背痛、坐骨神经痛。
（4）打开肩膀和胸腔，改善不良姿势。
（5）强健腿部，改善双腿和足部的血液循环。
（6）提升平衡感、专注力和耐力。

4. 体式禁忌

膝盖损伤。

（二）解剖要点

膝盖超伸（同山式）。

（三）体式变式及教学应用

1. 体式变式

（1）降阶

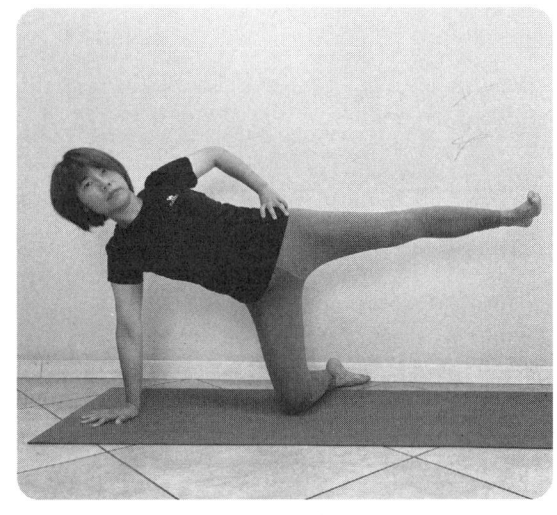

屈膝半月式（门闩式抬腿）

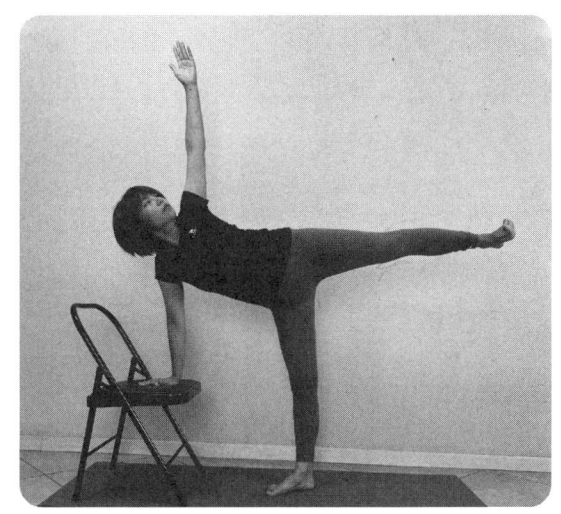

扶瑜伽椅半月式

（2）升阶

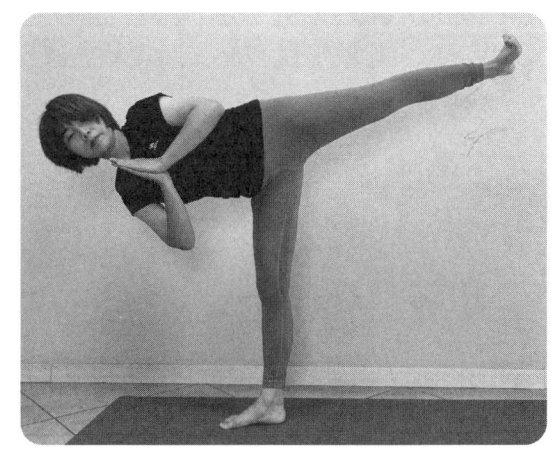

双手离地的半月式

2. 体式分析及预备动作

半月式作为一个平衡体式，要想顺利完成需要做以下准备：

（1）臀腿激活，避免支撑腿膝盖受伤，帮助上方的腿抬高。

体式：弓步类体式（战士Ⅰ式、战士Ⅱ式、新月式、侧角伸展式）、幻椅式、臀桥式。

（2）打开髋关节，这样上抬腿才能展开、上抬。

体式：三角伸展式、战士Ⅱ式、束角式、坐角式。

（3）两侧腰尽量等长伸展。

体式：门闩式、简易侧板式、坐姿侧伸展式、风吹树式。

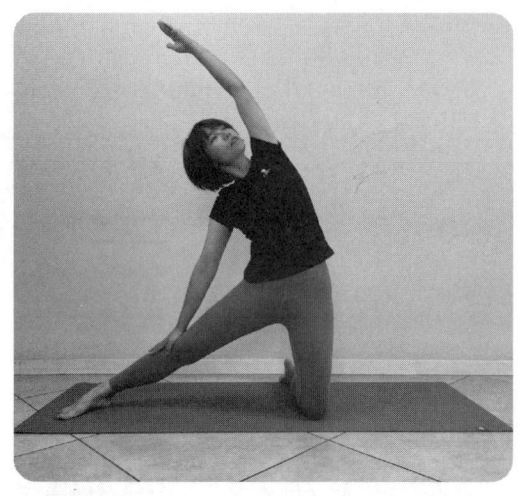

门闩式

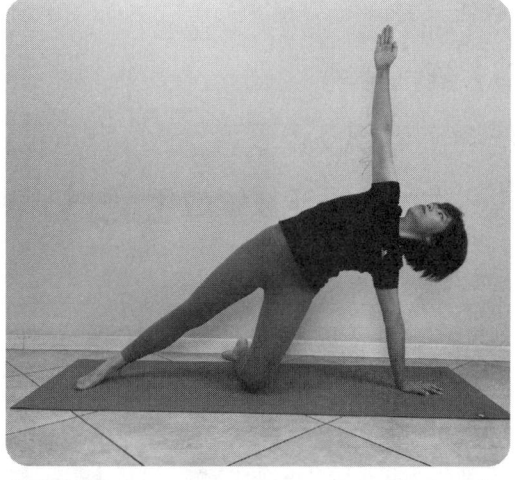

简易侧板式

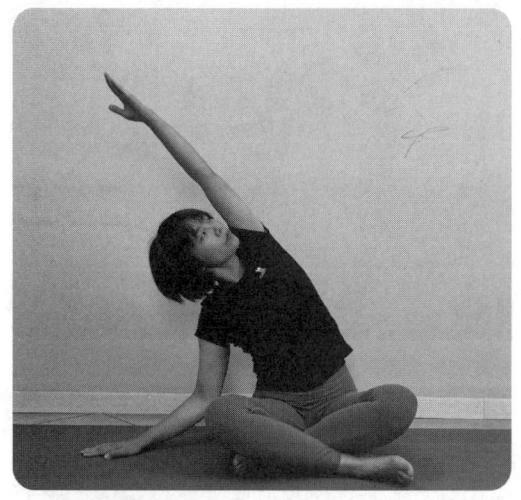

坐姿侧伸展式

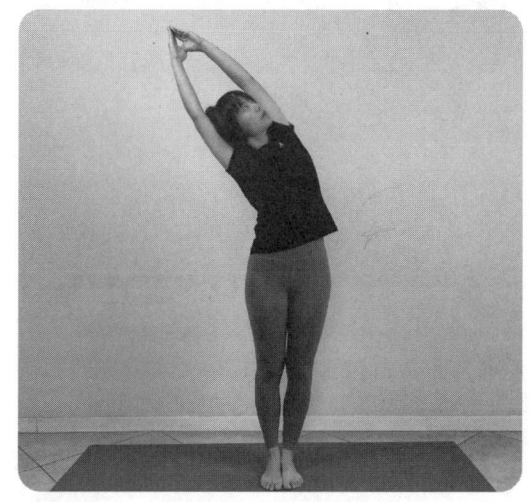

风吹树式

（4）半月式属于平衡体式，适当锻炼身体的稳定性，有助于完成该体式。

体式：鸟狗式、树式、战士Ⅲ式。

二、扭转半月式

扭转半月式，英文名Revolved Half Moon Pose，梵文名Parivṛtta Ardha Chandrāsana。Parivṛtta意为扭转，Ardha的意思是半，Chandra的意思是月亮，故此体式被称为扭转半月式。

（一）体式要点

1. 动作基本要点

（1）从半月式进入（右手扶地），吸气，延展脊柱，呼气，收腹，身体扭转向右，左手置于右脚前方，右手向上，指向天花板。

（2）左侧骨盆向下，左大腿内侧向上抬，右侧骨盆向上，保持骨盆稳定，深入扭转。

（3）眼睛看向天花板。如果不能保持稳定，眼睛看向地面一个不动的点，帮助身体维持平衡。

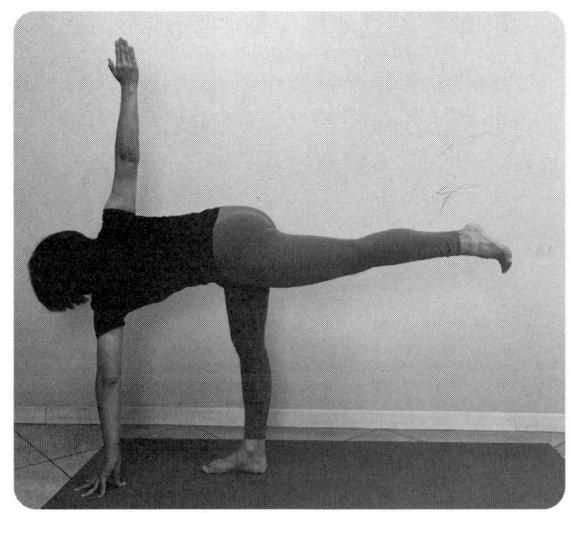

2. 动作精细要点

（1）针对臀腿无力、骨盆倾斜的学员。

要点引导：先进入侧角扭转式（屈右膝，左脚趾点地），先屈左膝，左大腿前侧向后上方用力，伸直左腿。左大腿内旋，大腿内侧上提。右侧骨盆向后，两侧骨盆向中间夹，保持骨盆稳定。重心向前，有控制地抬左腿，进入扭转的半月式。

（2）针对胸腔无法展开的学员。

要点引导：进入扭转半月式（左手在下），腹部收紧，稳定躯干，左侧肩胛骨向前推，右侧肩膀从胸腔处展开，右手臂尽可能地向上展开。

3. 体式功效

（1）伸展脊柱，放松脊柱周围的肌肉，提高脊柱的灵活性。

（2）消除腰侧、臀外侧及大腿外侧的多余脂肪。

（3）舒缓下背部疼痛，缓解坐骨神经痛。

（4）改善双脚的血液循环。

（5）按摩腹部内脏器官，促进消化，帮助排毒。

（6）增强身体平衡感，提升专注力。

4. 体式禁忌

（1）头痛。

（2）低血压。

（3）腹泻。

（二）解剖要点

1. 臀中肌

扭转半月式的练习中，若臀中肌无力，则表现为支撑腿侧的臀部向下落，上抬腿向上抬腿困难。

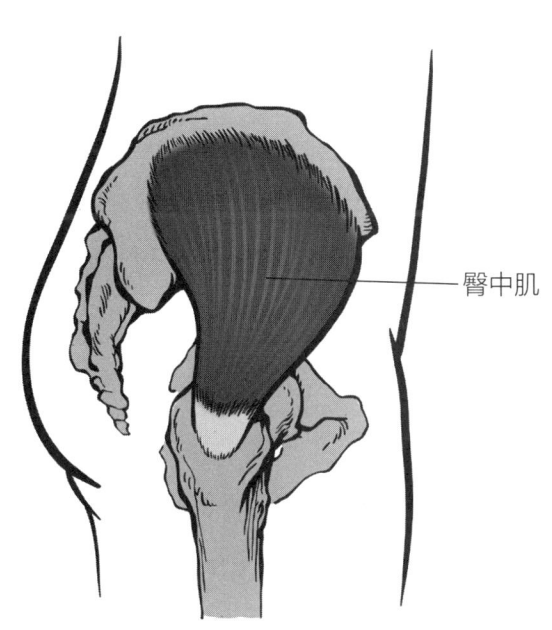

臀中肌

2. 单足站立测试（臀中肌测试）

用单足站立时，臀中肌收缩，对侧骨盆抬起，骨盆稳定，则表明臀中肌正常（如左图）；如果对侧骨盆无法抬起，骨盆歪斜测试结果为阳性，表明臀中肌无力（如右图）。臀中肌无力会导致人在走路时摇摆，诱发腰部疼痛。

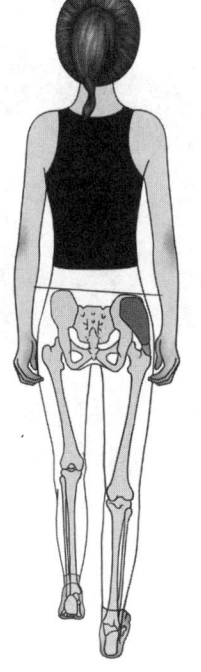
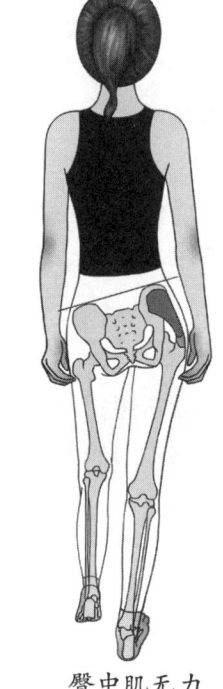

臀中肌正常　　　　臀中肌无力

3. 臀中肌锻炼方法

（1）泡沫轴松解臀中肌。

（2）伸展臀中肌的体式：方块式、鸽子式、牛面式、简易坐前屈式。

（3）锻炼臀中肌为首的外展肌群的体式：小狗撒尿式、半月式、战士Ⅲ式、蚌式、侧角伸展式、战士Ⅱ式。

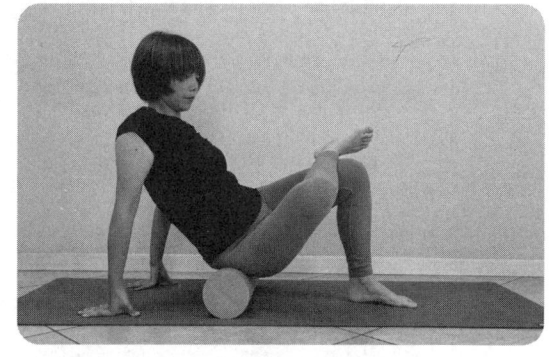

泡沫轴松解臀中肌

（三）体式变式及教学应用

1. 变式

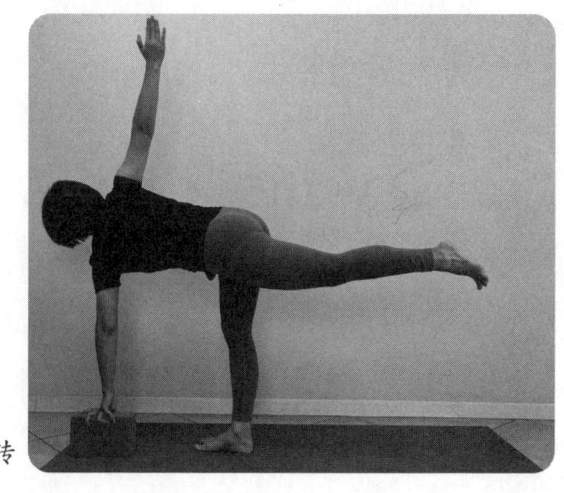

降阶

手扶瑜伽砖

2. 如何进入扭转半月式

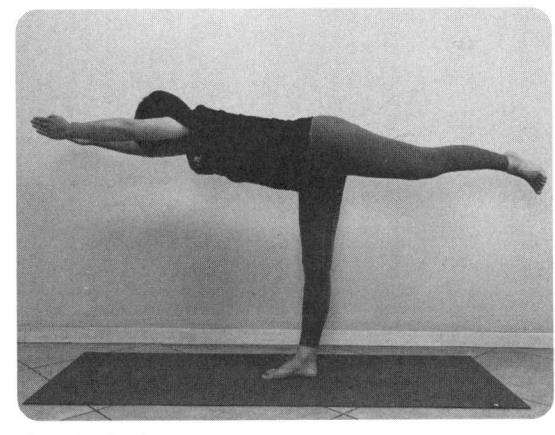
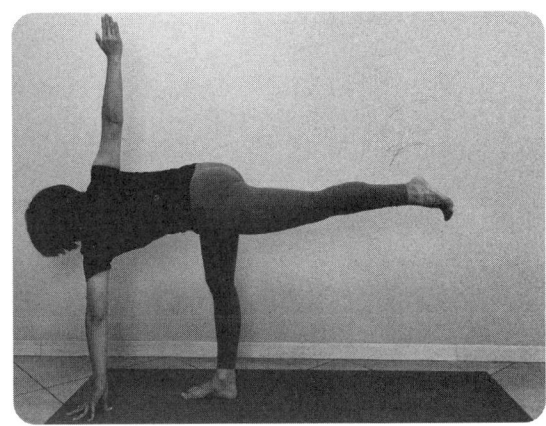

战士Ⅲ式进入

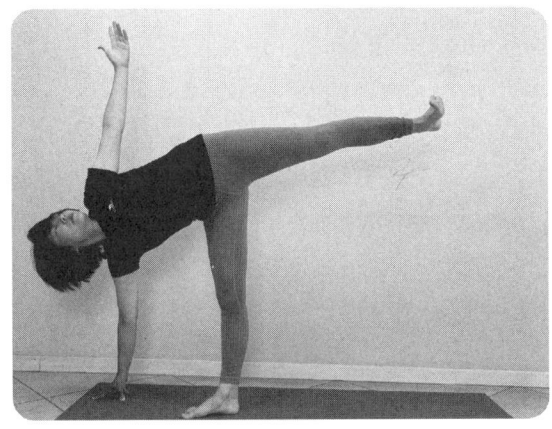
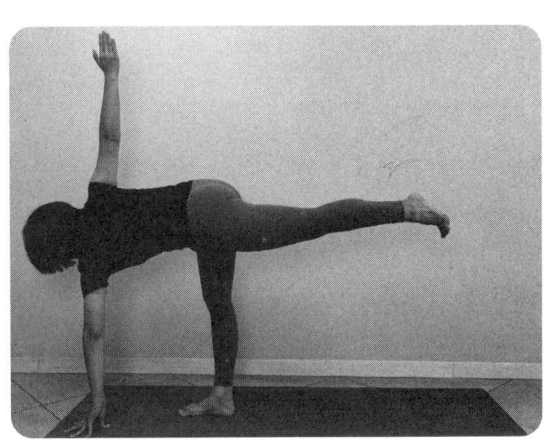

半月式进入

3. 体式分析及预备动作

扭转半月式作为一个扭转的平衡体式，要想顺利完成需要做以下准备：

（1）臀腿激活，避免支撑腿膝盖受伤，帮助上方的腿抬高。

体式：弓步类体式（战士Ⅰ式、战士Ⅱ式、新月式、侧角伸展式）、幻椅式、臀桥式。

（2）延展脊柱，扭转躯干。

体式：坐姿扭转式、三角扭转式、侧角扭转式。

（3）锻炼核心，完成平衡。

体式：卷腹练习、鸟狗式、虎式、战士Ⅲ式、树式。

三、手抓脚趾单腿站立式

手抓脚趾单腿站立式，英文名Extended Hand-To-Big-Toe Pose，梵文名Hasta Pādāngusthāsana。Hasta的意思是手，Pādāngusthā的意思是大脚趾。这个体式是通过单腿站立，另一条腿向前伸展，用手抓住伸展腿的大脚趾。

（一）体式要点

1. 动作基本要点

（1）从山式进入，双手置于髋部，重心移向左腿，屈右膝，右腿向上抬起，右手的大拇指、食指和中指勾住右大拇脚趾。

（2）吸气，脊柱向上，呼气，右腿向前伸直，保持顺畅的呼吸。

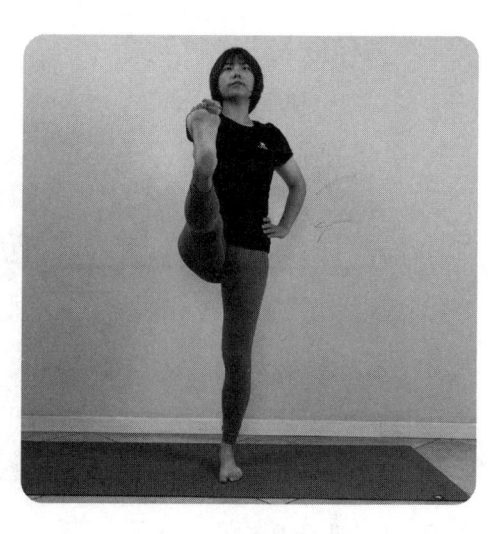

2. 动作精细要点

（1）根基稳定

要点引导：左脚足弓上提，适当屈左膝，蹬地激活左大腿，让左腿伸直，右腿用力向前向上抬。

（2）骨盆端正、稳定

要点引导：右侧骨盆下压，右大腿内侧向上提，保持两侧骨盆同高，双腿向中间用力，稳定骨盆。

（3）脊柱延展，不拱背

要点引导：右手大拇指、食指和中指抓住右脚的大脚趾，将右大臂向后，两侧肩胛骨收向脊柱的方向，沉向臀部的方向。

3. 体式功效

（1）伸展腿部和手臂，减少多余脂肪。

（2）延展脊柱，提高脊柱的灵活性。

（3）强壮下肢肌群。

（4）紧实臀部，美化臀型。

（5）提升身体平衡感。

4. 体式禁忌

（1）脚踝损伤。

（2）髋关节损伤。

（3）下背部损伤。

（二）解剖要点

托马斯测试（髂腰肌测试）

身体平躺于床上，双手环抱一条腿靠近躯干，另一条腿自然伸展。图A中的髂腰肌过紧，测试呈阳性；图B中，髂腰肌属正常。

髂腰肌过紧，手抓脚趾单腿站立时无法将腿伸直，可以做一些髋关节后伸的体式来伸展髂腰肌，如战士Ⅰ式、新月式。

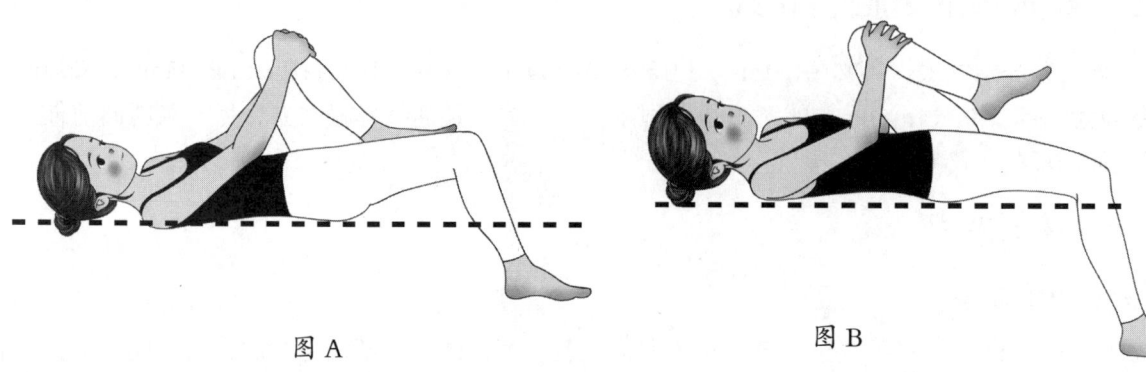

图 A　　　　　　　图 B

(三)体式变式及教学应用

1. 体式变式

（1）降阶

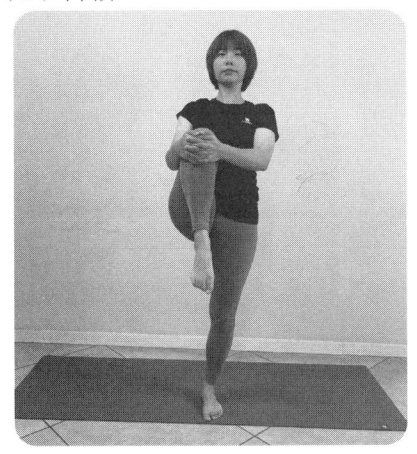
站立抱膝式

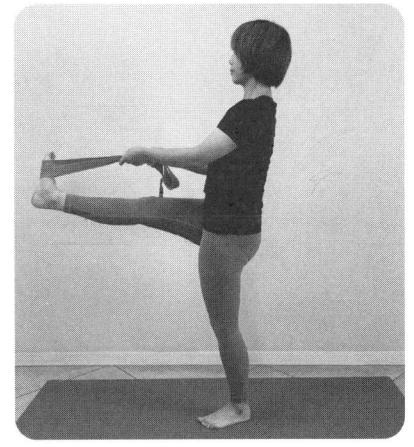
抓瑜伽带

（2）升阶

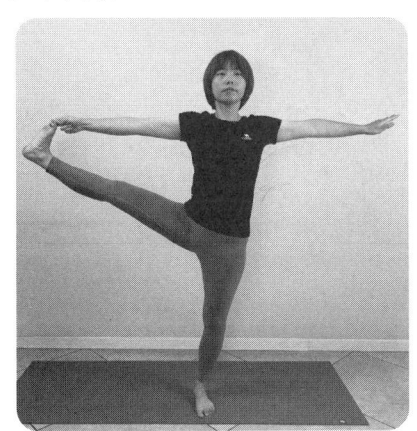
打开腿

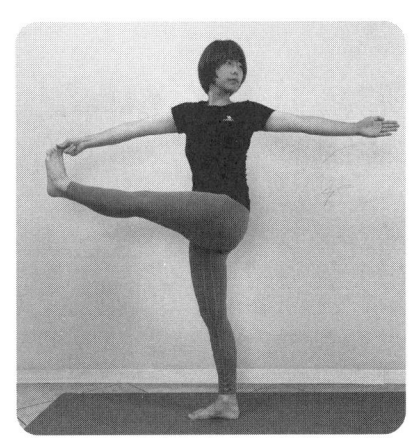
扭转

2. 体式分析及预备动作

（1）臀腿激活，避免支撑腿膝盖受伤，帮助上方的腿抬高。

体式：战士Ⅰ式、战士Ⅱ式、新月式、侧角伸展式、幻椅式、臀桥式。

（2）腿部伸展。

体式：束角式、坐角式、双角式、站立前屈式、加强侧伸展式、半神猴式。

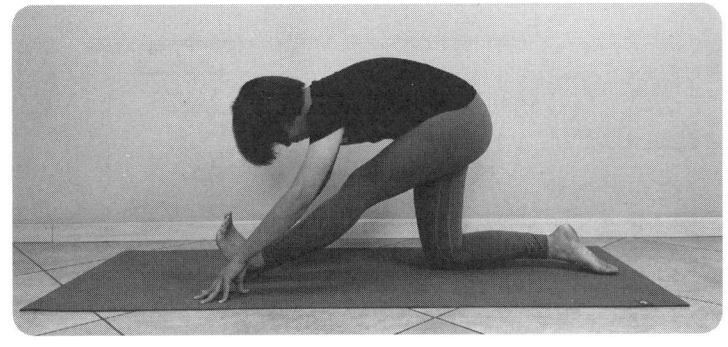
半神猴式

（3）肩膀打开、手臂有力，避免在动作中圆肩驼背。

体式：扣手式、W手式、穿针引线式。

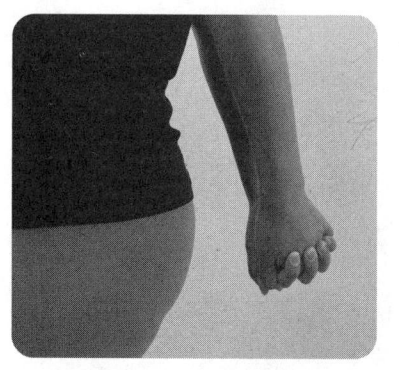
扣手式

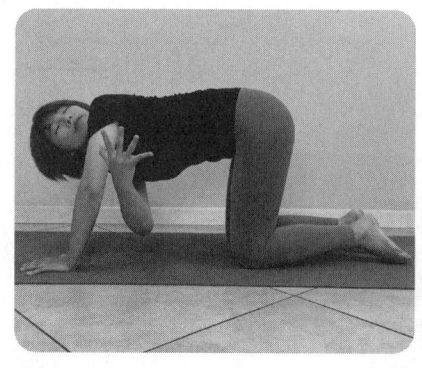

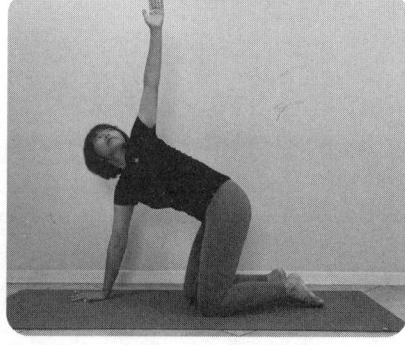
穿针引线式

（4）激活核心，保持平衡。

体式：树式、战士Ⅲ式、站立抱膝式、鸟狗式、虎式。

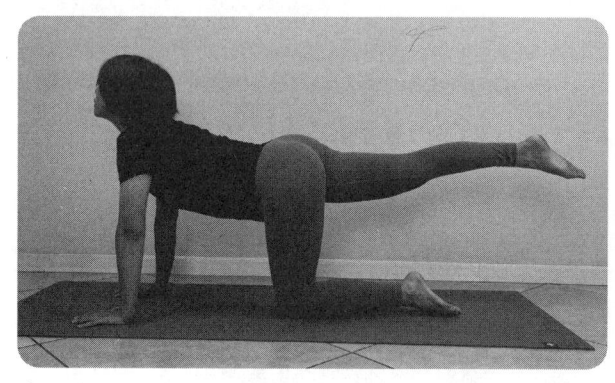
鸟狗式

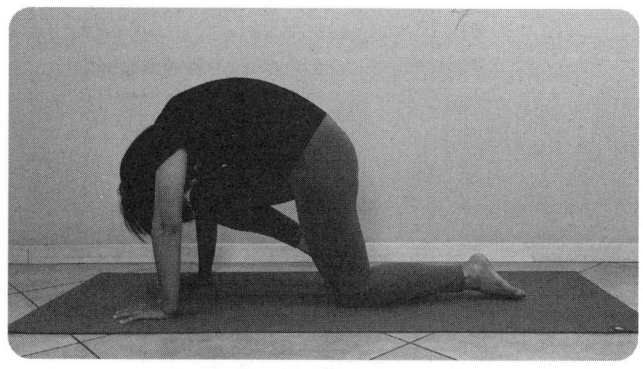
虎式

四、舞王式

舞王式，英文名Lord of the Dancers Pose，梵文名Naṭarājāsanan。Naṭa是舞者的意思，rājā是王者的意思。这个优美而充满活力的体式是献给湿婆的。传说中，湿婆不仅是神秘静止之神、死亡和毁灭之神，也是舞蹈之王、瑜伽之源。

（一）体式要点

1. 动作基本要点

（1）山式站立，双手扶髋，重心移向右脚，屈左膝，脚后跟靠近臀部。

（2）左手向后，抓脚踝或者脚背。吸气，延展脊柱，呼气，收腹，左腿向后向上抬。

（3）右大臂向上伸展，胸腔向上打开，进入后弯，保持身体稳定。

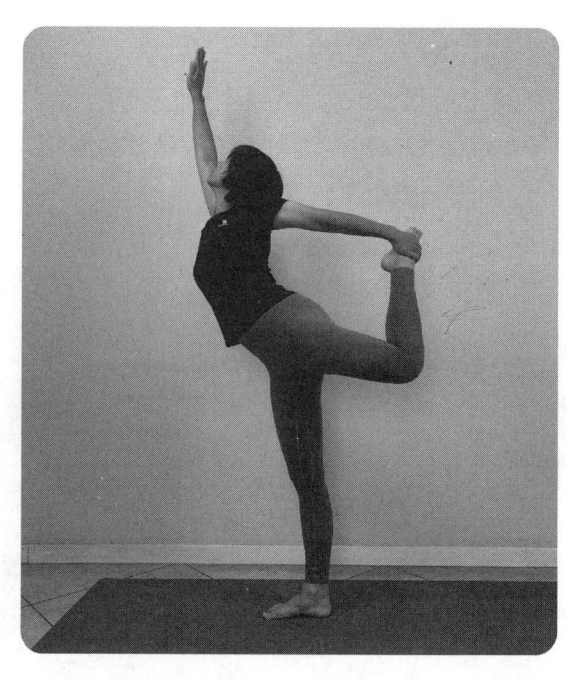

2. 动作精细要点

（1）针对完成体式腰疼的学员。

要点引导：卷尾骨，提耻骨，腹部收紧，减轻下背部压力。

（2）针对无法保持平衡的学员。

要点引导：左大腿收向右腿，两条腿向中间用力，然后再伸展。左手抓左脚，左腿向上向后抬，左手与之对抗，维持稳定。

3. 体式功效

（1）伸展肩膀，打开胸腔，提高肺活量。

（2）伸展脊柱，柔软腰部、肩部、腿部。

（3）强化双腿肌肉力量。

（4）提升平衡感和专注力。

4. 体式禁忌

（1）高血压。

（2）膝盖损伤。

（3）下背部损伤。

（二）解剖要点

矢状面体式：舞王式、鸟王式、战士Ⅰ式、战士Ⅲ式、半神猴式等。

冠状面体式：战士Ⅱ式、三角伸展式、侧角伸展式、半月式等。

知识补充：

如果瑜伽课程中的高峰体式为矢状面体式，那么前期的准备体式也应以矢状面体式为主。因为同个面的体式所涉及的肌肉更有相似性，更能起到热身准备的作用。如：完成舞王式之前可以做战士Ⅰ式、新月式、战士Ⅲ式，这些体式会比战士Ⅱ式更能激活完成舞王式所需要的肌肉群。

（三）体式变式及教学应用

1. 体式变式

降阶

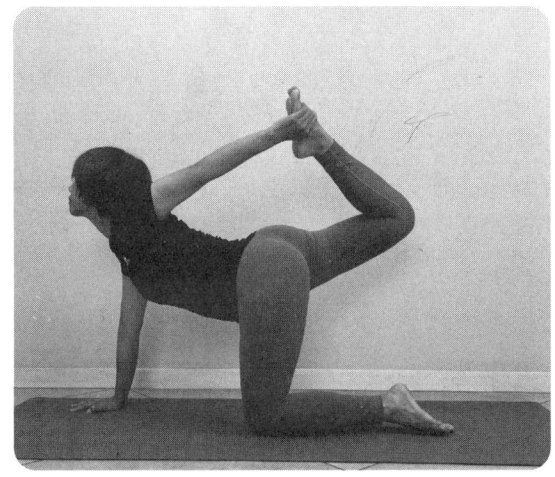

虎式

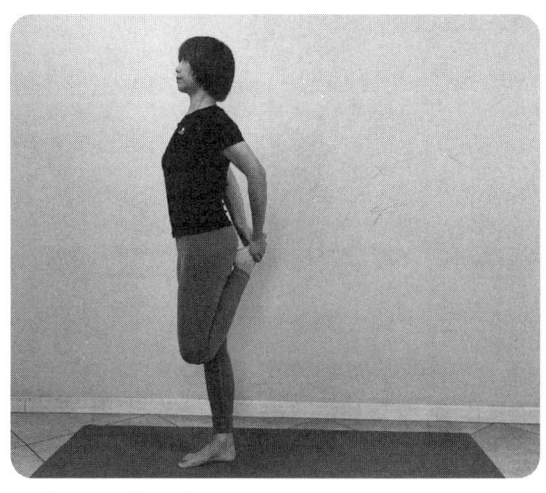

站姿大腿前侧伸展

2. 体式分析及预备动作

（1）激活臀腿

体式：所有站姿类体式，如新月式、战士Ⅰ式、战士Ⅲ式、低位起跑式。

（2）大腿前侧、内侧伸展

体式：金刚坐、桥式、低位起跑式、战士Ⅱ式、三角伸展式、虎式。

（3）后弯准备

体式：眼镜蛇式、蝗虫式、狮身人面式、虎式、简易骆驼式。

（4）肩膀、胸腔打开

体式：W手式、鸟王手式、扣手式、反祈祷式。

说明：

1.站姿前屈式、鸟王式可作为舞王式的反向放松体式。

2.在瑜伽排课中一般会把平衡体式放在站姿腿部练习之后，即先锻炼臀腿力量，再完成平衡体式。

五、鸟王式

鸟王式(鹰式)，英文名Eagle Pose，梵文名Garuḍāsana。Garuḍā的意思是鹰，众鸟之王的名字，它是毗湿奴的坐骑。

（一）体式要点

1. 动作基本要点

（1）从山式进入，重心移向左腿，抬起右腿，右腿缠绕左腿，右脚脚背勾住左小腿。

（2）双手向前，右手在上，左手在下，双臂缠绕，双手合十，大拇指对向自己。

（3）吸气，手臂上提，脊柱延展，呼气，拱背低头，眼睛看向地面。

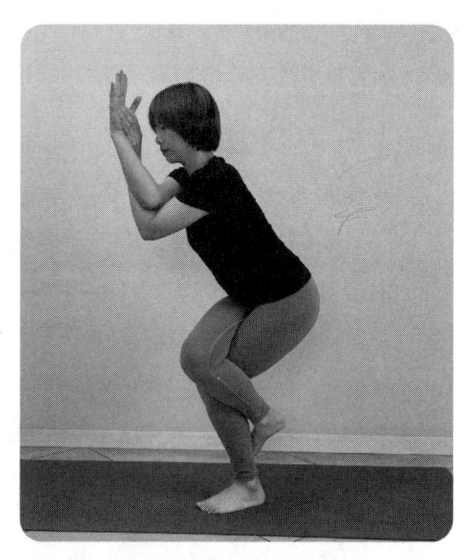

2. 动作精细要点

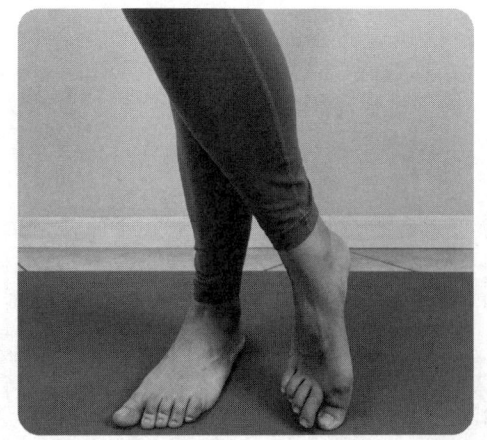

（1）针对无法保持平衡的学员。

要点引导：右腿缠绕左腿，右脚脚趾点地，维持身体的平衡。

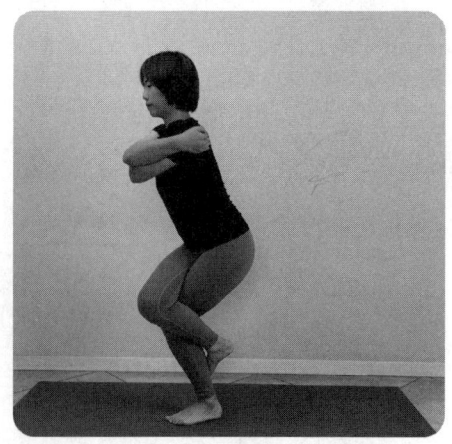

（2）针对双手无法缠绕的学员。

要点引导：双手向前，右手在上，左手在下，双臂环抱对侧的肩膀。

3. 体式功效

（1）伸展肩背部和手臂，提高肩部和腕部的灵活性。
（2）增强臀腿力量，预防小腿抽筋。
（3）提升平衡感、协调感和专注力。

4. 体式禁忌

（1）踝关节损伤。
（2）髋关节损伤。

（二）解剖要点

1. 斜方肌

斜方肌位于项部和背部的皮下，一侧呈三角形，左右两侧相合成斜方形。

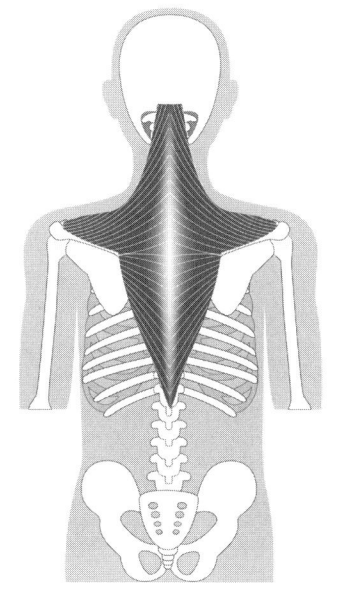
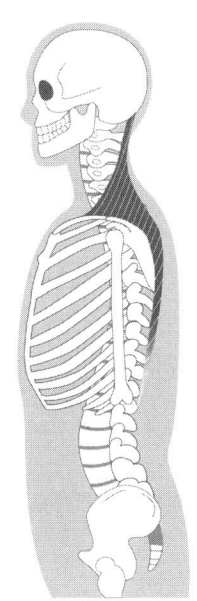

2. 斜方肌的锻炼方法

（1）激活斜方肌
体式：眼镜蛇式、蝗虫式、弓式、W手式、桥式。
（2）伸展斜方肌
体式：猫牛式、鸟王式、叩首式、坐姿弓背式。

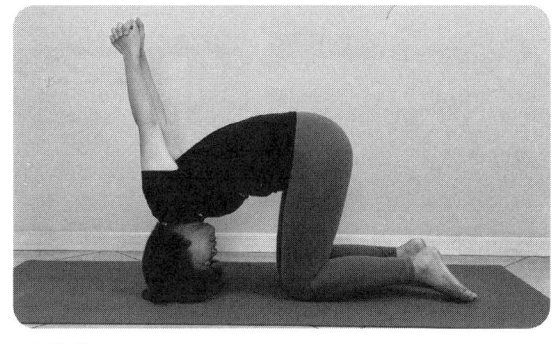

叩首式

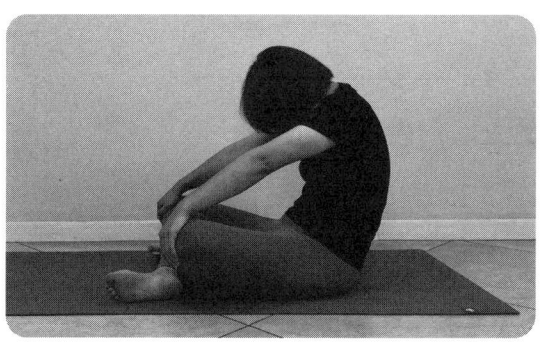

坐姿弓背式

（三）体式变式及教学应用

1. 体式变式

降阶

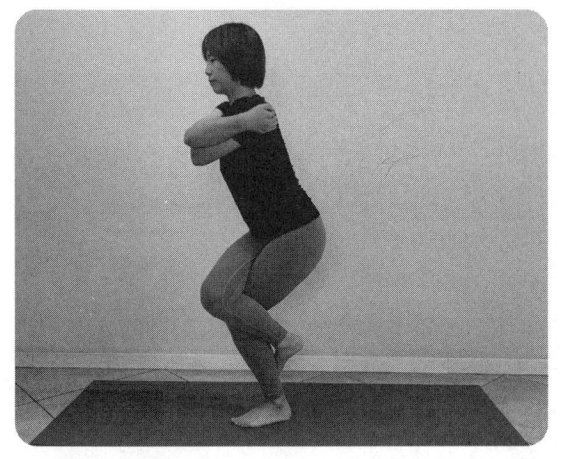

双手抱肩胛骨

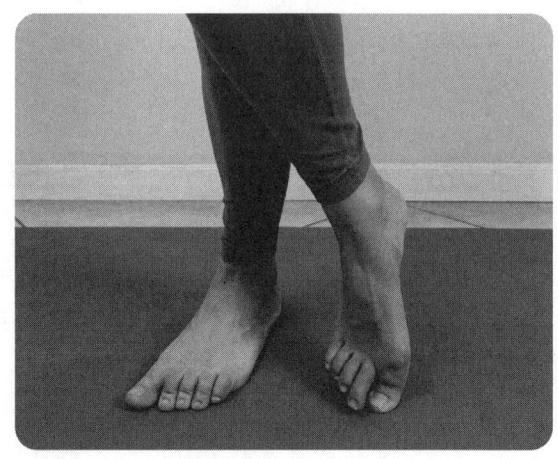

脚点地

2. 体式分析及预备动作

（1）伸展上背部（拱背及肩胛骨向两侧打开）

体式：猫牛式、穿针引线式。

（2）打开肩膀（拱背动作的反向体式）

体式：反桌子式、反祈祷式、扣手式。

（3）伸展臀腿外侧

体式：鸽子式、简易坐前屈式、方块式、牛面式。

（4）激活臀腿

体式：所有站姿类体式，如新月式、战士Ⅰ式、战士Ⅲ式、低位起跑式。

（5）灵活脚踝

体式：脚背的屈伸运动、脚踝的旋转运动。

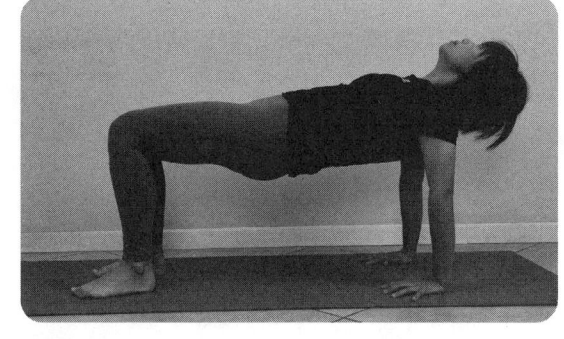

反桌子式

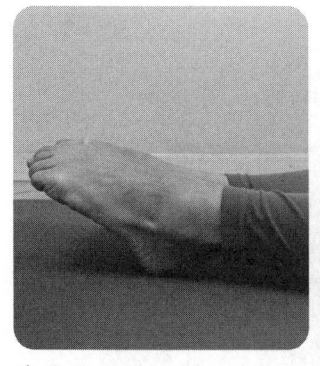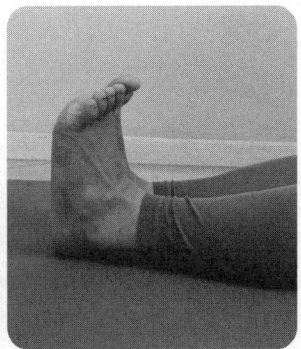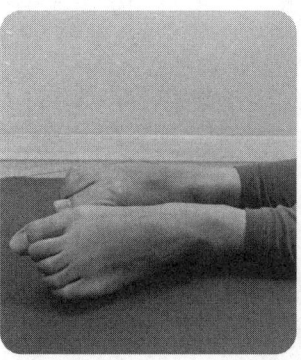

脚背的屈伸运动　　　　　　　　脚踝的环转运动

（6）反向体式（鸟王式属于双腿收的动作）

体式：双腿打开的动作，如战士Ⅱ式、三角伸展式、双角式、束角式。

第三节 前屈体式

瑜伽中的前屈，在体式中的意思是臣服。当我们弯下腰，低下头完成前屈，这是身体顺应地心引力的臣服，这种臣服既是甘愿，也是谦卑，如婴孩顺从地依偎着母亲的臂弯，如人类忘我地感谢着大地的接纳。前屈是身与心的统一，是天与地的交互，是安住当下，面向大地，接纳一切的甘愿、谦卑与平静。前屈体式在瑜伽中起着重要的作用，可伸展整个身体后侧——大腿、小腿和背部，还可以帮助减轻脊柱的压力，缓解背部的疼痛和紧张。需要特别注意的是，前屈不仅是衡量练习者能弯曲多少，更多的是关注练习者能否持续进行深度放松。前屈通常是让人平静的体式，可让练习者学会臣服于当下，与呼吸相融，让身体顺势展开。

一、手抓脚趾前屈式

手抓脚趾前屈式，英文名Big Toe Pose，梵文名Pādāṅguṣṭhāsana。Pādāṅguṣṭhā的意思是大脚趾。这个体式需要站立时抓住大脚趾，因此而得名。

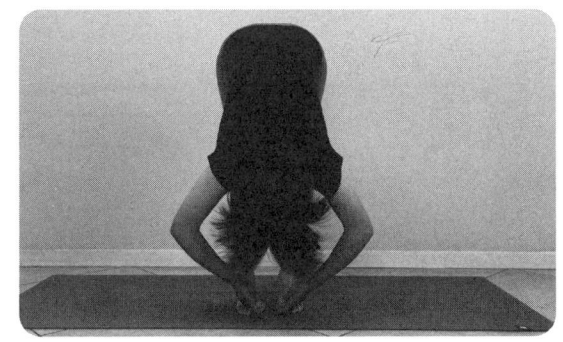
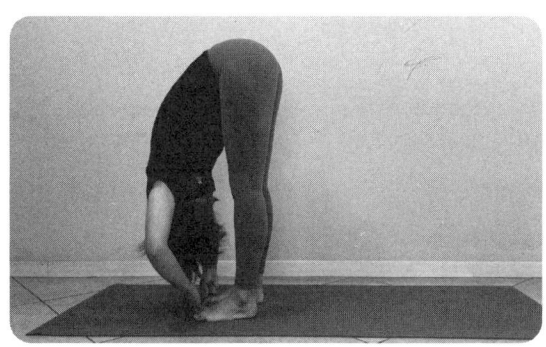

（一）体式要点

1. 动作基本要点

（1）山式站立，双脚打开与髋同宽（或双脚并拢）。

（2）双手经体侧向上，以髋关节为轴折叠身体，向前向下进入前屈式。

（3）头部向下，把横膈膜向胸部拉伸，背部尽量伸展。背部伸展是从骨盆区域开始，而不是从肩部向下。

（4）用双手的大拇指、食指、中指抓住大脚趾，肘关节向两侧打开，头部放松下沉。

2. 动作精细要点

（1）针对大腿后侧紧的学员。

要点引导：适当屈膝，保持膝盖窝柔软，坐骨有控制地向上抬。

（2）针对下背部紧的学员。

要点引导：卷尾骨，收腹部，髂骨向上，下背部伸展。

3. 体式功效

（1）伸展腿部、背部、手臂，美化腿部和手臂的线条。

（2）强壮双腿，锻炼腰背肌肉。

（3）减少腹部多余脂肪。

（4）按摩肠道，改善消化系统的功能。

4. 体式禁忌

下背部损伤。

（二）解剖要点

同前屈式。

（三）体式变式及教学应用

同站立前屈式。

二、小狗伸展式

小狗伸展式，英文名Extended Puppy Pose，梵文名Uttana Shishosana。

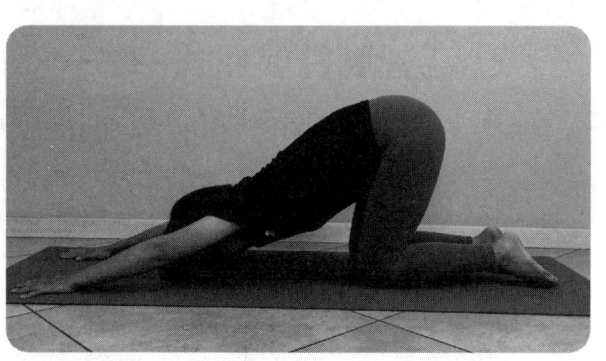

（一）体式要点

1. 动作基本要点

（1）来到桌子式，双手在肩膀的正下方，双膝在骨盆的正下方。

（2）双手向前伸一前臂的距离，吸气，脊柱延展，呼气，身体向后向下，来到小狗伸展式。

（3）卷尾骨，收腹，保持背部的伸展。

2. 动作精细要点

（1）针对腰疼的学员。

要点引导：卷尾骨，收腹，下背部拉长。

（2）针对肩膀疼的学员。

要点引导：双手推地，肩膀向后伸展，不压肩膀、不压胸腔。

（3）针对膝盖疼痛的学员。

要点引导：脚背、小腿用力压向地面。

说明：小狗伸展式中，双腿和双手之间的距离越大，难度越大。手脚距离大，侧重于伸展双肩和背部；手脚距离小，侧重于锻炼肩膀的稳定性。

3. 体式功效

（1）伸展放松颈部、肩膀、背部和手臂。

（2）按摩腹部，促进消化。

（3）消除疲劳，缓解紧张。

4. 体式禁忌

（1）膝盖损伤。

（2）肩膀损伤。

（二）解剖要点

肩关节是典型的多轴球窝关节，从骨的形态来分析，肩关节的活动性很强。

肩关节在日常生活中使用率高，走行的神经多，因此容易受到损伤，导致肩周痛。瑜伽中有很多伸展肩膀和手臂的动作，如果练习不当，很容易导致其周围肌肉和韧带的慢性损伤。为了避免这样的损伤，在练习如小狗伸展式以及各类手臂支撑、手臂伸展的体式时，都需要启动手臂和肩膀肌肉，避免压肩、压胸。

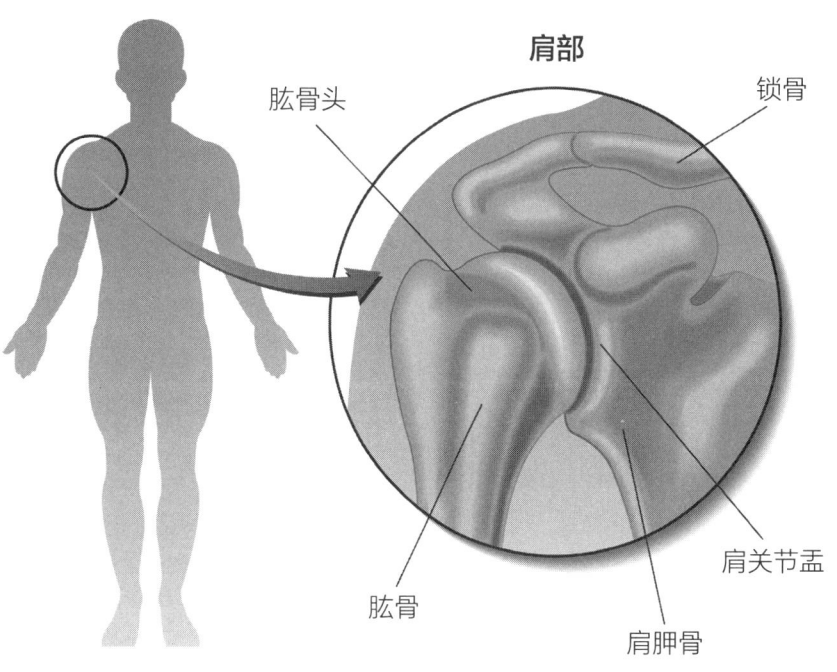

（三）体式变式及教学应用

小狗伸展式的两种做法：

1. 压肩，胸部贴向地面，打开胸腔。不适合肩膀受伤、骨盆前倾、腰疼的学员。

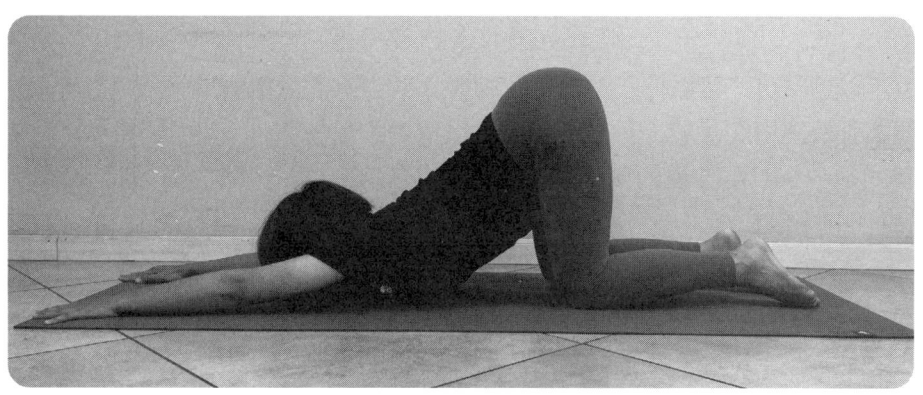

2. 卷尾骨，背部伸展。

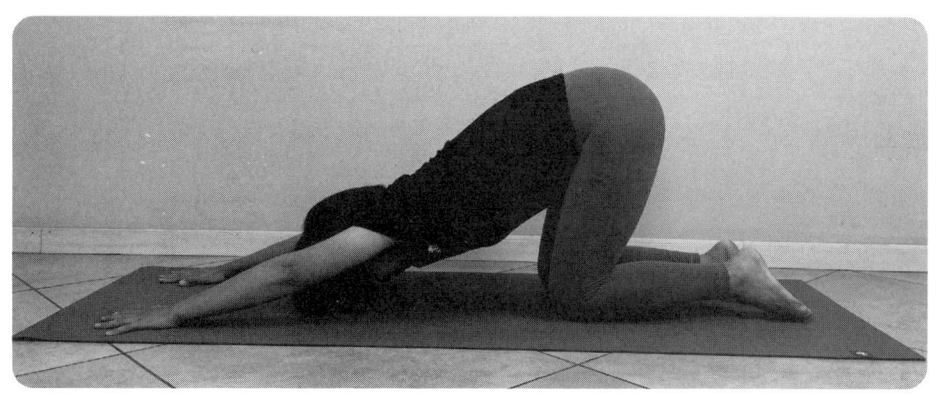

三、双角式

双角式，英文名Wide-Legged Forward Bend Pose，梵文名Prasārita Pādottānāsana。Prasārita的意思是扩张、伸展和延伸，Pāda的意思是脚。这个体式能使双腿得到充分的伸展。

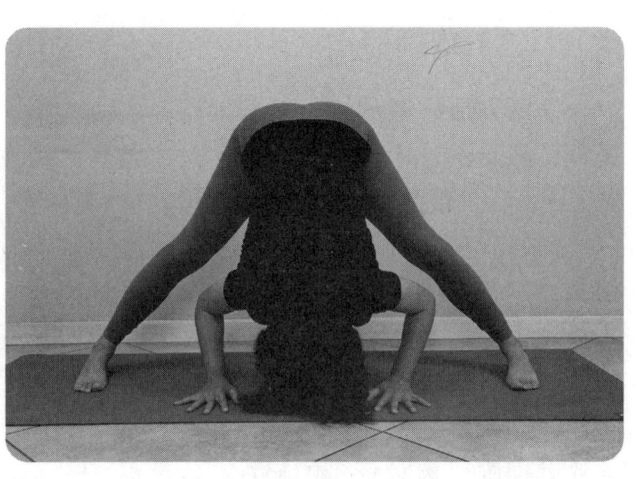

（一）体式要点

1. 动作基本要点

（1）从山式进入，两腿分开约两倍肩宽的距离，两脚外侧平行于垫子的短边。

（2）大脚趾脚球、小脚趾脚球、脚后跟三点下压，足弓上提，大腿肌肉收紧上提，双手扶髋。

（3）吸气，背部延展，呼气，从髋部折叠身体向下，进入双角式。

（4）肩胛骨收向臀部的方向，双手置于脚后跟的连线上，肘关节内收，双手推地，头颈部放松，如果可以做到，头顶百会穴点地。

2. 动作精细要点

（1）针对脚容易外翻的学员。

要点引导：脚趾回勾，脚外侧下压，足弓上提。

（2）针对大腿内侧无法启动的学员。

要点引导：大腿根部用力向外侧分开，保持双脚不动，小腿肚子由外向后向内旋。

说明：

（1）膝盖不好的学员，可以把双腿的距离缩短。

（2）想要加强双腿内侧伸展，双腿的距离可以适当拉长。

（3）双角式是一个双腿伸展的倒立体式，因此也具备了倒立体式的好处。当学员无法完成倒立体式时，可以用该体式代替。

3. 体式功效

（1）增加大脑细胞供氧，滋养面部神经。

（2）增加面部皮肤弹性，预防面部下垂。

（3）增强腹部器官功能，促进消化，防止内脏下垂。

（4）拉伸背部和腿部肌肉群，缓解腰背疼痛，美化腿部线条。

4. 体式禁忌

（1）高血压。

（2）低血压。

（3）心脏病。

（二）解剖要点

交互抑制作用（同站立前屈式）。

（三）体式变式及教学应用

1. 变式

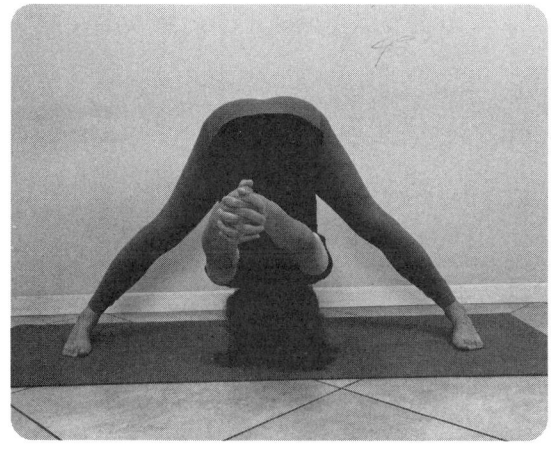

双手体后相交

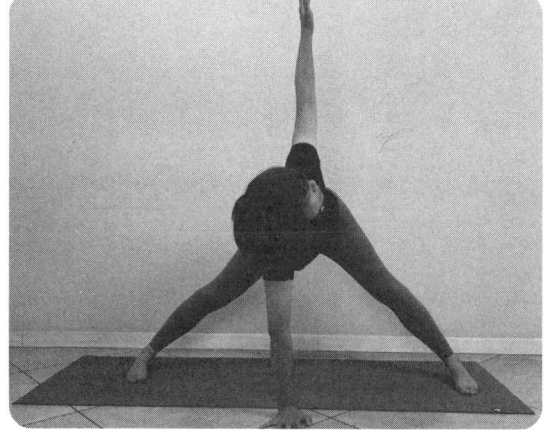

扭转

2. 如何进入双角式

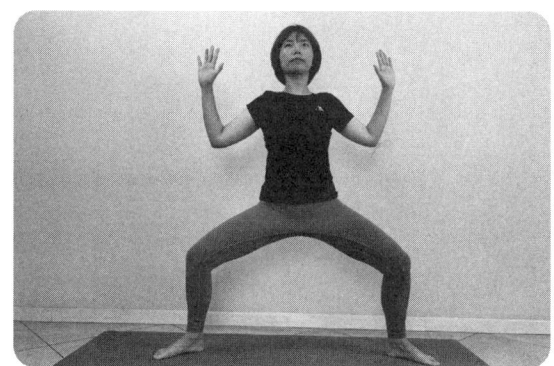

女神式—双角式

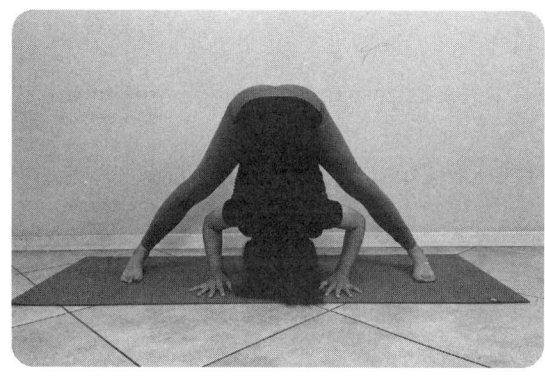

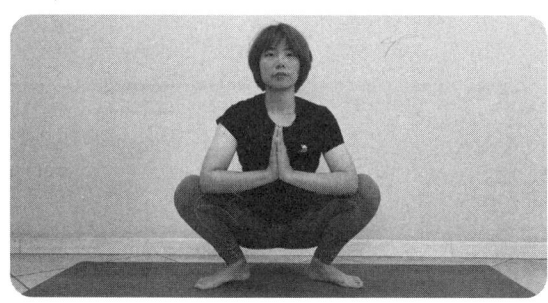

花环式—双角式

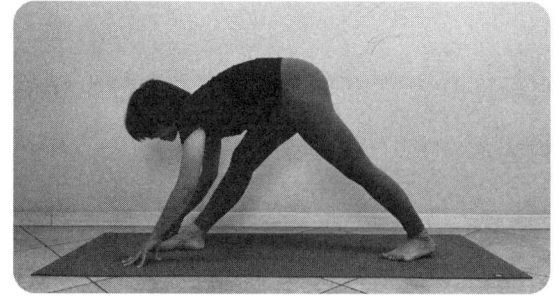

加强侧伸展式—双角式

四、加强侧伸展式

加强侧伸展式,英文名Intense Side Stretch Pose,梵文名Pārśvottānāsana。Pārśva的意思是侧面,Uttāna (Ut=紧张,tan=伸展)的意思是伸展。这个体式可使胸侧得到非常强的伸展。

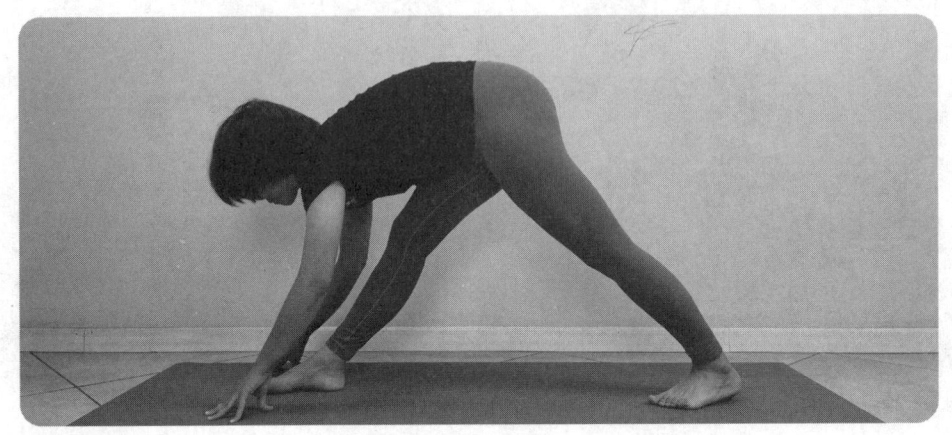

(一)体式要点

1. 动作基本要点

(1)山式站立,两腿前后分开约1.5倍肩宽的距离,右腿在前,左腿在后,右脚脚趾指向前方,左脚向内转45度,两脚后跟在一条直线上。

(2)双手由体侧向上高举过头,吸气,脊柱延展,呼气,以髋部为轴折叠向下,进入前屈式。

(3)双手置于右脚两侧,手掌推地。

(4)颈部放松,额头贴靠小腿上(或头部自然伸展)。

2. 动作精细要点

(1)针对骨盆倾斜的学员。

要点引导:右髋向后,左髋向前,两侧骨盆同高。

(2)针对双腿无法激活,膝盖压力大的学员。

要点引导:双脚用力踩地,脚趾回勾,足弓上提,激活大腿肌肉。如果膝盖不适,可以适当屈膝。

(3)针对脊柱无法延展,弓背的学员。

要点引导:双手下方垫瑜伽砖,吸气,脊柱向前延展,呼气,身体向下靠近腿部,肩膀沉向臀部的方向。

3. 体式功效

(1)伸展双腿,缓解臀腿的紧张和僵硬。

(2)灵活髋关节,提高脊柱的弹性。

(3)锻炼身体的平衡能力,提升注意力。

(3)改善消化功能。

4. 体式禁忌

(1)高血压。

(2)背部损伤。

（二）解剖要点

膝盖超伸（同山式）。

（三）体式变式及教学应用

1. 变式

（1）手上的变式

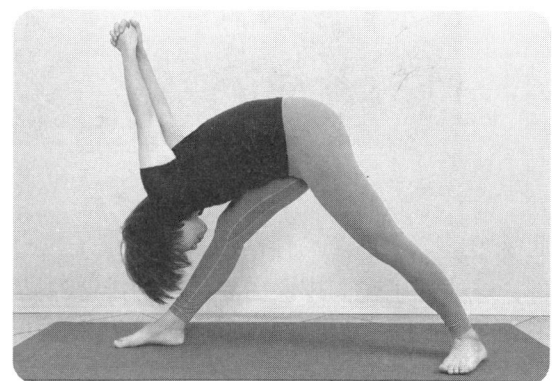

扣手

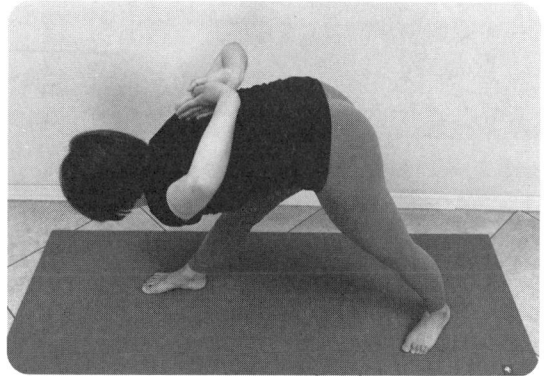

反祈祷式

（2）腿上的变式

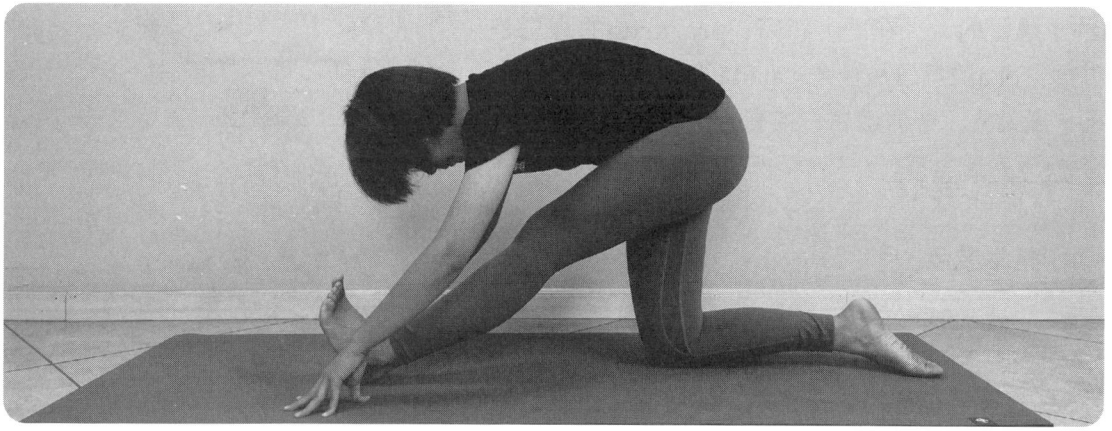

半神猴式

2. 加强侧伸展的排课组合

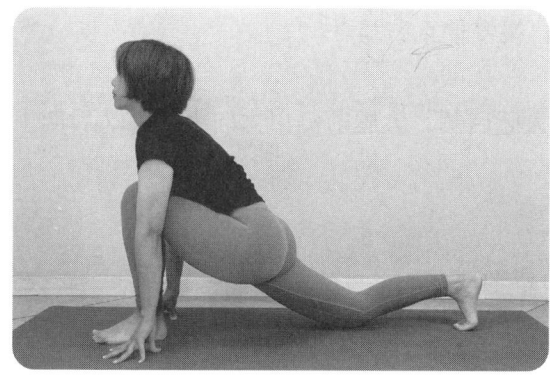

低位起跑式—半神猴式（低重心）

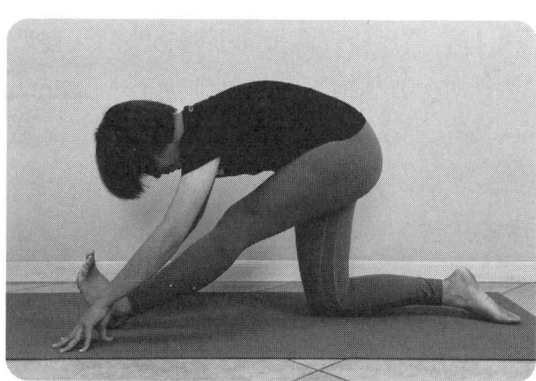

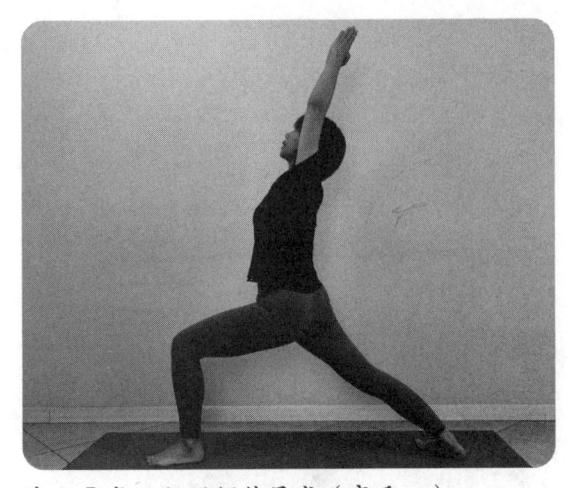
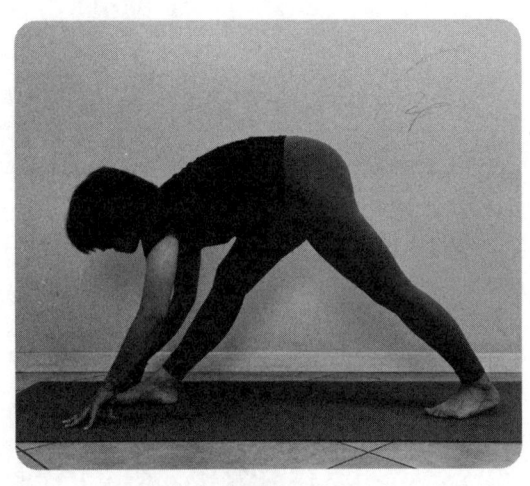

战士Ⅰ式—加强侧伸展式（高重心）

说明：在瑜伽排课中会把同一类型的动作放在一起练习。以上四个动作两两相似，只是重心高度不同，我们可以先练低重心组合，为高重心组合做准备，这体现了瑜伽排课由易到难的排课原则。

五、站立一字马

站立一字马(单腿脊柱前屈伸展式)，英文名Standing Split Pose，梵文名ūrdhva prasārita eka pādāsana。ūrdhva的意思是向上、在之上和高，prasārita的意思是延展、伸展，eka的意思是一个，pādā的意思是脚。这个体式需要单腿站立，身体前屈，抬高另一条腿。

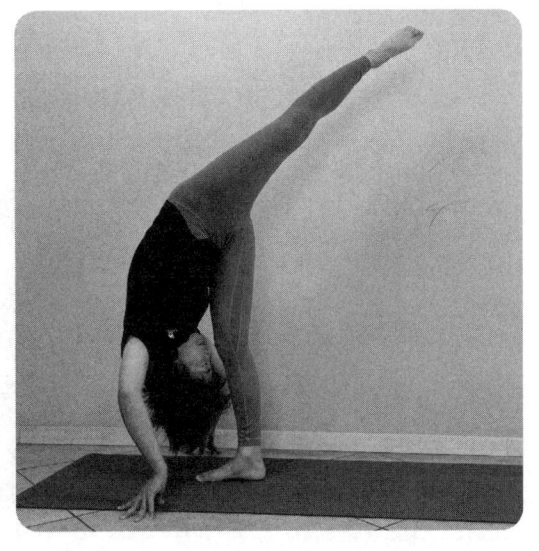

（一）体式要点

1. 动作基本要点

（1）山式站立，双手扶髋，吸气，脊柱延展，呼气，身体以髋部为轴折叠向下，进入前屈式。

（2）重心移至右腿，左腿收紧，向后向上抬高，双手撑地，进入站立一字马。

2. 动作精细要点

（1）针对支撑腿膝盖疼痛的学员。

要点引导：微屈膝，右脚向下踩，激活大腿后，再慢慢伸直右腿。

（2）针对上方腿抬不高的学员。

要点引导：屈左膝，左脚脚后跟靠近臀部，激活大腿后侧，大腿前侧用力向上抬，然后向上伸直左腿。

3. 体式功效

（1）伸展双腿、腹股沟和背部肌群，提高双腿的柔韧性。

（2）灵活髋关节，缓解坐骨神经痛。

（3）按摩腹部内脏器官，提高消化功能。

4. 体式禁忌

（1）膝盖损伤。

（2）下背部损伤。

（3）女性月经期。

（4）高血压。

（二）解剖要点

同站立前屈式。

（三）体式变式及教学应用

变式：蹬墙

说明：蹬墙完成站立一字马可以激活上方腿。

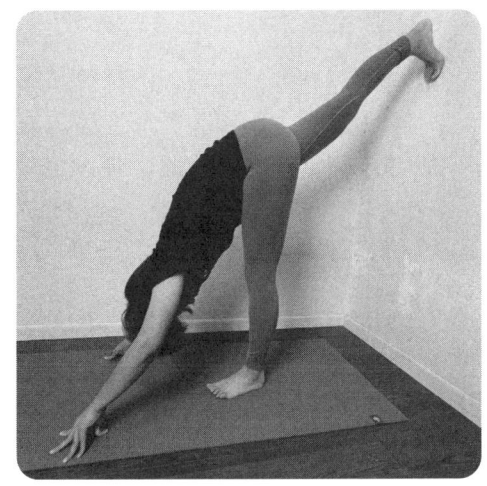
蹬墙

六、坐姿前屈式

坐姿前屈式(背部前屈伸展坐式/双腿背部伸展前屈式)，英文名Seated Forward Bend Pose，梵文名Paśchimottānāsana。Paśchima字面上的意思是西方，它也指整个身体后部从头到脚后跟的部分。前面或者东方就是身体从脸向下到脚趾的部分，头顶是上部或者北方，而脚底和脚后跟则组成了身体的底部和南方。在这个体式中，整个身体的后部都得到了强烈的伸展，因此而得名。

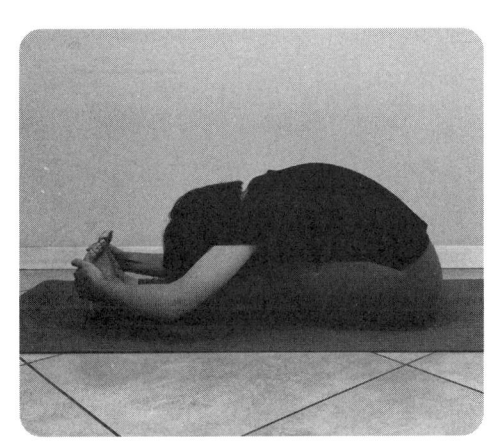

（一）体式要点

1. 动作基本要点

（1）盘坐于垫子上，双腿向前伸直，脚趾回勾，脚后跟向前蹬。

（2）吸气，双手向上举过头顶，脊柱延展。

（3）呼气，以髋部为轴折叠向前向下，腹部、胸腔靠近腿部，双手抓住双脚的外侧，进入坐姿前屈式。

（4）吸气，脊柱延展，呼气，低头，额头靠近小腿。

2. 动作精细要点

（1）针对身体无法靠近双腿的学员。

要点引导：屈双膝，腹部靠近大腿，臀部慢慢向后移。

（2）针对腰疼的学员。

要点引导：收腹，臀部后方垫瑜伽砖或者毛毯，减轻腰部的压力。

（3）针对下背部紧的学员。

要点引导：卷尾骨，提髂骨，收腹部，下背部伸展。

（4）针对耸肩的学员。

要点引导：吸气，脊柱延展，双手收回，放于小腿两侧，肩胛骨沉向臀部的方向。

3. 体式功效

（1）拉伸臀腿肌肉，美化臀腿线条。

（2）加强大腿和膝关节力量。

（3）缓解压力，消除疲劳。

（4）强健肾脏，活跃整个脊柱，改善消化功能。

4. 体式禁忌

（1）下背部损伤。

（2）膝盖损伤。

（二）解剖要点

同站立前屈式。

（三）体式变式及教学应用

1. 变式

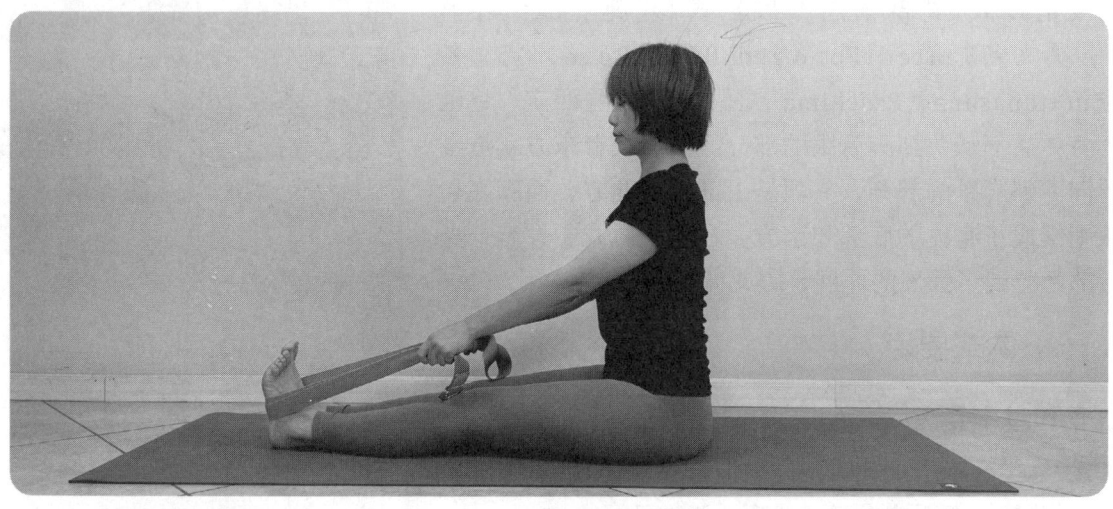

（1）双手抓瑜伽带

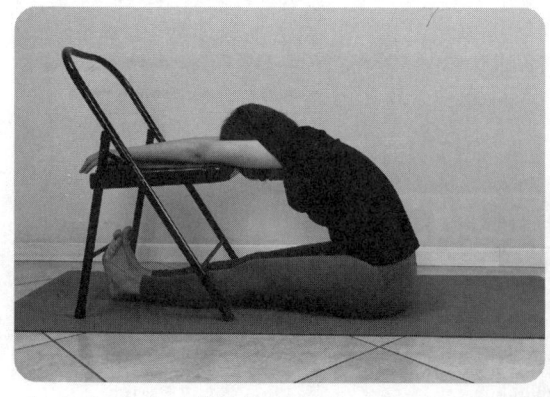
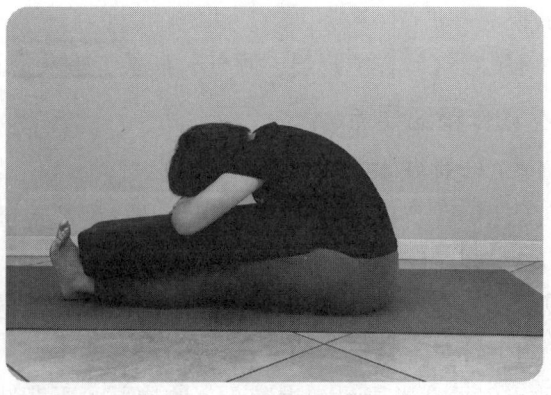

（2）趴在瑜伽椅上、抱枕上

说明：坐姿前屈式作为理疗修复性体式时，需要保持3～5分钟。

七、单腿背部伸展式

单腿背部伸展式(头碰膝前屈伸展式),英文名 Head-to-Knee-Forward Bend Pose,梵文名 Jānu Śīrṣāsana。Jānu的意思是膝盖,Śīrṣā的意思是头。在这个体式中,坐在地面上,一条腿伸直,另一条腿弯曲,然后双手抓住向前伸出的那只脚,把头放在膝盖上。

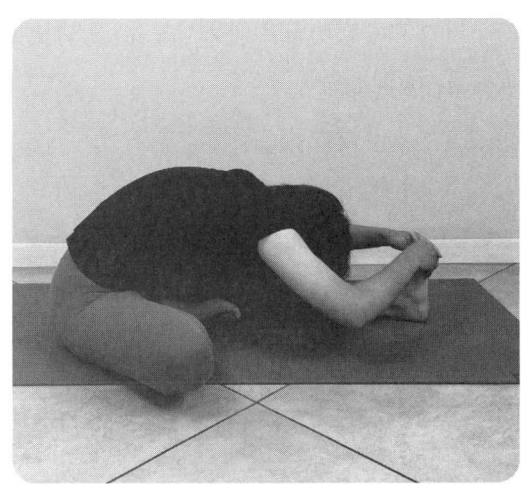

(一)体式要点

1. 动作基本要点

(1)盘坐于垫子上,双腿向前伸直,屈右膝,右脚放在左大腿的根部,脚后跟靠近会阴,脚底贴紧左大腿内侧。

(2)左脚脚趾回勾,脚跟压实地面,充分伸展左腿。

(3)吸气,双手向上举过头顶,脊柱延展。

(4)呼气,以髋部为轴折叠向前向下,胸腔、腹部靠近大腿,双手抓左脚。

(5)头部放松,前额放在左小腿上。

2. 动作精细要点

(1)针对右膝盖翘起来的学员。

要点引导:臀部后方垫瑜伽砖或者毛毯,右膝盖下方垫瑜伽砖。

(2)针对需要伸展侧腰的学员。

要点引导:右膝向外打开,身体对向右前方,吸气,脊柱延展,呼气,身体扭转向左,进入前屈。

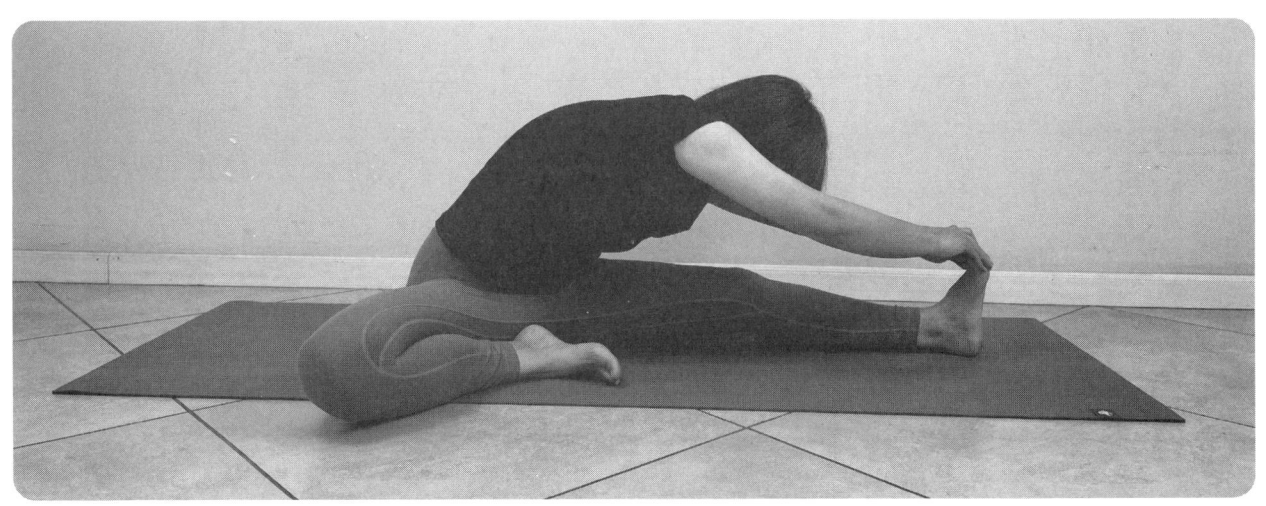

(3)针对耸肩的学员。

要点引导:吸气,脊柱延展,双手收回放于小腿两侧,肩胛骨沉向臀部的方向。

3. 体式功效

(1)强化脚踝、膝盖、髋部。

(2)伸展背部,提高脊柱的柔韧性。

（3）按摩腹部内脏器官，提高消化系统功能。

4. 体式禁忌

（1）下背部损伤。

（2）膝盖损伤。

（二）解剖要点

背阔肌的功能有：内收上臂；使肩部内旋并伸展；稳定脊柱。因此在单腿背部伸展的练习中，手臂外旋向上的时候，背阔肌得到充分伸展。

（三）体式变式及教学应用

1. 腿上变式

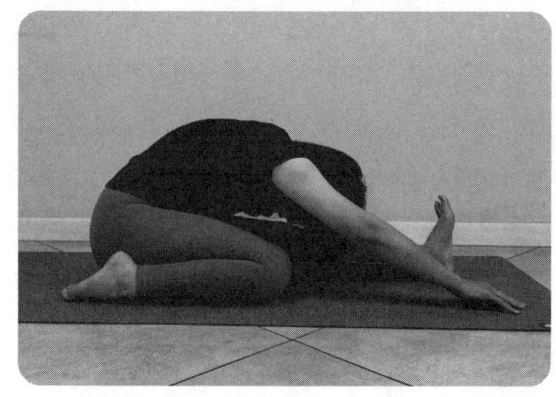 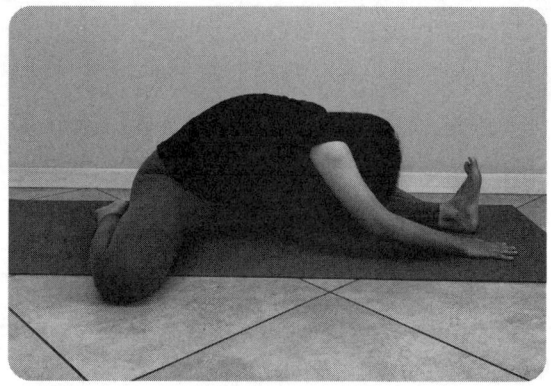

2. 侧屈变式

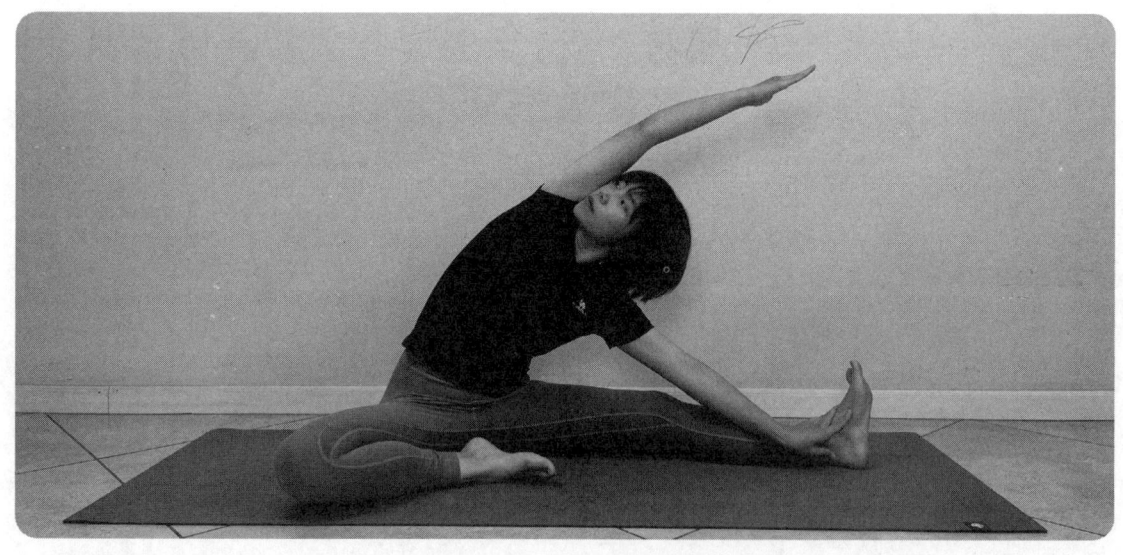

说明：单腿背部伸展是腰部理疗的常见动作，侧屈变式可以更好地伸展侧腰，改善脊柱侧弯；膝盖向外侧打开、半英雄前屈的变式，可以伸展背阔肌，缓解腰疼。

八、圣哲玛里琪第Ⅰ式

圣哲玛里琪第Ⅰ式，英文名Marichi I Pose，梵文名Marīchyāsana I。

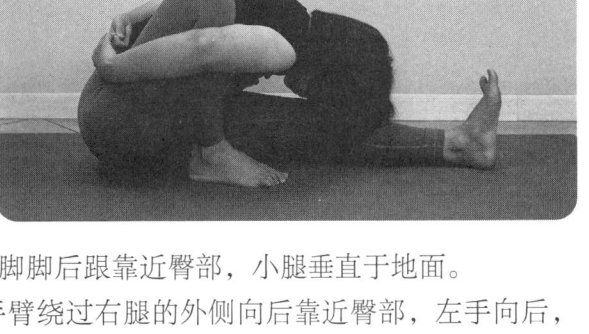

（一）体式要点

1. 动作基本要点

（1）盘坐于垫子上，双腿向前伸直，屈右膝，右脚脚后跟靠近臀部，小腿垂直于地面。

（2）吸气，延展脊柱，呼气，身体向前倾，右手臂绕过右腿的外侧向后靠近臀部，左手向后，双手于体后相交。如果可以，右手抓住左手的手腕。

（3）吸气，延展脊柱，呼气，身体深入前屈。

2. 动作精细要点

（1）针对屈膝腿（右腿）向外展开的学员。

要点引导：右脚的大脚趾脚球用力压向地面，右腿紧贴身体，右腿与右大臂互相对抗。

（2）针对屈膝腿侧（右侧）坐骨离开地面的学员。

要点引导：右脚的脚后跟不要太靠近臀部，右侧坐骨下方可以垫毛毯。

3. 体式功效

（1）伸展背部，缓解腰酸背痛的症状，矫正驼背等不良体态。

（2）滋养腹部内脏器官，促进身体排毒。

4. 体式禁忌

（1）膝盖严重损伤。

（2）下背部损伤。

（二）解剖要点

同战士Ⅲ式臀大肌。

圣哲玛里琪第Ⅰ式很好地伸展了臀大肌，因此可以作为战士Ⅲ式、战士Ⅰ式等站姿动作的伸展放松体式。

（三）体式变式及教学应用

1. 变式

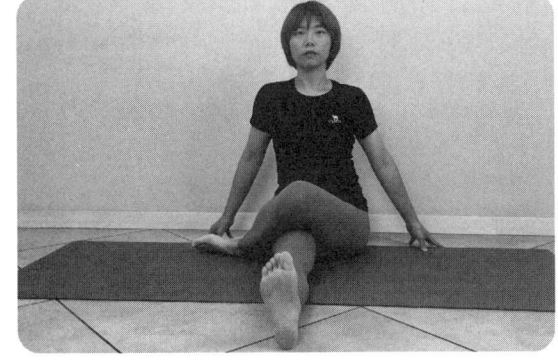

（1）半鞋带式

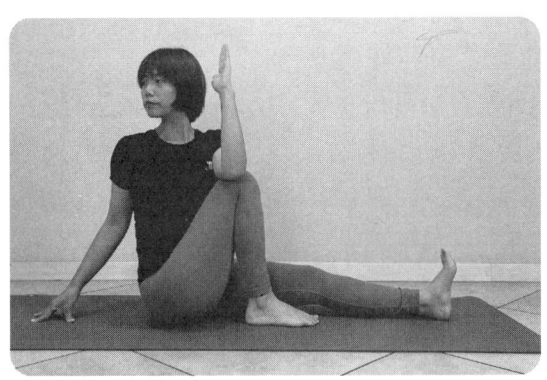

（2）圣哲玛里琪第Ⅲ式

2. 体式衔接

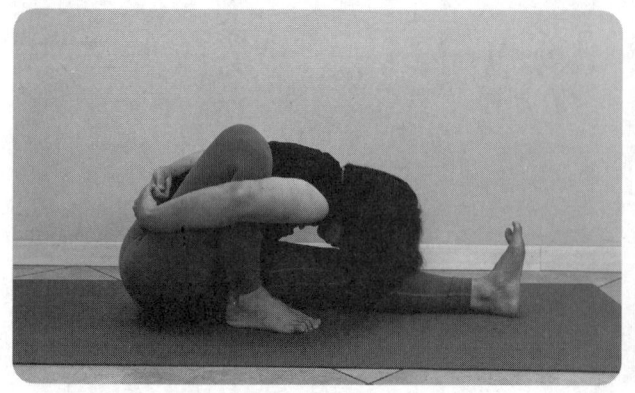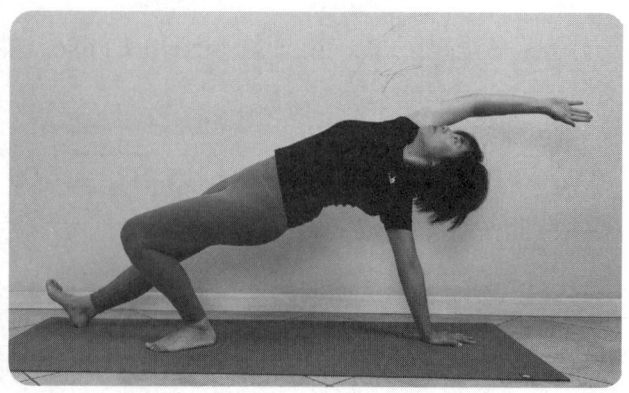

（1）圣哲玛里琪第Ⅰ式—简易狂野式

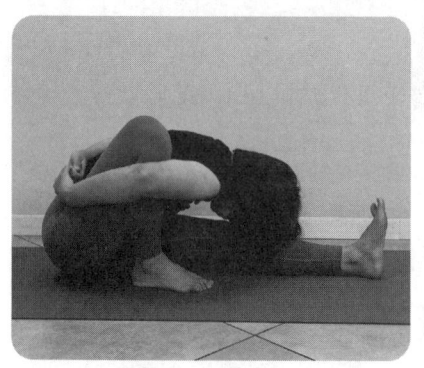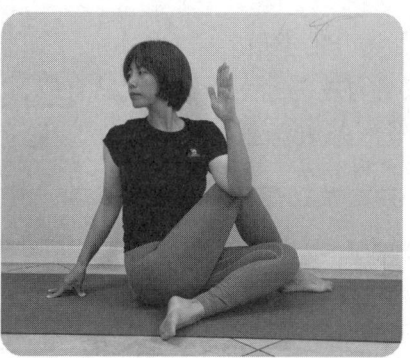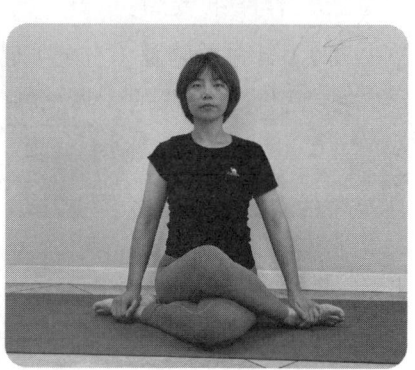

（2）圣哲玛里琪第Ⅰ式—半鱼王式—牛面式

九、束角式

束角式，英文名Bound Angle Pose，梵文名Baddha Koṇāsana。Baddha是抓住、限制的意思，Koṇa是角的意思。在这个体式中，练习者坐在地面上，脚后跟贴近会阴，抓住双脚，分开大腿，直到两膝都碰触地面。这是印度补鞋匠的常见坐姿。

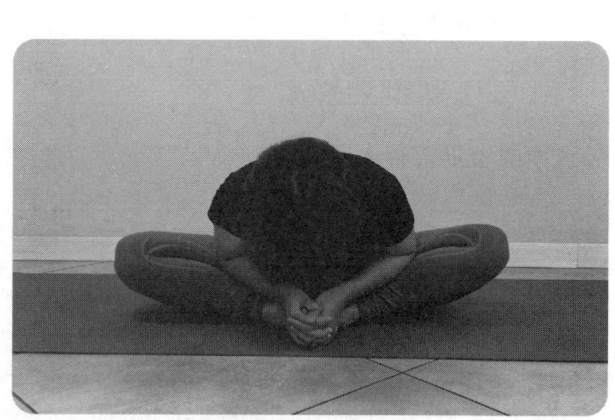

（一）体式要点

1. 动作基本要点

（1）双脚自然盘坐，双脚脚心相对，贴在一起，脚后跟靠近会阴。

（2）双手抓住脚趾，双膝向两侧打开，自然下沉。

（3）吸气，延展脊柱，呼气，身体向前向下，额头向下靠近地面，坐骨下沉，双肩后展，进入束角式。

2. 动作精细要点

（1）针对髋关节紧（膝盖翘得很高）的学员。

要点引导：臀部下方垫瑜伽砖或毛毯，双脚脚心用力相对，激活大腿内侧，身体再向前向下。

要点说明：双脚用力可以激活大腿内侧肌肉，肌肉在激活状态下进行伸展，伸展幅度会更大一些。

（2）针对在束角式中臀部容易离开地面的学员。

要点引导：双手推地，卷尾骨，收腹，坐骨压向地面的方向，伸展下背部。

3.体式功效

（1）打开髋关节，增强髋关节、踝关节的灵活性。

（2）促进骨盆区域的血液循环，缓解女性月经期的不适。

（3）按摩腹部，提高消化系统的功能。

（4）减轻坐骨神经痛。

4.体式禁忌

（1）膝盖损伤。

（2）脚踝损伤。

（二）解剖要点

束角式最显著的作用就是打开骨盆，促进骨盆区域的血液循环。覆盖在骨盆外侧的肌肉主要聚集在臀部，因此与骨盆关系最为紧密的肌肉群就是臀部肌群。

臀肌属髂肌后群，分为三层，粗略说来，从表向里依次为臀大肌、臀中肌、臀小肌。更详细地说，三层由表向里分别是浅层、中层和深层：浅层有臀大肌与阔筋膜张肌，前者略呈四边形，是维持人体直立和后伸髋关节的重要肌；臀肌中层由上而下依次是臀中肌、梨状肌、上孖肌、闭孔内肌、下孖肌和股方肌；深层有臀小肌和闭孔外肌。

束角式可以很好地伸展臀部肌群，特别是臀大肌和梨状肌，对于缓解骨盆压力、坐骨神经痛都有非常明显的效果。

说明：坐骨神经位于梨状肌的下方，梨状肌紧张就会压迫坐骨神经，适当伸展梨状肌可以缓解坐骨神经痛。伸展梨状肌的体式有半鱼王式、方块式、牛面式、躺姿扭转式。

（三）体式变式及教学应用

1.变式

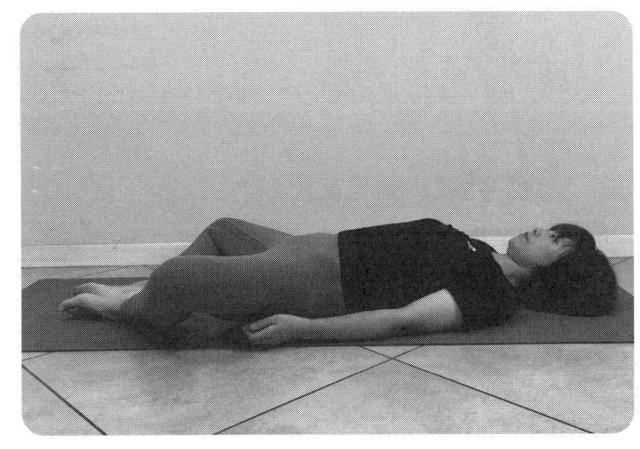

（1）仰卧束角式

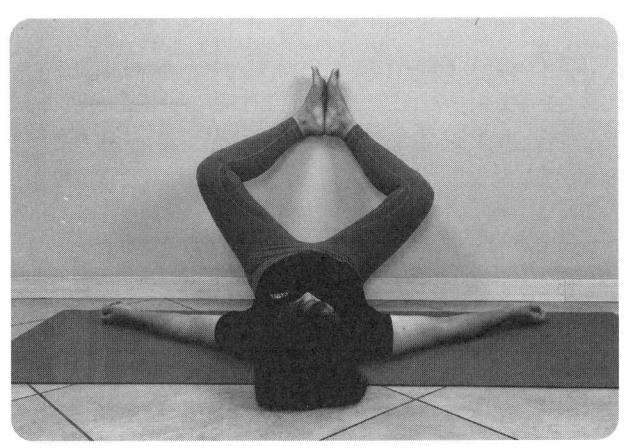

（2）倒立束角式

2. 体式衔接

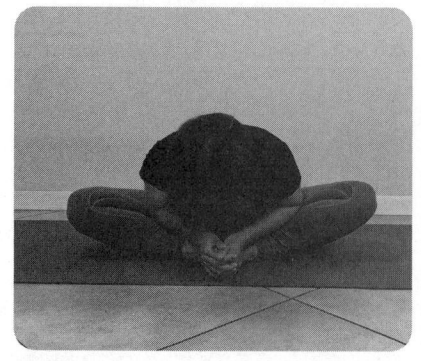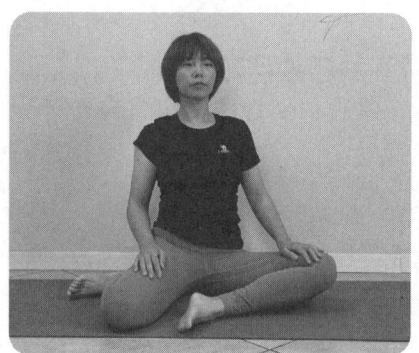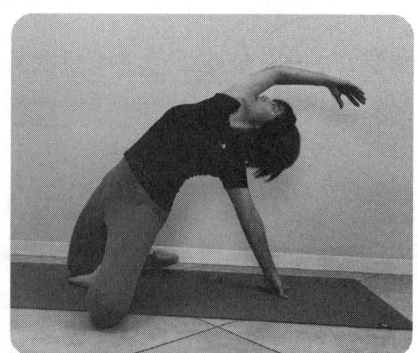

束角式—鹿式—简易狂野式

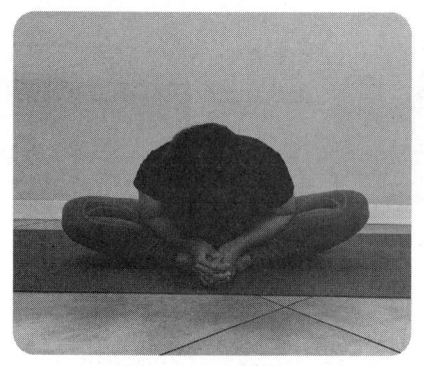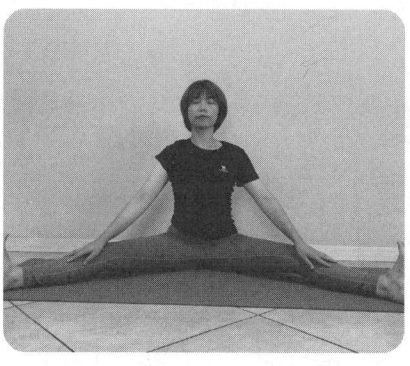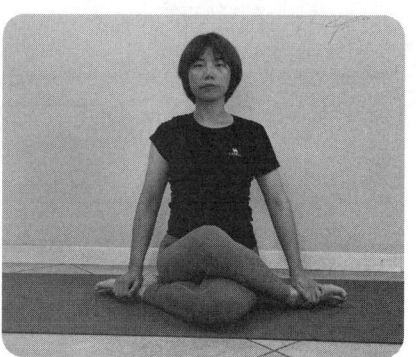

束角式—坐姿坐角式—牛面式

说明：束角式和坐角式都属于髋关节的外展和外旋体式，为了达到髋关节各个方向打开的平衡，髋关节打开后应再内收。

十、坐角式

坐角式，英文名Seated Wide-Angle Pose，梵文名Upaviṣṭha Koṇāsana。Upaviṣṭha的意思是坐下，Koṇa的意思是角。

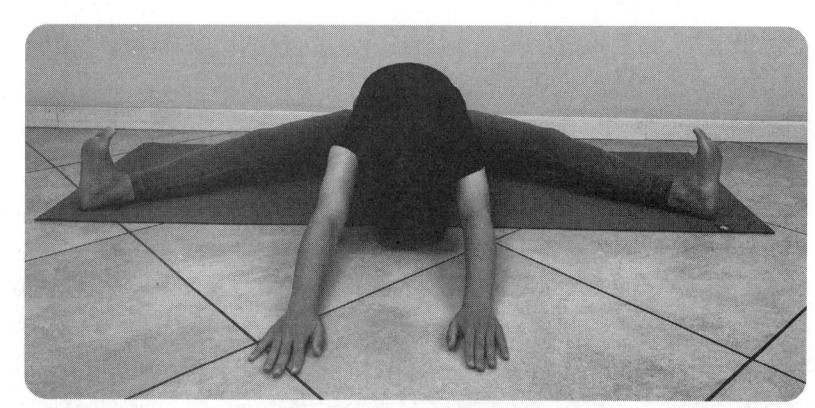

（一）体式要点

1. 动作基本要点

（1）盘坐于垫子上，山式坐姿，双腿向两侧打开，脚趾回勾，指向天花板。

（2）吸气，脊柱向上延展，呼气，以髋部为轴，身体向前向下，进入前屈。

（3）双手向前置于地面，屈髋，腹、胸、额及双臂依次贴地，让身体深入前屈，来到力所能及的位置，保持自然的呼吸。

2. 动作精细要点

（1）针对脚趾内扣的学员。

要点引导：大腿外旋，脚的内侧向前蹬出去，脚的外侧用力回收，把力量送回到骨盆，激活双腿，然后再伸展。

（2）针对弓背的学员。

要点引导：用手帮助臀部向后伸展，坐于垫子上，或者臀部下方垫毛毯。

（3）针对臀部向上抬的学员。

要点引导：双手推地，把力量由躯干送向臀部，让臀部向下，坐骨扎根于地面。

（4）针对膝盖疼的学员。

要点引导：适当屈膝，或者膝盖下方垫毛巾。

3. 体式功效

（1）伸展手臂，减少手臂多余脂肪，美化手臂线条。

（2）伸展双腿，拉伸腿部肌群，改善腿型，美化腿部线条。

（3）伸展背部，提高脊柱的灵活性，滋养肾脏。

（4）按摩腹部，提高消化功能。

（5）灵活髋关节，打开骨盆，促进骨盆区域的血液循环。

4. 体式禁忌

（1）下背部损伤。

（2）膝盖损伤。

（二）体式变式及教学应用

1. 体式变式

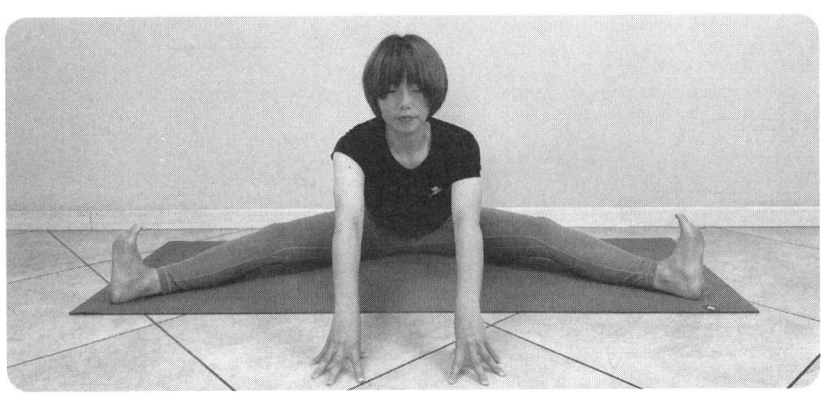

（1）一半的坐角式

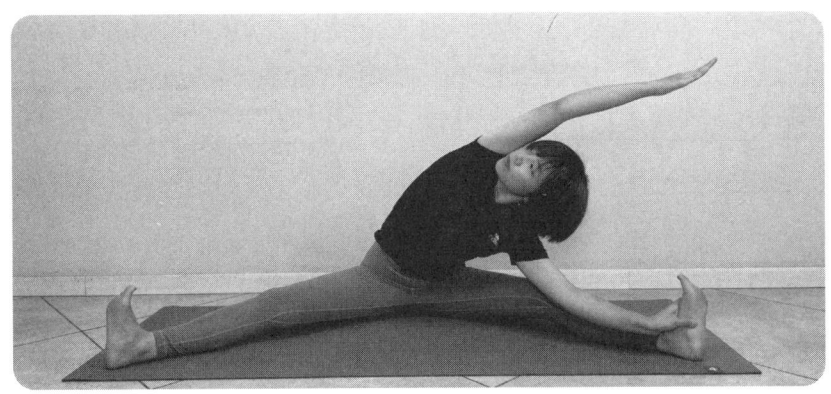

（2）坐角式侧屈

2. 如何进入坐角式

（1）从束角式进入。
（2）从单腿背部伸展式进入。
（3）从花环式进入。

十一、乌龟式

乌龟式，英文名Tortoise Pose，梵文名Kūrmāsana。Kūrmā的意思是乌龟。乌龟式分三个阶段，最后一个阶段就像一只头部和四肢都缩在壳里的乌龟，因此也被称作卧龟式(Supta Kūrmāsana)。

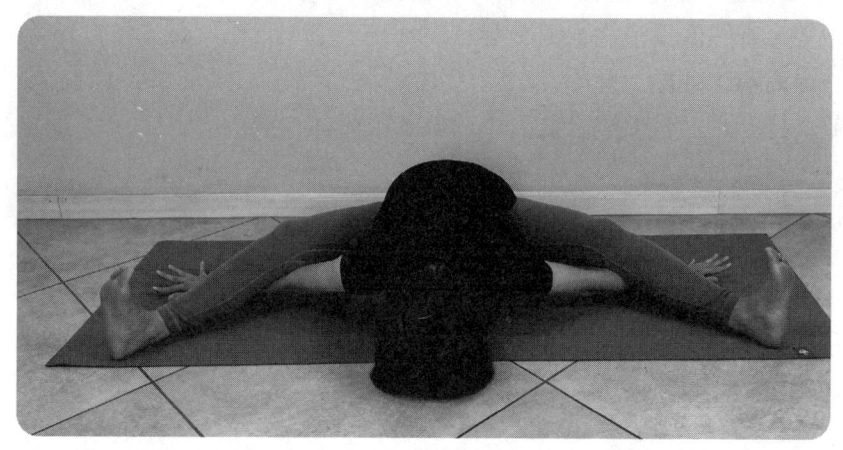

（一）体式要点

1. 动作基本要点

（1）盘坐于垫子上，双腿向前伸直，双腿分开60~120度，脚趾回勾，指向天花板。
（2）吸气，脊柱向上延展，呼气，以髋部为轴，身体向前向下，进入前屈式。
（3）屈双膝，双手从膝盖下方穿过，并向两侧伸直。
（4）吸气，脊柱延展，呼气，身体向下，逐渐伸直双腿。让身体靠近地面，如果可以的话，下巴点地。

2. 动作精细要点

针对双手无法向两侧滑动的学员。

要点引导：背部展开，双手先推地，向后坐于垫子之上。腹部收，胸口向后，用力将背部伸展开。吸气，延展脊柱，双手从膝盖下方穿过，并向两侧伸直。

说明：在做乌龟式之前需要将背部和肩膀打开。体式：鹰手、婴儿式、坐姿前屈式、下犬式、花环式、束角式。

3. 体式功效

（1）伸展手臂，减少手臂多余脂肪，美化手臂线条。
（2）伸展背部，灵活双肩，强健脊椎。
（3）舒展颈部，消除颈纹。
（4）按摩腹部，提高消化功能。

4. 体式禁忌

（1）女性月经期。

（2）下背部损伤。

（二）体式变式及教学应用

1. 变式

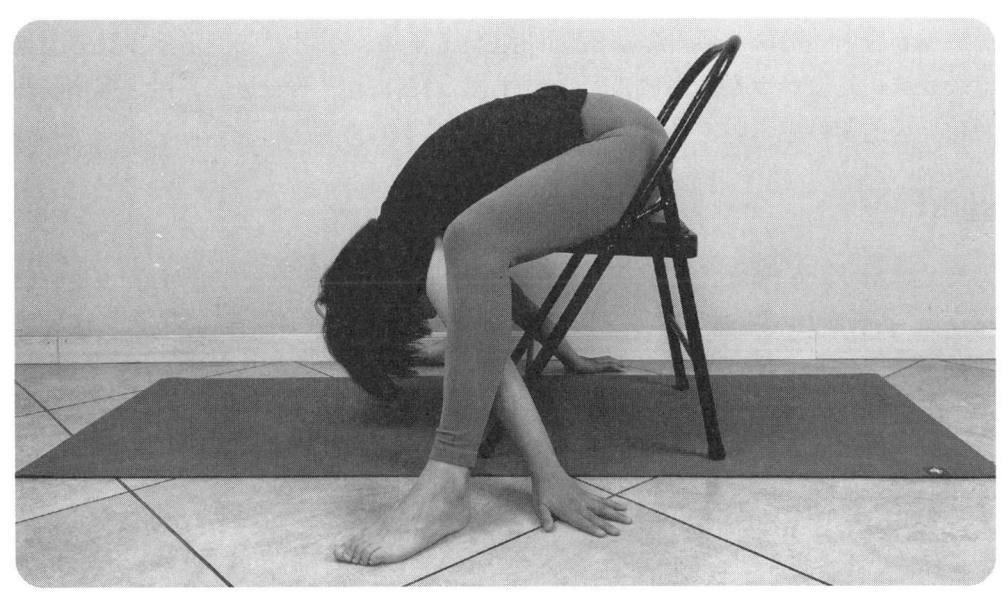

瑜伽椅上的乌龟式

2. 体式分析及预备动作

（1）腿部伸展

体式：前屈式、下犬式、双角式、加强侧伸展式。

（2）背部激活

体式：猫牛式、眼镜蛇式、蝗虫式。

（3）背部伸展

体式：猫式、花环式、单腿背部伸展式、束角式、婴儿式。

说明：腰椎间盘突出者在练习前屈动作时必须谨慎，务必屈髋进入，避免屈腰代偿。

第四节 开髋体式

我们在瑜伽练习中经常说开髋,其实严格来说,瑜伽中并没有开髋的概念,更准确的说法应该是灵活髋关节,让髋关节在各个方向都活动自如。作为球窝关节,髋部可以进行令人惊叹的多方位运动,但是如果我们经常坐着,就无法让髋关节的功能得到充分发挥。髋部的伸展和灵活可以帮助练习者矫正脊柱和骨盆对位不良的问题,有助于缓解背部疼痛和僵紧。开髋的体式练习可以帮助练习者舒展髋部、畅通血脉,让血液充分回流盆腔以及子宫,滋养髋部,提升身体的新陈代谢,让练习者的身体得到锻炼,情绪得到宣泄,心灵得到升华。髋部的组织有多层,练习者往往需要多花些时间进行髋部的松解,不追求一味地打开,而是尽量实现开收的平衡,在体式中不要匆忙,慢进慢出,尽情享受身体放松、自如和轻盈的美妙感觉。

一、牛面式

牛面式,英文名Cow Face Pose,梵文名Gomukhāsana。Go的意思是牛,Mukha是脸的意思,Gomukhāsana的意思是长着酷似牛脸的人,同时它也是一种形似牛脸的乐器的名称。这种乐器一头较窄,另一端则较宽,像牛脸一样,体式因而得名。

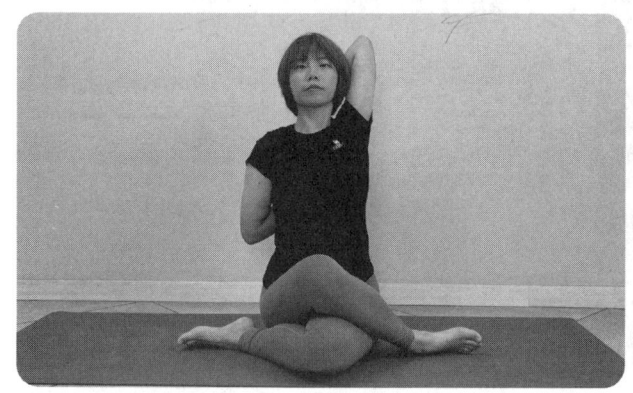
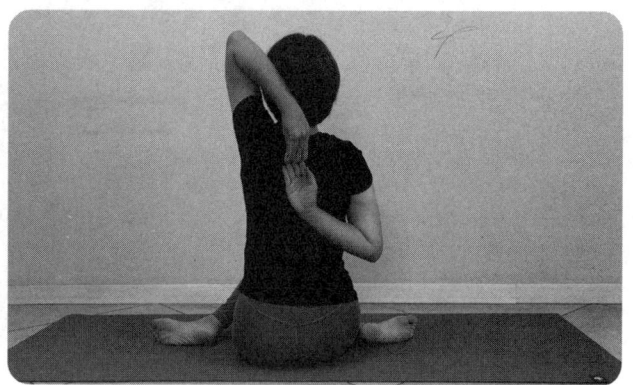

(一)体式要点

1. 动作基本要点

(1)双腿自然盘坐,两腿屈膝交叠,右腿在上,左腿在下,右膝位于左腿正上方,脚背置于垫子上,脚后跟靠近对侧的臀部。

(2)吸气,双手压住双脚,臀部抬高,左右移动,呼气,臀部坐实地面。

(3)抬左臂向上,从小拇指带动手臂外旋,屈左肘,左手放于肩胛骨中间。右臂内旋向后屈肘,手沿脊柱的方向向上,两手在背后交扣。

2. 动作精细要点

(1)针对手臂无法在背后交扣的学员。

要点引导:

上方手(左手):手臂向上,大臂外旋让手心对向后方,屈肘,左手置于肩胛骨中间。让右侧肩胛骨向外展,向上提。

下方手(右手):右臂内旋向后屈肘,手沿脊柱的方向向上。此时右侧肩胛骨内收靠近脊柱,并向下沉。

说明：牛面式手上的动作可以充分地灵活肩胛骨，上方手的肩胛骨向上提、向外展，下方的肩胛骨向内收、向下沉。

（2）针对双腿无法内收的学员。

要点引导：右腿在上，左腿在下，两腿上下交叠。如果右脚脚后跟不能靠近左侧臀部，可以让右脚脚底踩地，左手抓住右膝外侧，将右腿向左侧拽，以此伸展右大腿外侧。

3.体式功效

（1）提升脊椎的柔韧性，保持脊椎的弹性和健康。

（2）伸展手臂和腿部肌肉，紧实局部肌肉群。

（3）拉伸腹部肌肉，按摩腹部器官。

4.体式禁忌

（1）严重肩颈损伤。

（2）膝盖损伤。

（二）解剖要点

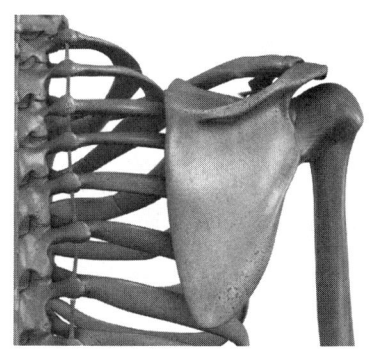

肩胛骨是一块短而平的骨骼，为三角形扁骨，位于上胸腔的后部，贴于胸廓后外面，介于第2至第7肋骨之间。

肩胛骨有上提、下降、外旋、内旋、外展、内收6个运动方向。

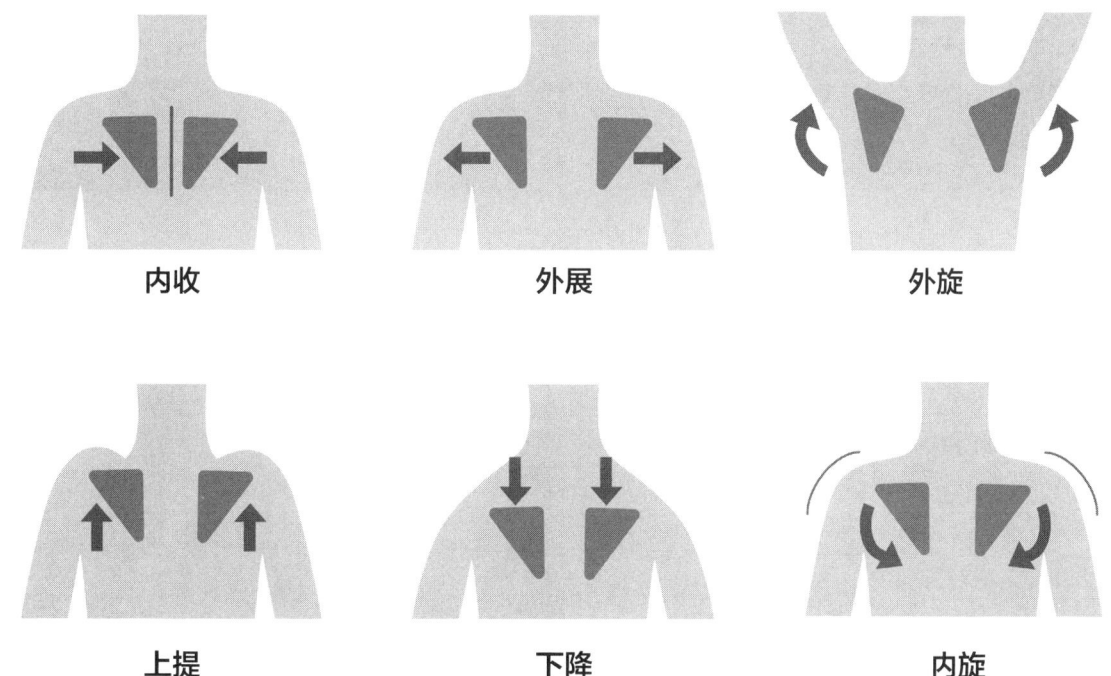

| 内收 | 外展 | 外旋 |

| 上提 | 下降 | 内旋 |

牛面式的手臂动作涉及了肩胛骨多个方向的运动，可以充分灵活肩胛骨，因此该体式在肩颈理疗中占有非常重要的地位。

（三）体式变式及教学应用

1. 变式

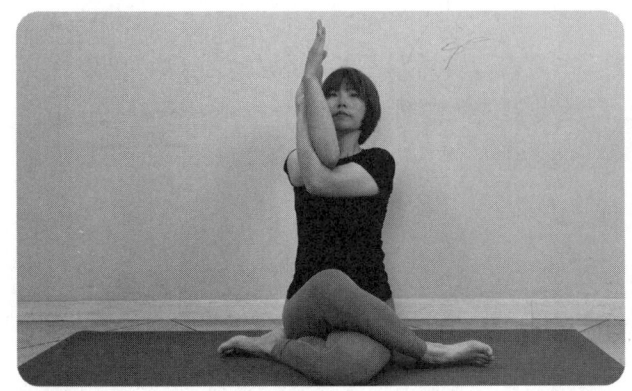

（1）牛面腿+鹰手

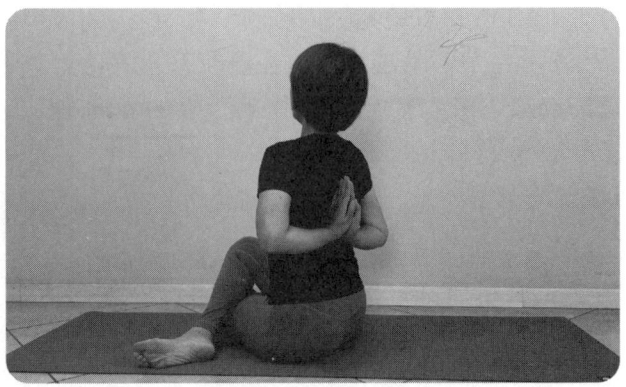

（2）牛面腿+反祈祷式

2. 牛面式的手臂动作可以加入所有的站姿体式，如：

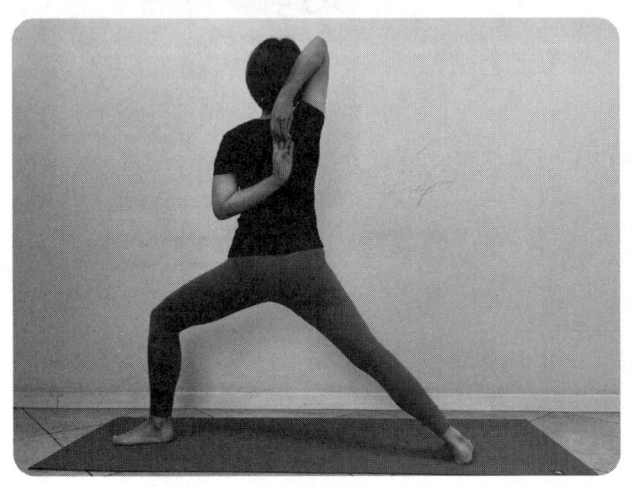

（1）战士Ⅱ式+牛面手

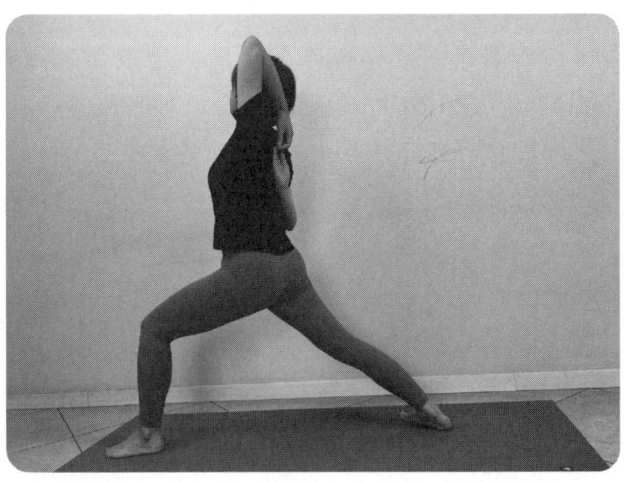

（2）战士Ⅰ式+牛面手

二、单盘前屈伸展式（方块式）

单盘前屈伸展式(方块式/双鸽式)，英文名Fire Log Pose，梵文名Agnistambhāsana。

（一）体式要点

1. 动作基本要点

（1）双脚自然盘坐，左脚踝放在右膝上方，右脚在左膝下方。

（2）吸气，延展脊柱，呼气，身体向前向下，进入方块式。

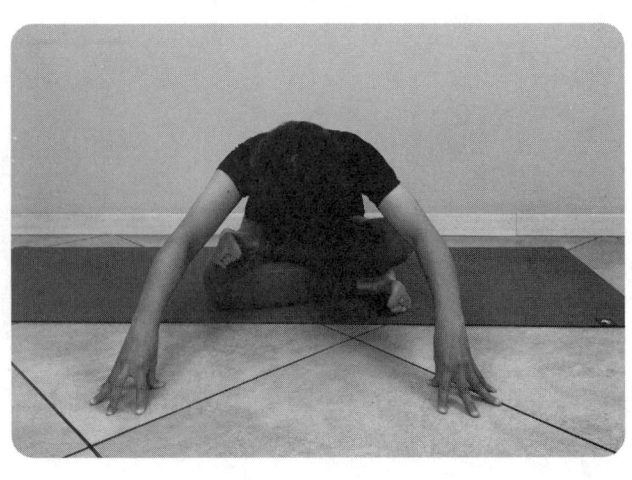

2. 动作精细要点

（1）针对上方腿（左腿）膝盖疼痛的学员。

要点引导：左脚脚趾回勾，激活左腿，保护膝盖。

（2）针对上方腿（左腿）膝盖翘得很高的学员。

要点引导：臀部下方垫毛毯或者瑜伽砖，双手环抱左小腿（让小腿尽量平行于地面），左右来回晃动（摇篮式），帮助伸展左腿大腿外侧，然后再将左脚脚踝放在右膝上，完成方块式。

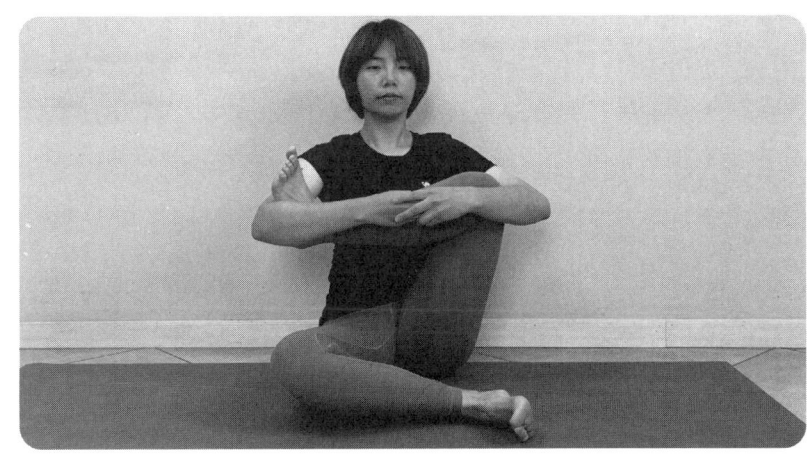

摇篮式

3. 体式功效

（1）伸展臀部、髋部、腹股沟。

（2）提高髋部的灵活性，稳定骨盆。

（3）缓解坐骨神经痛。

4. 体式禁忌

（1）膝盖严重损伤。

（2）下背部损伤。

（二）解剖要点

外展肌群（同树式解剖要点）。

（三）体式变式及教学应用

1. 变式

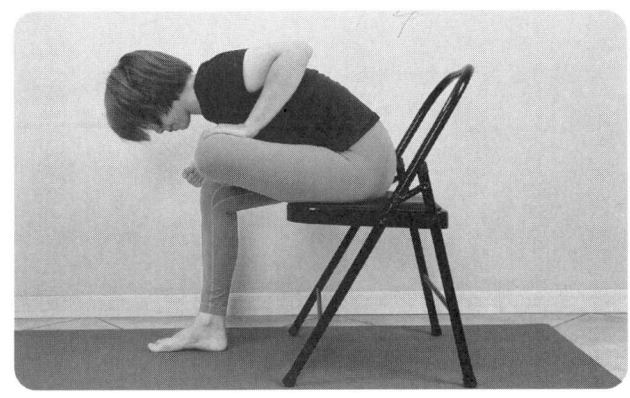

（1）坐姿4字伸展式

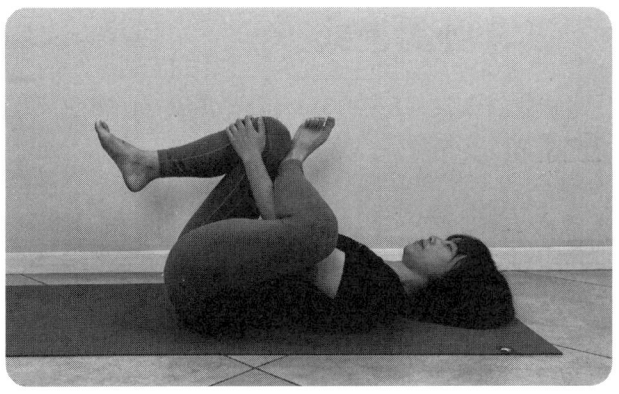

（2）躺姿4字式

2. 方块式的体式序列

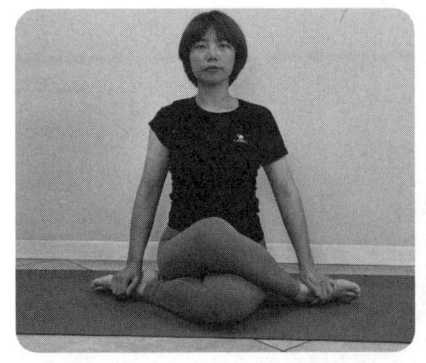 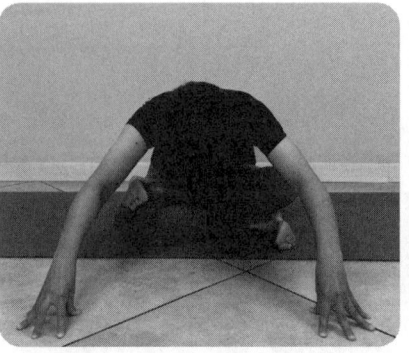 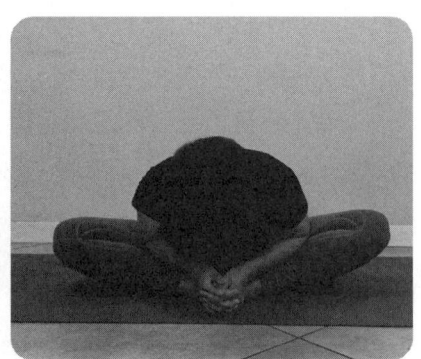

（1）牛面式—方块式—束角式

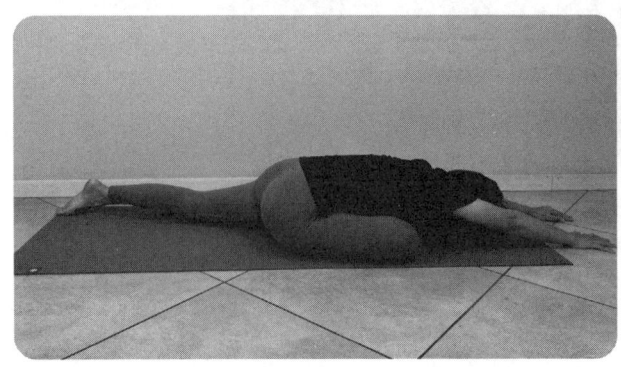 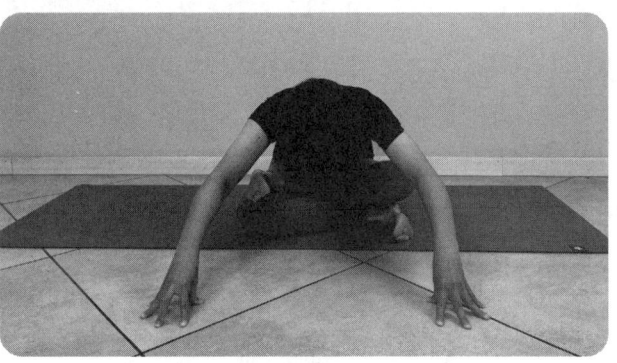

（2）卧鸽子式—方块式—另一侧鸽子式—另一侧方块式

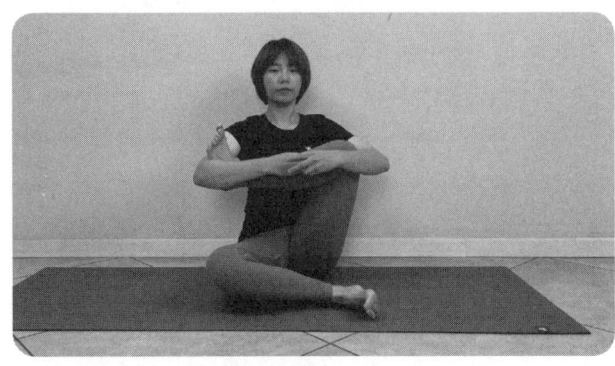 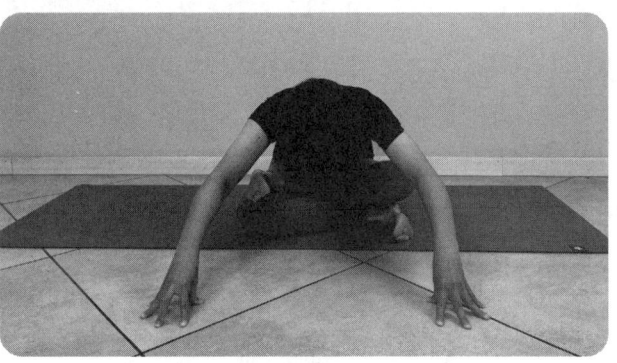

（3）摇篮式—方块式

三、卧鸽子式

卧鸽子式，英文名Sleeping Pigeon Pose，梵文名Supta Kapotāsana。

（一）体式要点

1. 动作基本要点

（1）从下犬式进入，右腿弯曲向前，右小腿横放在垫子上，右小腿尽量与垫子短边平行（如果无法做到，脚后跟可以略微靠近会阴的方向）。

（2）左腿向后伸直，让左侧腹股沟尽量靠近垫子，脚背向下。

（3）吸气，延展脊柱，呼气，身体向前向下，右侧臀部慢慢伸展，靠近地面。腹部靠近右腿，双手向前伸展，额头点地，头部放松。

2. 动作精细要点

（1）针对骨盆不正位的学员。

要点引导：右侧髋向后，左侧髋向前，让骨盆端正。

（2）针对右膝疼痛的学员。

要点引导：右脚脚趾回勾，脚的外侧用力压向垫子，激活右腿，保护右膝。

3. 体式功效

（1）紧致腿部肌肉，减少大腿多余脂肪，预防臀部下垂。

（2）拉伸和按摩腹部，滋养盆腔内器官。

（3）伸展背部，缓解背部紧张和疼痛。

（4）缓解坐骨神经痛。

4. 体式禁忌

膝关节损伤。

（二）解剖要点

1. 梨状肌（同三角扭转式）

2. 髋关节的运动方向

卧鸽子属于复合型的开髋体式，涉及髋关节多个方向的活动。

（1）前面的腿（右腿）：髋关节外旋、屈曲，伸展臀大肌、梨状肌、大腿外侧肌群。

（2）后腿（左腿）：髋关节后伸，伸展腹股沟和大腿前侧肌群。

（三）体式变式及教学应用

1. 体式变式

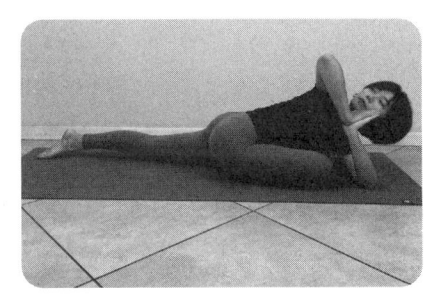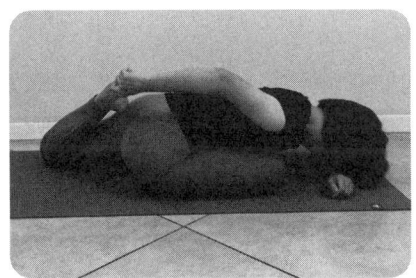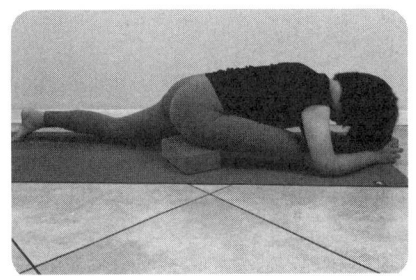

（1）扭转　　　　　　　　（2）脚后跟靠臀部　　　　　　　（3）臀部下方垫瑜伽砖

2. 体式分析及预备动作

（1）前面的腿（右腿）：髋关节外旋、屈曲，伸展臀大肌、梨状肌、大腿外侧肌群。

体式：方块式、牛面式、摇篮式。

（2）后面的腿（左腿）：髋关节后伸，伸展腹股沟和大腿前侧肌群。

体式：新月式、桥式、眼镜蛇式。

四、单腿下犬式

单腿下犬式，英文名One-Legged Down Dog Pose，梵文名 Eka Pāda Adho Mukha Śvānāsana。Eka Pāda是"单腿"的意思，Adho Mukha是"脸部朝下"的意思，Śvānā是"犬"的意思。

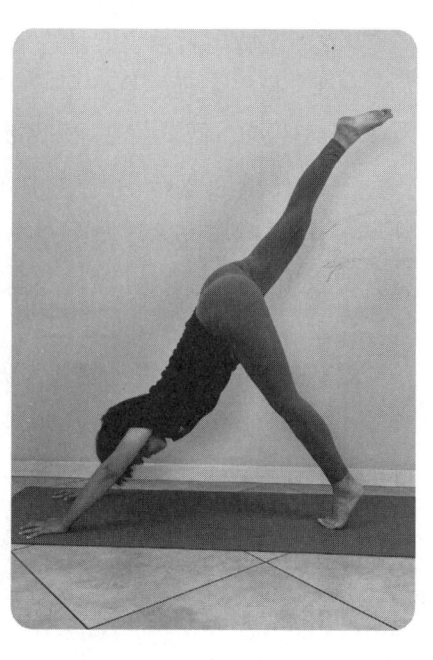

（一）体式要点

1. 动作基本要点

（1）来到下犬式，双脚并拢。吸气，双脚脚后跟向上抬，呼气，肩膀向后伸展背部。

（2）吸气，右腿沿着身体的中线向上抬高，骨盆端正，右脚脚趾指向地面，呼气，左脚脚后跟向下踩，进入单腿下犬式。

2. 动作精细要点

（1）针对掀髋的学员。

要点引导：右大腿内侧向上抬，右大腿外侧向下压，让上方的脚趾指向地面。

（2）针对塌腰（腰疼）的学员。

要点引导：卷尾骨，收腹部，再向上抬腿，核心稳定，激活臀肌。

3. 体式功效

（1）伸展手臂、背部，打开肩膀。

（2）伸展双腿，美化腿部线条。

（3）促进面部的血液循环。

4. 体式禁忌

（1）高血压。

（2）女性月经期。

（二）解剖要点

腘绳肌（同前屈式）

在单腿下犬式中，支撑腿的大腿后侧（腘绳肌）处于伸展状态，上抬腿的大腿后侧则是收缩状态，因此这个体式较为全面地锻炼了腘绳肌群。

（三）体式变式及教学应用

1. 变式

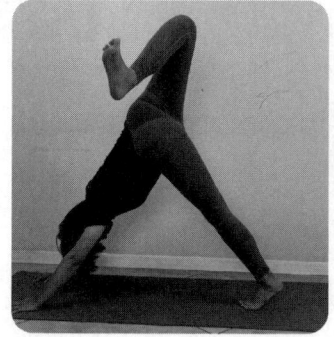
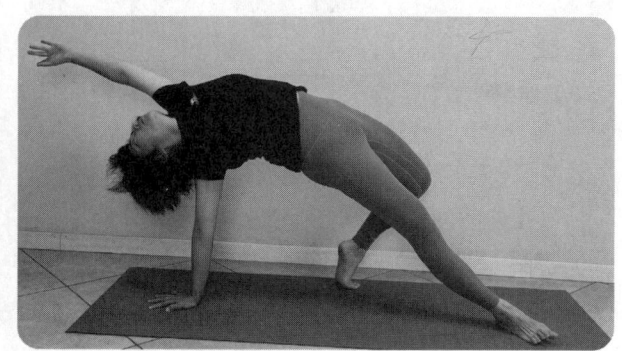

掀髋单腿　　　　　　　　狂野式

2. 体式分析及预备动作

（1）支撑腿：髋关节屈曲，伸展大腿后侧。

体式：站立前屈式、双角式、加强侧伸展式、下犬式。

（2）上抬腿：髋关节后伸，伸展大腿前侧和腹股沟。

体式：新月式、战士Ⅰ式、桥式、眼镜蛇式。

（3）单腿下犬式作为过渡体式

1）过渡到站姿体式

单腿下犬式—新月式、战士Ⅰ式

2）过渡到狂野式

单腿下犬式（掀髋）—狂野式

3）过渡到俯卧体式

单腿下犬式—卧鸽子式

五、蜥蜴式

蜥蜴式，英文名Lizard Pose，梵文名Utthan Pristhāsana。

（一）体式要点

1. 动作基本要点

（1）来到下犬式，吸气，右腿抬高，呼气，右脚向前迈到右手外侧。

（2）右小腿垂直于地面，左膝点地，双手撑地。

（3）吸气，脊柱延展，呼气，身体向前向下，让小手臂置于垫子之上，保持顺畅呼吸。

2. 动作精细要点

（1）针对髋关节比较紧的学员。

要点引导：双手推瑜伽砖，手臂伸直，延展脊柱。

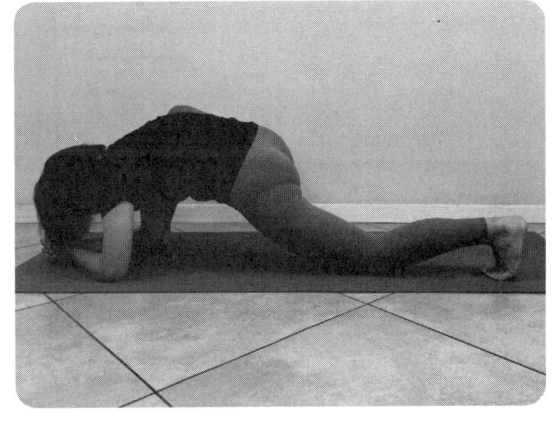

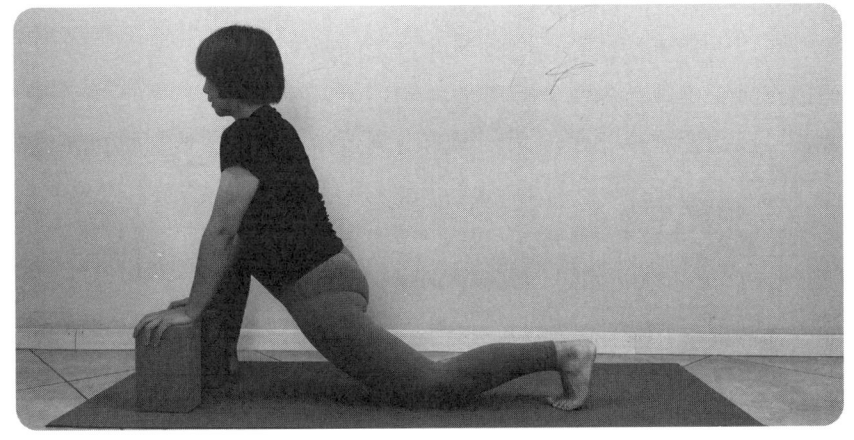

（2）针对塌腰（腰疼）的学员。

要点引导：卷尾骨，收腹部，左脚脚趾回勾，脚后跟用力向后蹬，激活后方的腿。

3. 体式功效

（1）伸展腿部、臀部、腹股沟，美化腿部线条。

（2）滋养背部神经，灵活背部肌肉。

（3）打开骨盆，促进骨盆区域的血液循环。

4. 体式禁忌

（1）膝盖损伤。

（2）髋关节损伤。

（3）高血压。

（4）女性月经期。

（二）解剖要点

髂腰肌（同手抓脚趾单腿站立式）

如果髂腰肌比较紧，完成蜥蜴式时腹股沟区域不易伸展，小手臂无法放在垫子上，可以将小手臂置于瑜伽砖上，或者双手伸直撑地。

（三）体式变式及教学应用

变式

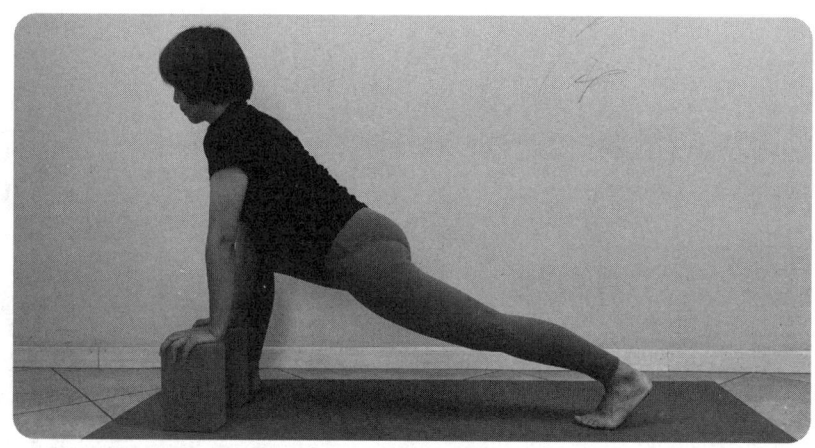

高位蜥蜴式

说明：

1. 激活大腿内侧，可以选择手推膝盖内侧，两者对抗的练习方式。

2. 稳定脚踝，可以选择手推膝盖内侧，但脚的内侧用力下压，不上抬的练习方式。

3. 伸展脚踝外侧，可以选择手推膝盖内侧，脚的内侧上抬，脚的外侧压地的练习方式。

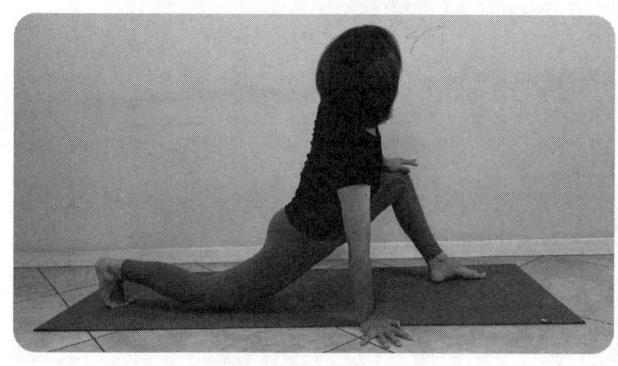

蜥蜴式（脚底踩地）

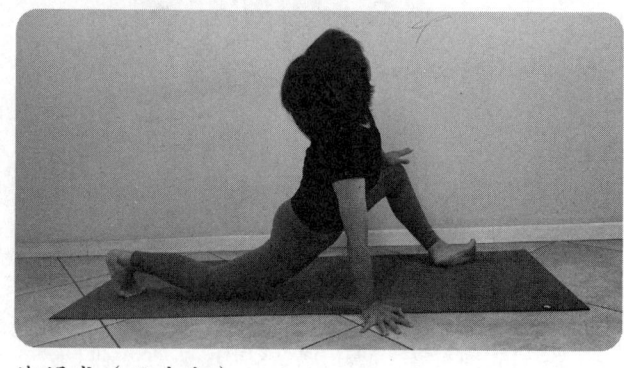

蜥蜴式（足内翻）

六、神猴式

神猴式，英文名Monkey Pose，梵文名Hanumānāsana。

在这个体式中，练习者双腿着地，大大地劈开，与此同时双手在胸前合十。这个体式有点像西方芭蕾舞中的劈叉动作。

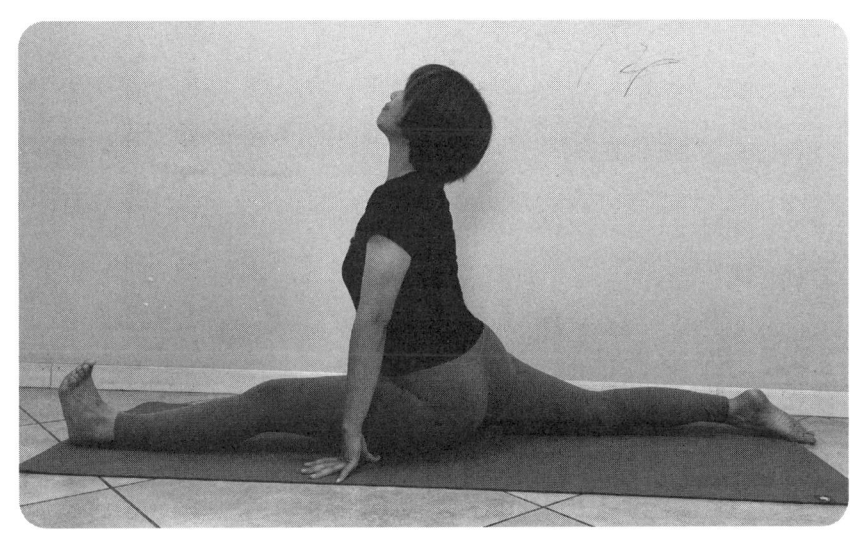

（一）体式要点

1. 动作基本要点

（1）从低位起跑式进入，左腿在前，右腿在后。伸直左腿向前，直至小腿肚贴实垫子。

（2）右腿向后伸直，让右侧腹股沟尽量靠近垫子，脚背向下。双手置于骨盆两侧。

（3）吸气，延展脊柱，呼气，骨盆向下，来到神猴式。

2. 动作精细要点

（1）针对骨盆不正位的学员。

要点引导：左侧髋向后，右侧髋向前，让骨盆端正。

（2）针对双腿伸直的学员。

要点引导：左侧臀部下方或者右大腿下方垫瑜伽砖，让身体向上立起来。

3. 体式功效

（1）伸展腿部肌肉和韧带，美化腿部线条。

（2）打开骨盆，滋养盆腔内的器官。

4. 体式禁忌

（1）膝盖损伤。

（2）腹股沟损伤。

（二）解剖要点

1. 腘绳肌（同前屈式）

2. 股四头肌（同三角伸展式）

（三）体式变式及教学应用

1. 体式变式

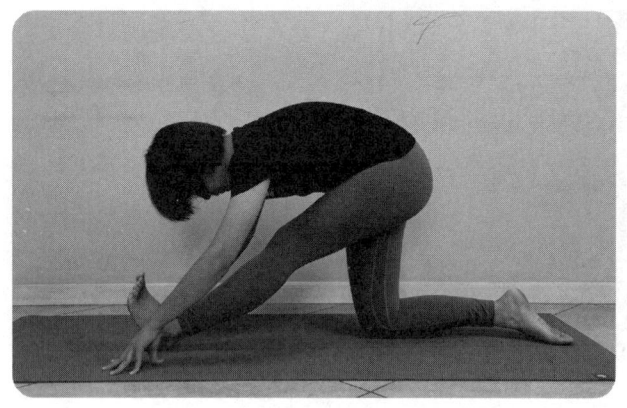

半神猴式

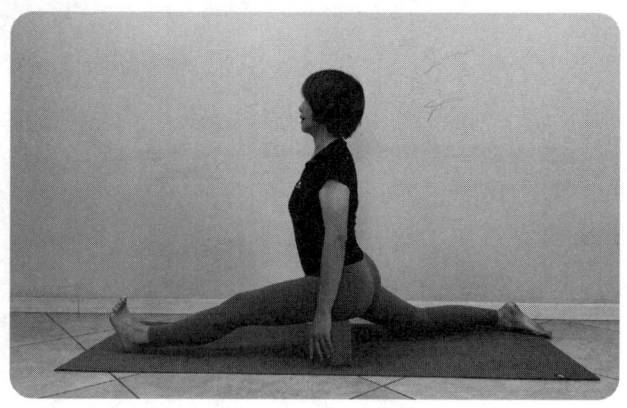

臀部下方垫瑜伽砖

2. 体式分析及预备动作

（1）前面的腿（右腿）：髋关节屈曲，伸展臀大肌、腘绳肌。

体式：前屈式、半神猴式。

（2）后面的腿（左腿）：髋关节后伸，伸展腹股沟和大腿前侧肌群。

体式：新月式、桥式、眼镜蛇式。

说明：这个体式需要循序渐进，一方面需要对自己的身体有信心，另一方面也不要勉强完成。在这个练习里，常见的高危错误动作是跨栏式拉筋，也就是骨盆并没有在一个垂直于地面的平面上。长此以往地错误练习，会伤到腰椎及坐骨神经。

七、英雄式

英雄式，英文名Hero Pose，梵文名Vīrāsana。Vīrā的意思是英雄、战士和冠军。这个坐姿需要双膝并拢、双脚外展，臀部端坐其上。英雄式对冥想和呼吸控制很有好处。

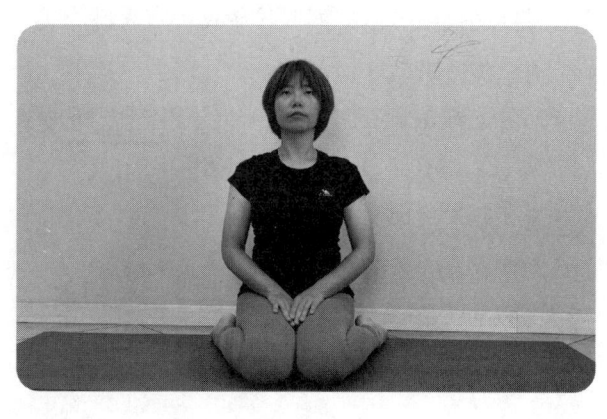

（一）体式要点

1. 动作基本要点

（1）跪于垫子上，双手大拇指放在膝盖窝处，将小腿肚子向外展开。

（2）双腿分开，臀部坐在瑜伽垫上，双脚脚跟靠近臀部外侧，脚背向下压。

（3）脊柱向上延展，骨盆中正，双手自然放于大腿上，保持顺畅的呼吸。

2.动作精细要点

（1）针对臀部无法坐于垫子上的学员。

要点引导：臀部下方垫瑜伽砖，双脚脚后跟靠近瑜伽砖。

（2）针对脚踝疼痛的学员。

要点引导：脚背下方垫毛毯，让脊柱向上挺拔，不要将所有的重量都向下压向双脚。

3.体式功效

（1）伸展背阔肌，扩展胸腔。

（2）伸展腿前侧肌群，美化腿形。

（3）提高髋、膝、踝关节的灵活性。

4.体式禁忌

（1）膝盖损伤。

（2）脚踝损伤。

（二）解剖要点

股四头肌位于大腿前侧。

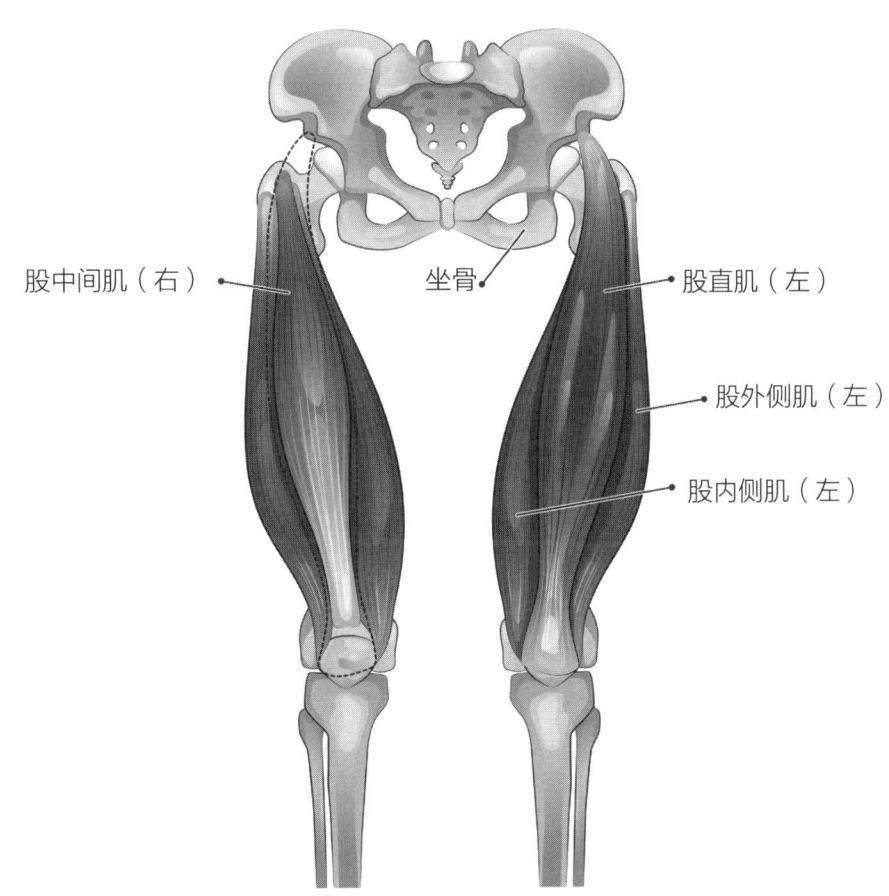

股四头肌

股四头肌具有很强的爆发力，运用频繁，许多运动都要用到股四头肌。人们在练习瑜伽时经常忽略股四头肌，很少在运动后做股四头肌拉伸。股四头肌僵硬会大大影响膝关节、脊柱和髋部的活动范围。英雄式是伸展股四头肌的经典动作，但是很多人在做英雄式的时候感受不到大腿前侧的伸展，主要原因有两个：首先，英雄式给脚踝带来较大的压力，脚踝强烈感受往往会弱化甚至掩盖大腿前侧的伸展感；其次，股四头肌的四个头附着在大腿和骨盆的不同的位置，所以很难有统一的伸展感。

（三）体式变式及教学应用

1. 变式

英雄式加入鹰手、牛面手、反祈祷式

说明：英雄式的变式主要在手臂上的变化，旨在丰富课程体式。

2. 体式序列

英雄式作为为数不多的髋关节内旋动作，常与束角式、花环式、坐角式等髋关节外旋或外展的体式搭配。

八、花环式

花环式，英文名Garland Pose，梵文名Mālāsana。Mala的意思是花环。

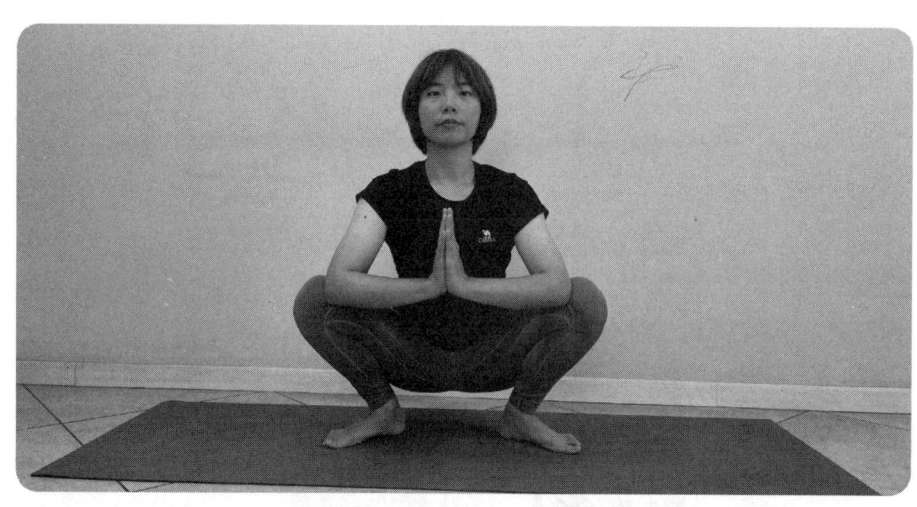

（一）体式要点

1. 动作基本要点

（1）站于垫子上，双脚分开比骨盆宽，脚趾指向外侧。

（2）屈膝下蹲，踩实地面。

（3）双手胸前合十，手肘抵住膝盖内侧，将双腿向两侧打开，肘关节与膝盖内侧进行对抗。

（4）胸腔上提，脊柱延展，保持顺畅的呼吸。

2. 动作精细要点

（1）针对脚后跟无法踩到地面的学员。

要点引导：双脚分开距离远一点，或脚后跟下方垫毛毯。

（2）针对无法完全下蹲的学员。

要点引导：在臀部下方垫瑜伽砖。

3. 体式功效

（1）伸展背部、改善体态。
（2）打开髋关节，提高脚踝的灵活性。
（3）打开骨盆，促进骨盆区域的血液循环。
（4）伸展跟腱，缓解小腿肌肉紧张酸胀。

4. 体式禁忌

膝盖严重损伤。

（二）解剖要点

相邻关节假说由美国物理治疗师、体能专家格雷·库克（Gray Cook）提出。该假说认为身体是由一层又一层的关节堆砌而成，由下到上分别是踝关节、膝关节、髋关节、腰椎、胸椎、肩胛骨、肩关节、颈椎等，每一个关节都相对独立，同时也相互依存和影响。该假说指出，人体的所有关节可以分为两种类型，即稳定性和灵活性。如果该灵活的关节不灵活，就会影响相邻的其他关节。

根据该假说，我们了解到髋关节负责功能，膝关节负责稳定。如果髋关节不灵活，则会影响膝关节，让膝关节代偿髋关节的某些功能，从而导致膝盖的疼痛。

因此，如果髋关节紧，在做花环式、英雄坐、蜥蜴式等开髋体式时，膝盖容易疼痛。

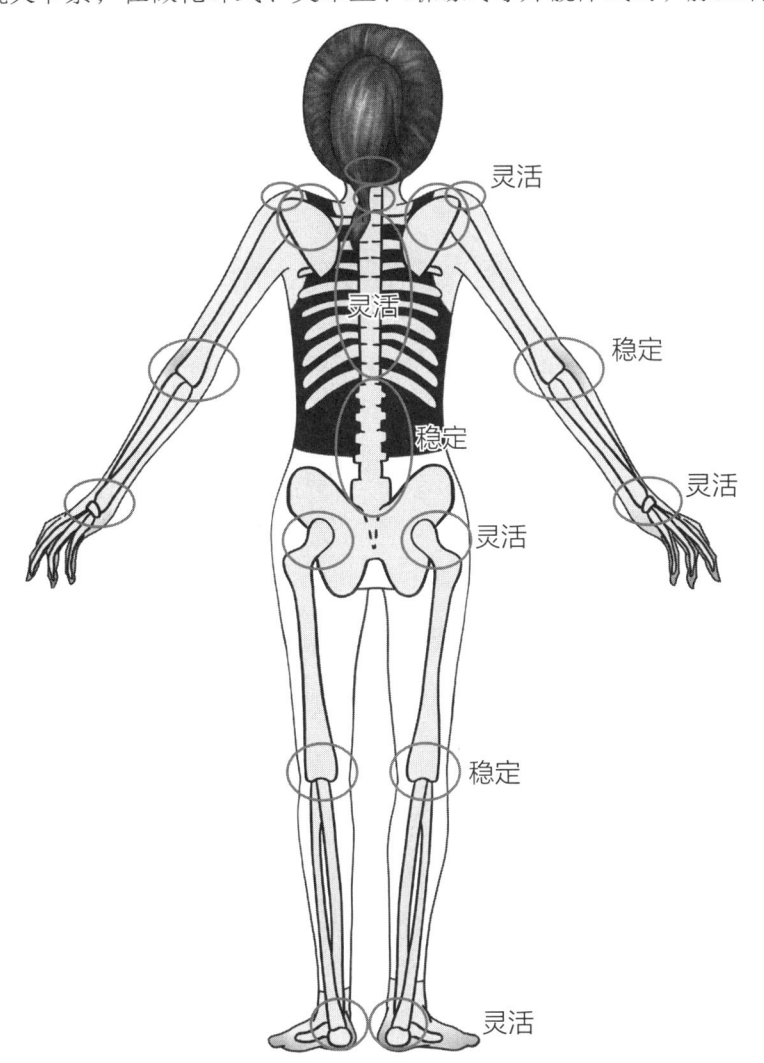

（三）体式变式及教学应用

1. 变式

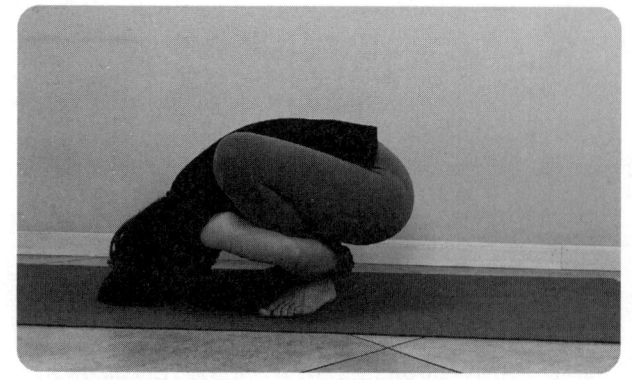

（1）前屈

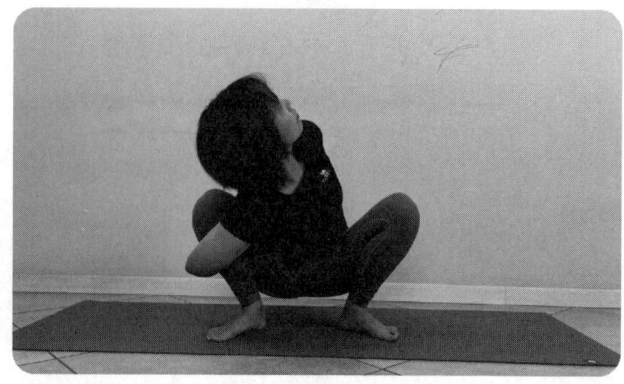

（2）扭转

2. 体式分析及预备动作

花环式蹲不下来的主要原因是背部及大腿后侧紧，其次是脚踝处紧。

（1）下背部和大腿后侧紧

体式：婴儿式、站立前屈式、坐姿前屈式、下犬式。

（2）脚踝紧

体式：英雄坐、金刚坐、脚踝绕动式。

第五节 后弯系列体式

后弯体式能充分打开我们的心胸，当胸腔舒展时，我们往往体态挺拔，由内而外呈现出一种积极向上、阳光自信的精神面貌。反之，心胸不展、含胸驼背的人，一般会给人一种自卑消极的印象。瑜伽后弯体式的练习不仅可以改善肩关节的灵活度，缓解肩颈不适，打开胸腔，舒展紧张的肌肉，让体态变得优雅挺拔，还可以提高呼吸系统的免疫能力以应对复杂多变的外界环境，筑牢自身防疫墙。需要特别指出的是，有些后弯以拉伸为基础，有些后弯以力量为基础，练习时需要兼顾柔韧和力量二者的平衡。

一、猫牛式

猫牛式并不是一个体式，而是猫式和牛式两个体式的合称，或者说是猫式和牛式结合的动态体式。通常情况下，这两个体式会组合成为一组练习。猫式：英文名Cat Pose，梵文名Bidalāsana，Bidala是猫的意思。牛式：英文名Cow Pose，梵文名Marjaryāsana，Marjarya是牛的意思。

（一）体式要点

1. 动作基本要点

（1）来到桌子式，肩膀在手腕正上方，骨盆在膝盖正上方。

（2）吸气，延展脊柱，胸口上提，腹部伸展，臀部向上，不要塌腰，保持收腹。

(3) 呼气，卷尾骨，拱背，最后低头。

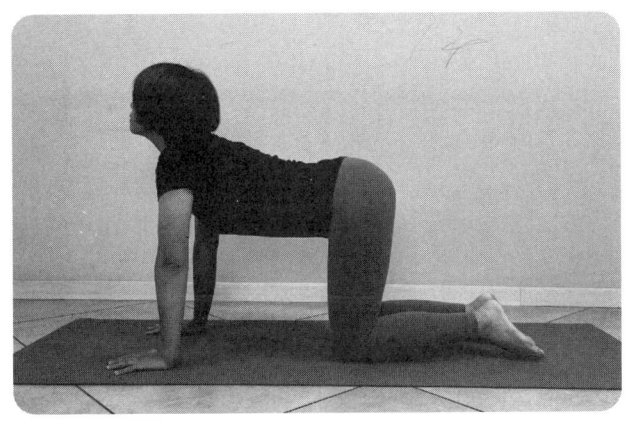
牛式

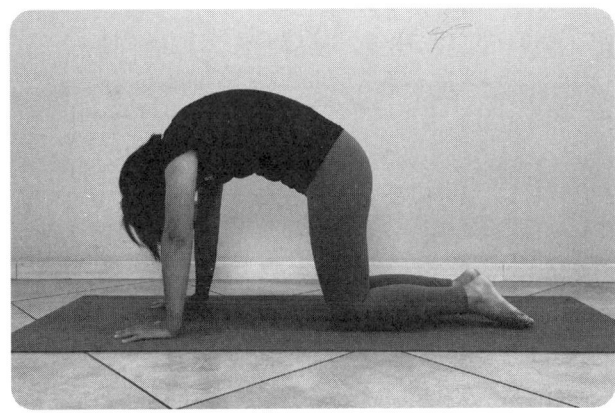
猫式

2. 动作精细要点

（1）牛式细节

要点引导：

1) 胸腔上提，尾骨向上，脊柱向两个方向拉长。

2) 收腹部，不要塌腰。

3) 绕肩向后，肩胛骨沉向臀部的方向，建立颈部的空间。

（2）猫式细节

要点引导：

1) 卷尾骨，拱背，拱背的力量来自双手双脚向下推地和腹部内收。

2) 颈部自然地放松，最后低头，眼睛看向肚脐眼。

3. 体式功效

（1）激活脊柱，唤醒身体。

（2）打开胸腔，放松背部。

（3）伸展身体前侧，包括颈部前侧。

4. 体式禁忌

严重的颈椎损伤者不宜用力抬头和低头。

（二）解剖要点

斜方肌（同鸟王式）。

（三）体式变式及教学应用

1. 变式

（1）流动的猫牛式

要点引导：来到桌子式，双手向前一个手掌的距离，然后再将臀部坐于脚后跟上。吸气，拱背向前，肩膀来到手腕的正上方。呼气，抬头，翘臀，手推身体向后，臀落于脚后跟。吸气，再向前，呼气，向后，如此循环。

（2）舞动的猫牛式

要点引导：来到桌子式，双手向前一个手掌的距离，然后再将臀部坐于脚后跟上。吸气，臀部向左，拱背向前，呼气，臀部向右，翘臀向后。完成3组后，反向练习。

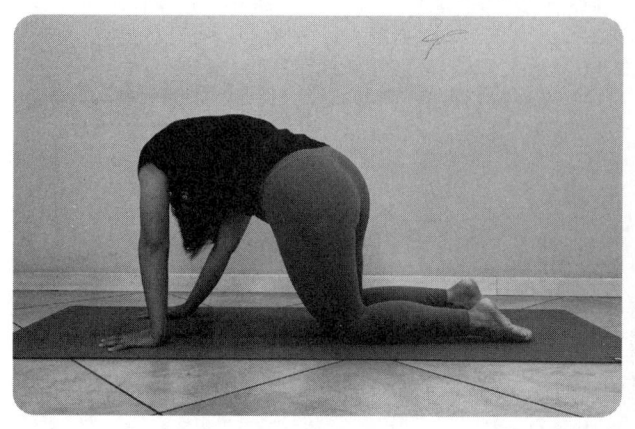
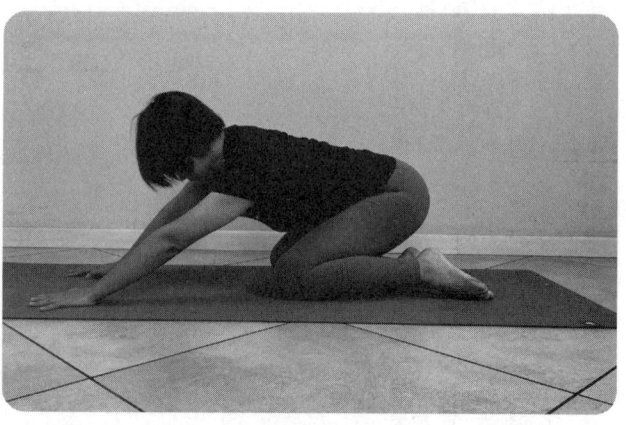

舞动的猫牛式

二、眼镜蛇式

眼镜蛇式，英文名Cobra Pose，梵文名Bhujaṅgāsana。Bhujaṅgā是大毒蛇的意思。这个体式需要脸朝下平卧在地面上，身体从躯干向上抬起，头部尽量向后，如同一条正准备进攻的毒蛇。

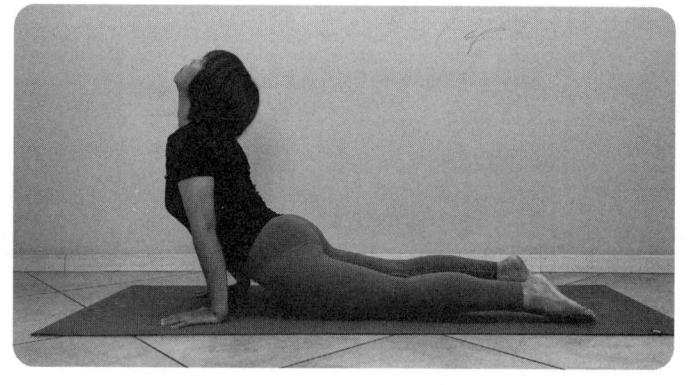

（一）体式要点

1. 动作基本要点

（1）俯卧在垫子上，双腿向后伸展，脚背向下。
（2）双手放胸腔两侧，大臂夹紧身体，肘关节指向后方。
（3）吸气，绕肩向后，胸腔打开，双手推地，身体向上，来到眼镜蛇式。
（4）呼气，肩膀沉向臀部的方向，保持收腹。

2. 动作精细要点

（1）针对腰疼的学员。
要点引导：卷尾骨，提耻骨，收腹部，建立下背部的空间。
（2）针对耸肩的学员。
要点引导：绕肩向后，手臂可以适当弯曲，骨盆挨着垫子，完成低位的眼镜蛇式。

3. 体式功效

（1）扩展胸腔，强健心肺。
（2）激活背部肌肉和韧带，促进背部血液循环，缓解背痛。
（3）按摩腹部内脏器官，缓解腹胀、便秘。

4. 体式禁忌

（1）背部损伤。

（2）手腕损伤。

（二）解剖要点

1.腹直肌位于腹前壁正中线两侧，居腹直肌鞘中，上宽下窄，自上而下被3~4条横行的腱划分隔，腱划与腹直肌鞘前壁紧密结合，腹直肌起于耻骨联合和耻骨嵴，向上止于第5至第7肋软骨的前面和胸骨剑突。

眼镜蛇式能充分伸展腹直肌和胸大肌，可以作为卷腹练习后的伸展动作。

2.竖脊肌的解剖要点同乌龟式。

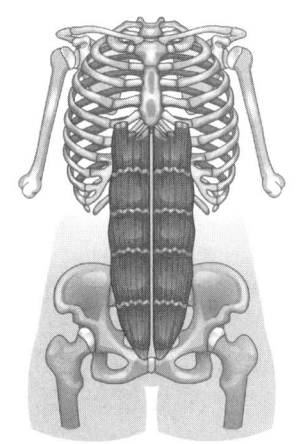
腹直肌

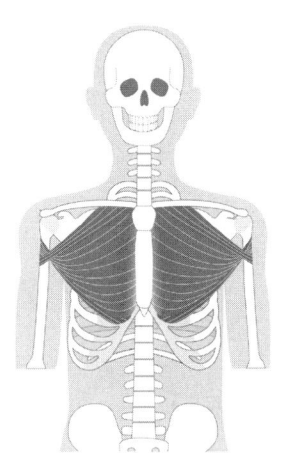
胸大肌

眼镜蛇式可以锻炼竖脊肌，竖脊肌有力可以帮助改善身体体态，减少脊柱的压力。

（三）体式变式及教学应用

1. 变式

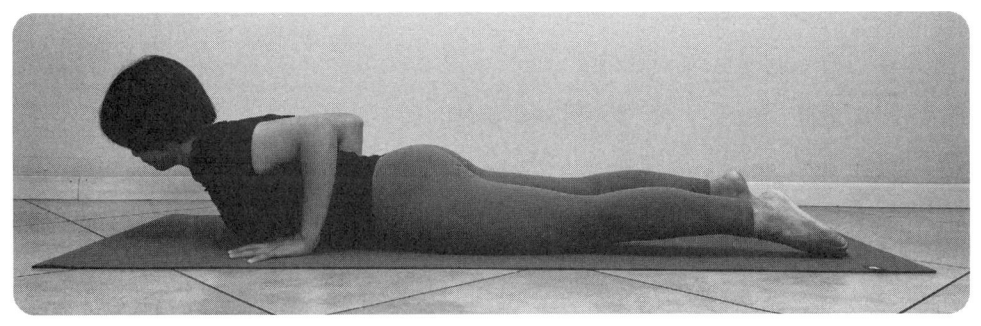

低位眼镜蛇

2. 体式分析及预备动作

（1）延展脊柱（脊柱各个方向的延展）

前侧伸展：展臂式、摩天轮式。

两侧伸展：风吹树式、三角伸展式。

后侧伸展：下犬式、加强侧伸展式、半神猴式。

说明：猫牛式及其变式可作为眼镜蛇的准备体式。猫牛式既有身体前侧伸展，也有身体后侧伸展，猫摆尾式可以充分伸展身体两侧。

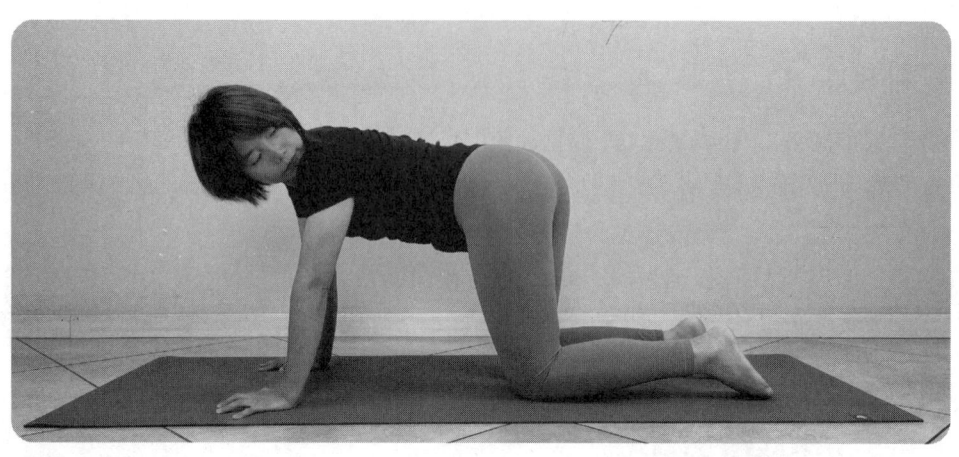

猫摆尾式

（2）由浅入深进入后弯

体式：牛式、蝗虫式。

三、蝗虫式

蝗虫式，英文名Locust Pose，梵文名Śalabhāsana。Śalabhā的意思是"蝗虫"。这个体式就像一只趴在地上的蝗虫，因此而得名。

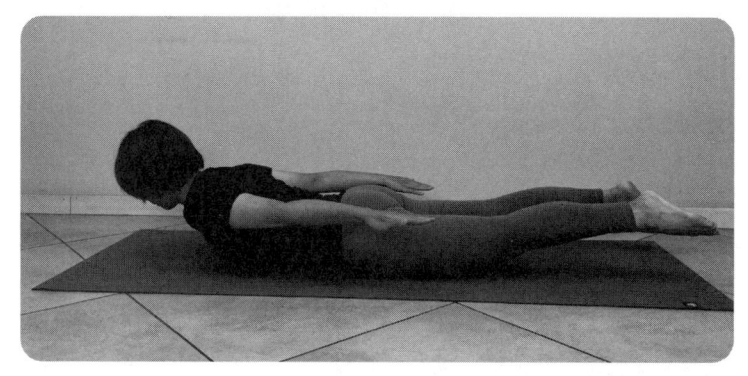

（一）体式要点

1. 动作基本要点

（1）俯卧在垫子之上，身体伸展，额头贴地。

（2）手臂放在身体两侧，掌心朝下。

（3）双腿分开与骨盆同宽，脚背贴地。

（4）吸气，胸口上提，颈部延展，双手双腿同时向后向上抬。

（5）呼气，身体还原。

2. 动作精细要点

（1）针对腰疼的学员。

要点引导：双腿交替向后伸展，拉伸脊柱。双腿向上抬的时候，用力向后伸展，再向上抬高，卷尾骨，让大腿内侧向上提，启动大腿后侧肌肉，不夹臀。

2.针对双腿无法上抬的学员。

要点引导：双手掌心向上放在腹股沟处，帮助双腿上抬。

3. 体式功效

（1）伸展整根脊柱，滋养脊柱神经，增加生命能量。

（2）增强下背部和腰部的肌肉群及韧带，消除腰骶部疼痛。

（3）舒展肩部，打开胸腔。
（4）按摩腹部内脏器官，促进消化，缓解胀气、便秘。

4. 体式禁忌

颈部和下背部损伤者不宜抬得过高。

（二）解剖要点

竖脊肌（同乌龟式）。

（三）体式变式及教学应用

变式

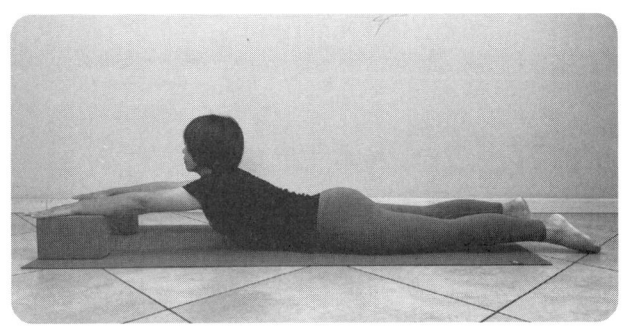
1. 双手下方垫瑜伽砖

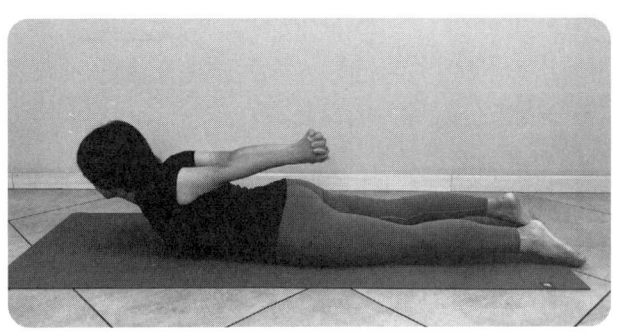
2. 双手体后相扣

说明：肩膀紧的学员可以完成以上两种蝗虫式。

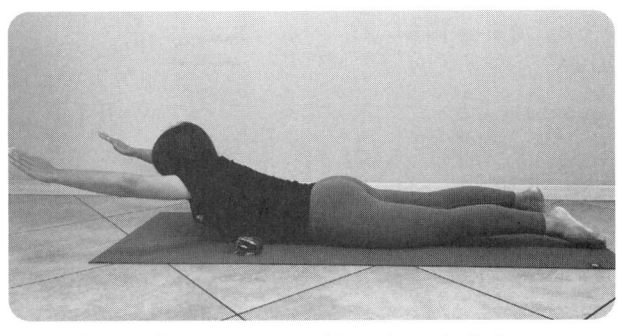
3. 肋骨下方垫毛毯，可以帮助激活上背部。

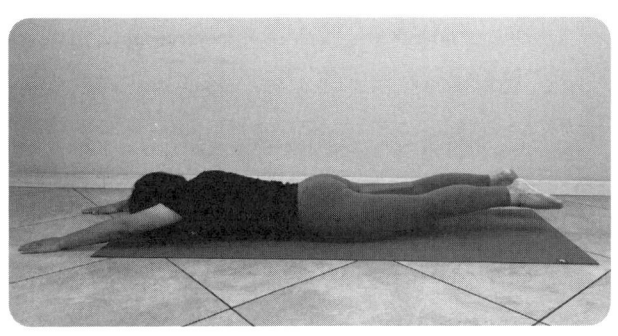
4. 双腿夹砖，可以帮助激活大腿。

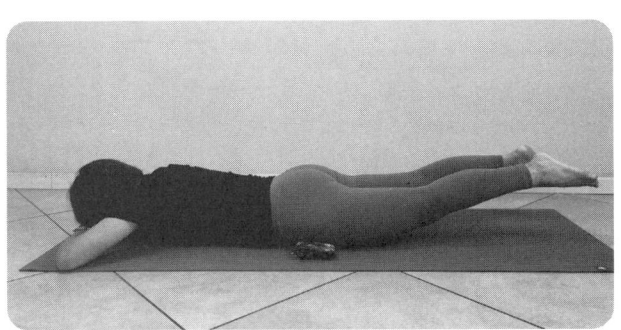
5. 腹股沟处垫毛毯，可以帮助激活下背部和腿部。

四、狮身人面式

狮身人面式，英文名Sphinx Pose，梵文名Salamba Bhujangāsana或者是Ardha Bhujangāsana。Salamba的意思是支撑、支持，Ardha是半的意思，Bhujanga是大毒蛇的意思。

（一）体式要点

1. 动作基本要点

（1）俯卧于垫子之上，双脚分开与骨盆同宽，脚背推地。肘关节在肩膀下方，大臂垂直于地面，小手臂贴地，手指指向前方。

（2）吸气，小手臂推地，胸口上提，呼气，肩膀下沉远离耳朵，保持顺畅的呼吸。

2. 动作精细要点

（1）针对耸肩的学员。

要点引导：小手臂有力推地，绕肩向后，肩胛骨沉向臀部的方向，胸腔上提。

（2）针对腰疼的学员。

要点引导：双腿交替向后伸展，伸展背部和双腿。卷尾骨，耻骨上提，坐骨向脚后跟的方向延展，拓宽腰部空间，减少腰部的挤压。

3. 体式功效

（1）伸展整根脊柱。

（2）伸展颈部，消除颈纹。

（3）按摩腹部内脏器官，拉伸髂腰部位的肌肉，消除腰部赘肉。

4. 体式禁忌

下背部损伤者不宜保持该体式太久。

（二）解剖要点

竖脊肌（同乌龟式）。

（三）体式变式及教学应用

变式

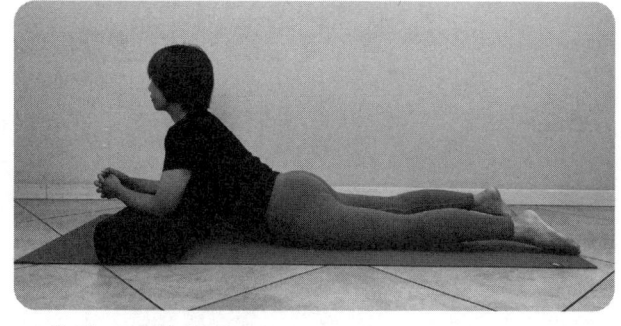

1. 手肘下方垫抱枕

说明：这种练习方式常见于阴瑜伽中。

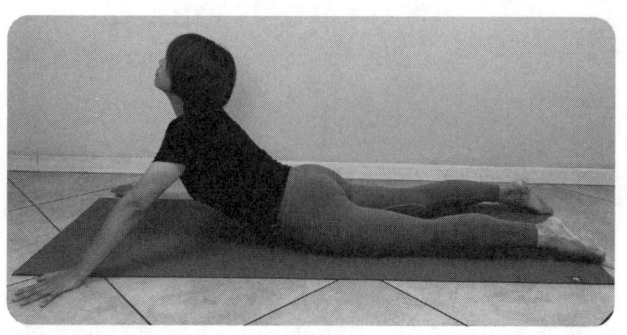

2. 海豹式

五、上犬式

上犬式，英文名Upward-Facing Dog Pose，梵文名Ūrdhva Mukha Śvānāsana。Ūrdhva Mukha的意思是嘴部向上，Śvānā的意思是狗。这个体式像一只狗头部向上，在伸展自己的身体，因此而得名。

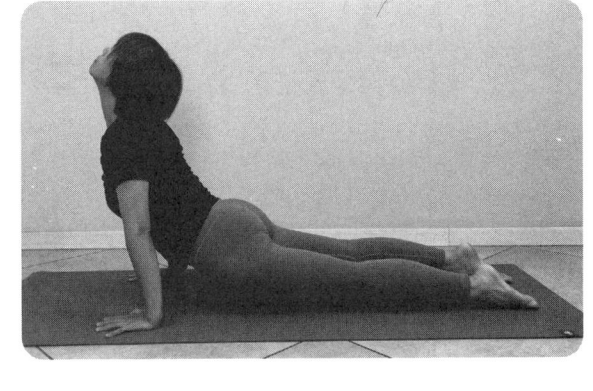

（一）体式要点

1. 动作基本要点

（1）来到眼镜蛇式，吸气，胸腔上提。

（2）呼气，双手推地，伸直手臂，大腿前侧离开地面，脚背压地。

（3）锁骨展开，双肩向后绕，向下沉。

（4）眼睛看前方或上方，保持3~5次呼吸。

2. 动作精细要点

（1）针对耸肩的学员。

要点引导：绕肩向后，肘关节弯曲，大臂外旋靠近身体，吸气，胸口向上，脊柱延展，慢慢地把手臂伸直，保持肩胛骨下沉。

2.针对双腿无力的学员。

要点引导：双腿交替向上抬，向后伸展，双脚脚背用力压向地面，激活大腿肌肉。

3.针对夹臀的学员。

要点引导：双腿内旋，大腿外侧用力向下压，大腿内侧用力向上提。

3. 体式功效

（1）伸展整根脊柱，保持脊柱弹性。

（2）伸展整个背部肌肉，消除背部与肩部肌肉的僵硬和紧张。

（3）强壮手臂和臀腿的力量。

（4）按摩腹部内脏器官，放松腰部。

4. 体式禁忌

（1）背部损伤。

（2）手腕损伤。

（二）解剖要点

肘关节超伸是指肘关节过度伸展，当手臂伸直的时候，大臂和小手臂之间的夹角大于180度。

导致肘关节超伸的原因有很多，如韧带松弛、手臂力量不足、不良的生活习惯等。

上犬式是一个手臂支撑体式，当手臂力量不足时，容易导致肘关节的超伸。我们可以弯曲手臂做眼镜蛇式，避免超伸。

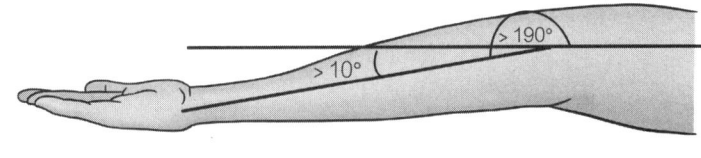

肘关节超伸示意图

（三）体式变式及教学应用

上犬式和眼镜蛇式的区别：

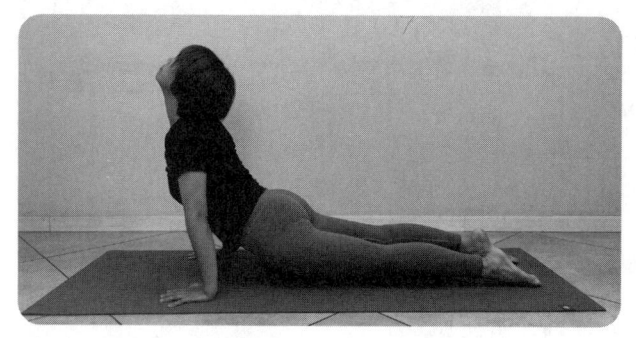

（1）上犬式，大腿离地

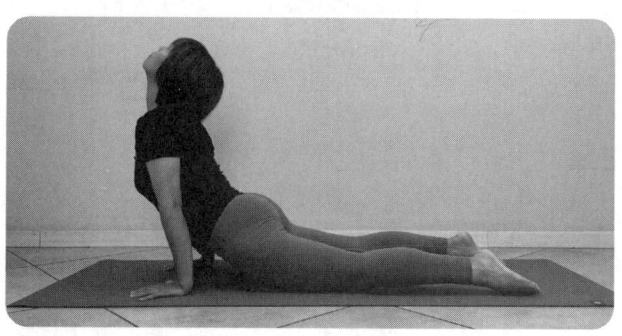

（2）眼镜蛇式，大腿不离地

六、半蛙式

半蛙式，英文名Half Frog Pose，梵文名Ardha Bhekāsana。Ardha的意思是一半，Bhekā的意思是青蛙。

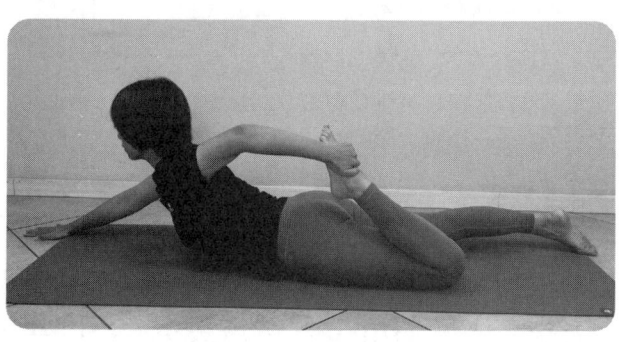

（一）体式要点

1. 动作基本要点

（1）俯卧于垫子上，身体延展，脚背压地，额头点地。

（2）肘关节在肩膀正下方，小手臂置于垫子上，手指朝前。

（3）左膝弯曲，左手向后抓住左脚背。

（4）左手心向下压，手指尖指向前方，将左脚跟靠近左臀外侧。

（5）右手向前移动一个手掌距离，右手推地，胸腔打开，身体向上，保持顺畅的呼吸。

2. 动作精细要点

（1）针对腰疼的学员。

要点引导：卷尾骨，收腹部，建立下背部的空间。右手肘关节置于垫子上，降低后弯的幅度。

（2）针对左膝疼的学员。

要点引导：左脚脚后跟不靠近臀部，勾脚尖，激活大腿后侧，左腿向后，与左手相互对抗。

3. 体式功效

（1）强化背部力量，消除背部多余脂肪，矫正圆肩、驼背等不良体态。

（2）按摩腹部内脏器官，促进肠胃蠕动，缓解胀气、便秘。

（3）深度拉伸腹股沟和大腿前侧，美化腿部线条。

（4）改善扁平足。

4. 体式禁忌

（1）肩膀损伤。

（2）下背部损伤。

（3）膝盖损伤。

（二）解剖要点

1. 股四头肌（同战士Ⅰ式）

2. 三角肌（同下犬式）

说明：半蛙式可以拉伸三角肌前束。

（三）体式变式及教学应用

1. 变式

2. 体式分析及预备动作

（1）后弯准备

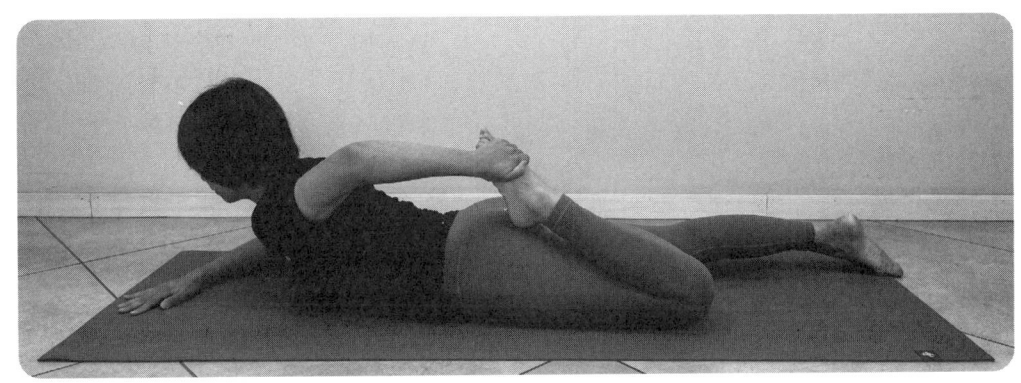

降阶版

体式：新月式后弯、眼镜蛇式、蝗虫式。

（2）肩膀打开

体式：扣手式、下犬式、谦卑战士、牛面式。

（3）伸展大腿前侧及脚背

体式：金刚坐、英雄坐、新月式、战士Ⅰ式、蜥蜴式、桥式。

（4）完成半蛙式后的反向放松体式

体式：前屈体式、鸟王手、猫式。

七、弓式

弓式，英文名Bow Pose，梵文名Dhanurāsana。Dhanu的意思是弓。在这个体式中，手臂就像是弓弦，向上拉起头部、躯干和腿部，这个体式就像是一张拉开的弓。

（一）体式要点

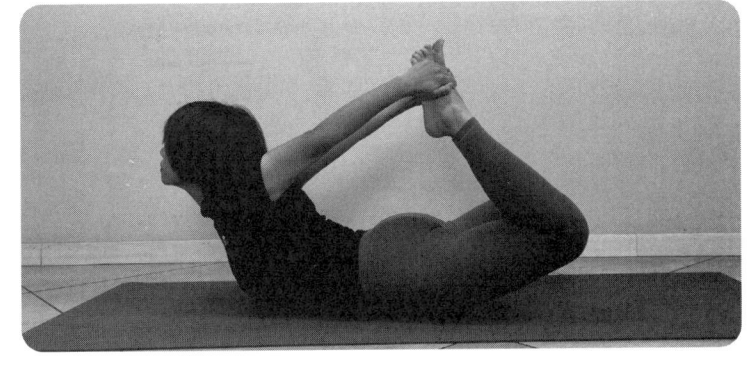

1. 动作基本要点

（1）俯卧于垫子上，双手放于身体两侧，掌心向下。

（2）屈双膝，脚跟尽量靠近臀部。

（3）双手向后抓脚踝，双膝分开与骨盆同宽。

（4）吸气，躯干向后向上伸展，大腿离开地面，进入弓式，保持自然的呼吸。

2. 动作精细要点

针对腰疼的学员。

要点引导：卷尾骨，躯干向膝盖窝的方向下沉。脚趾回勾，双脚向后，拉着身体向上展开。

3. 体式功效

（1）拉伸大腿前侧、腹股沟。

（2）强壮胸部、腹部和背部肌肉。

（3）伸展脊柱，缓解背痛。

（4）加强髋伸展肌群的力量，伸展髋屈肌群。

4. 体式禁忌

（1）下背部损伤。

（2）肩膀损伤。

（3）膝盖损伤。

（二）解剖要点

胸大肌在胸廓前上部浅层，附着于锁骨（前缘内侧2/3处）、胸骨以及第1~6软骨与第7肋骨。

起端：锁骨部（锁骨内侧半）、胸肋部（胸骨第1~第7肋软骨前面）、腹肌部（腹直肌鞘的前壁，第8~10肋软骨）。止点：肱骨大结节嵴（锁骨部和腹部肌束上下交叉）。

弓式能充分伸展胸大肌，对于打开胸腔，改善圆肩、驼背的效果显著。

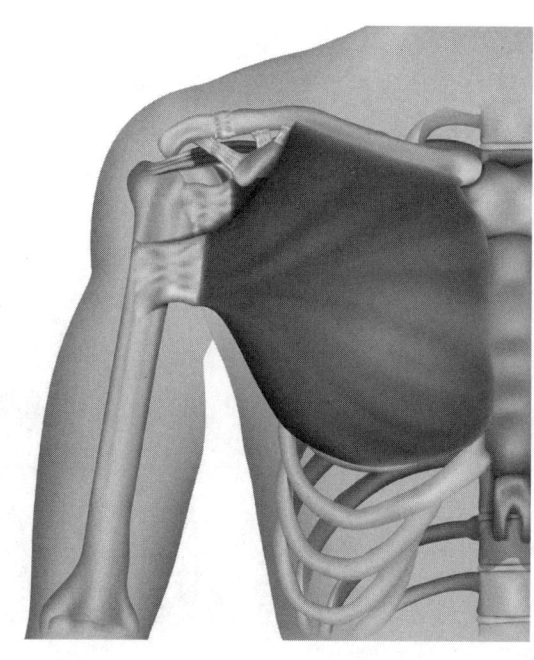

胸大肌

（三）体式变式及教学应用

变式

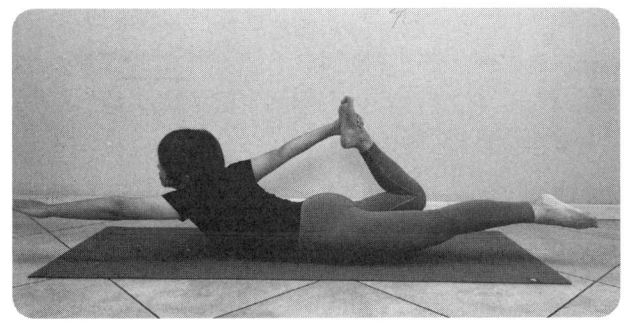

（1）半弓式

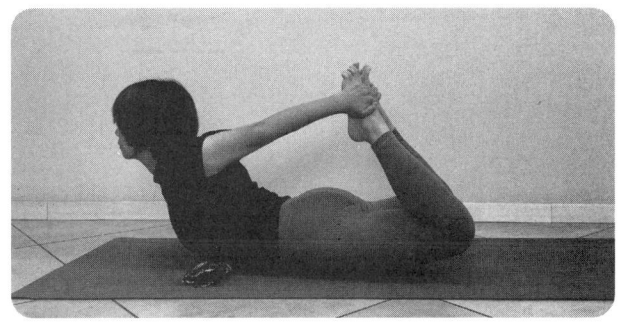

（2）毛毯辅助弓式

肋骨下方垫毛毯，帮助提胸腔，抬高上半身。

八、骆驼式

骆驼式，英文名Camel Pose，梵文名Uṣṭrāsana。Uṣṭra的意思是骆驼。

（一）体式要点

1. 动作基本要点

（1）跪于垫子上，双腿分开与骨盆同宽，脚趾回勾，脚后跟用力向后蹬，尾骨自然向下，激活臀腿肌群。

（2）双手后扶髋，指尖朝下，收腹部，延展脊柱。

（3）吸气，胸腔上提，肩膀向后，肩胛骨沉向臀部的方向。

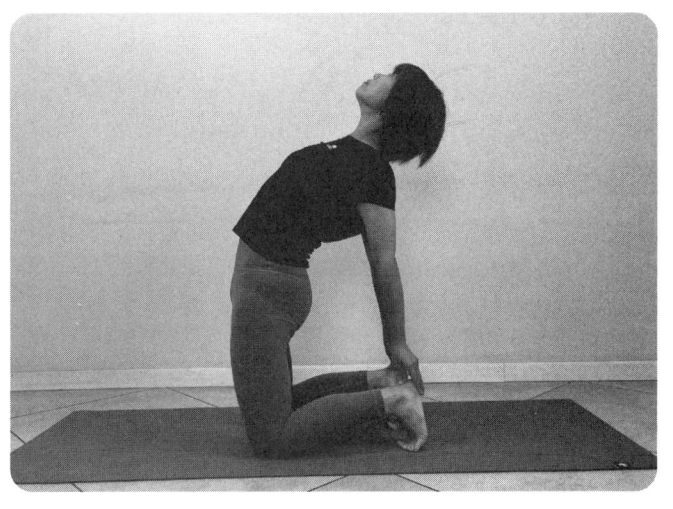

（4）呼气，保持脊柱延展，双手向后去抓脚后跟。颈部延展，微收下颌，保持自然的呼吸。

2. 动作精细要点

针对腰疼的学员。

要点引导：来到跪姿，脚趾踩地。大腿内旋，腹股沟向后推，卷尾骨向下，激活双腿，胸腔向上，肩膀展开，双手可以扶瑜伽砖，或者扶住臀部，减小后弯的幅度，以此减少腰椎的压力。

说明：为了避免髋韧带受伤，后仰时，保持骨盆的稳定，应适度地内旋腿部，同时大腿前侧肌肉上提；脚趾也要努力地蹬地，胸部向上提，将重力均匀地分散到大腿和脚趾，从而减小膝盖的压力。

此外，对于大多数人来说，后仰姿势往往会被理解为脊柱后弯，需要注意的是脊柱应伸展，脊柱上端向上方用力拉长，也就是说，吸气时胸腔努力向上提，伸展脊柱，为脊柱创造空间，而不是腰部后压，避免对腰椎挤压而导致腰部疼痛。

3. 体式功效

（1）美化颈部线条，扩展胸腔。

（2）增强脊柱的柔韧性，激活背部肌肉群，矫正弯腰驼背问题。

（3）消除腹部多余脂肪。

4. 体式禁忌

（1）高、低血压。

（2）下背部损伤。

（二）解剖要点

1. 胸大肌（同弓式）

2. 腹直肌、竖脊肌（同眼镜蛇式）

（三）体式分析及预备动作

先完成降阶骆驼式，再完成骆驼式，最后用婴儿式反向放松。

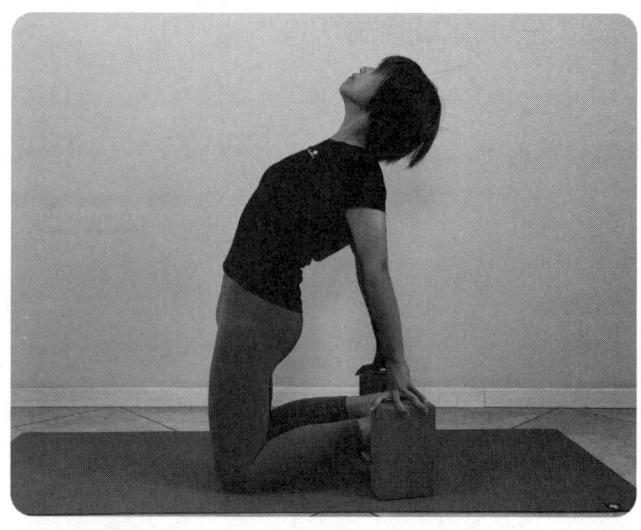

降阶骆驼式

九、桥式

桥式，也被称为小桥式，英文名Bridge Pose，梵文名Setu Bandha Sarvāngāsana。Setu Bandha的意思是形成或建造一座桥。在这个体式中，身体拱起，重量支撑在肩膀、脚底和脚后跟上。这是一种比较温和的、向后弯曲的体式，因动作完成后形似拱桥而得名。

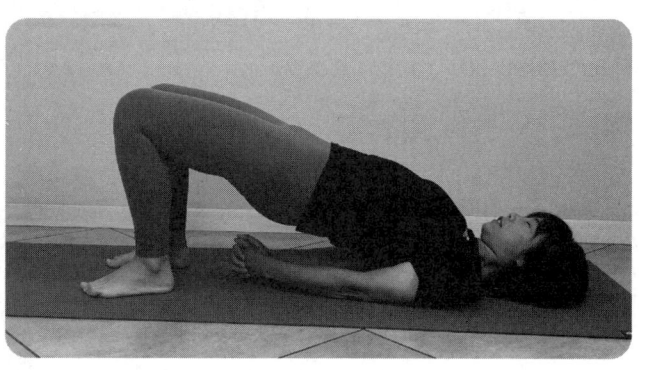

（一）体式要点

1. 动作基本要点

（1）仰卧于垫子上，屈双膝，双腿分开与骨盆同宽，双脚踩地，脚外侧彼此平行。

（2）双手在身体两侧，掌心向下。

（3）吸气，双脚用力向下踩，臀部向上抬。

（4）双手体后十指交扣，双肩向内收。胸腔上提，头部摆正，保持自然呼吸。

2. 动作精细要点

（1）针对膝盖疼的学员。

要点引导：双脚脚后跟用力向下踩，激活大腿后侧肌群，稳定膝盖。

（2）针对腰疼的学员。

要点引导：臀部上抬的时候，不要顶髋向上，适当卷尾骨，让腹股沟展开。

（3）退出体式：

要点引导：脊柱一节一节地向下落，直至背部落于垫子上。

3. 体式功效

（1）伸展身体前侧，打开胸腔。

（2）提高脊柱的柔韧性，缓解背部不适。

（3）提高肩部的灵活性。

(4)促进腹部血液循环，缓解腹部胀气，改善消化功能。

4. 体式禁忌

颈部损伤。

（二）解剖要点

1. 腹直肌（同眼镜蛇式）

2. 腘绳肌（同前屈式）

桥式是锻炼腘绳肌的经典体式。

（三）体式变式及教学应用

变式

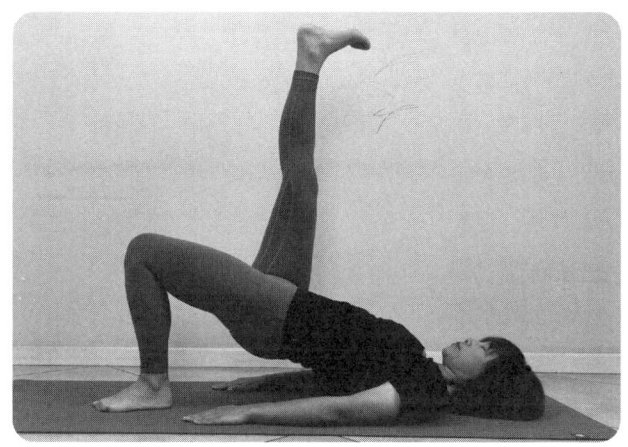

单腿桥式

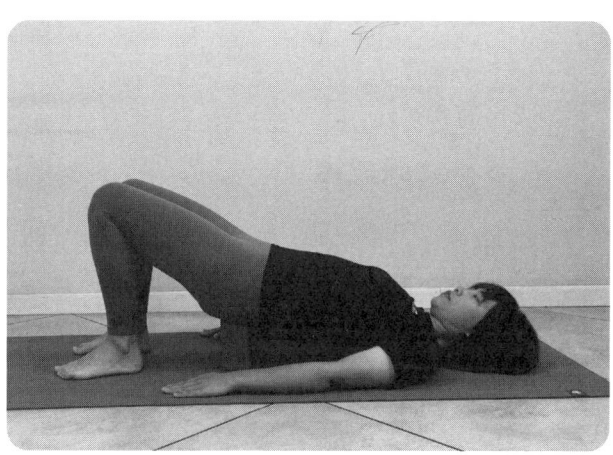

垫瑜伽砖的桥式

十、狂野式

狂野式，英文名Wild Thing Pose，通常也被简称为Wild Pose，梵文名Camatkarāsana。

（一）体式要点

1. 动作基本要点

（1）来到下犬式，抬右腿向上，进入单腿下犬式。

（2）掀髋向上，右脚脚后跟找左侧臀部。

（3）重心转移至身体的左侧，右脚向左向下落于左膝外侧，脚前掌点地。左脚脚趾指向后方。

（4）左手撑地，右手向头的方向延伸。

（5）双脚用力蹬地，把骨盆向上推，胸腔打开，身体前侧尽量伸展，来到狂野式。

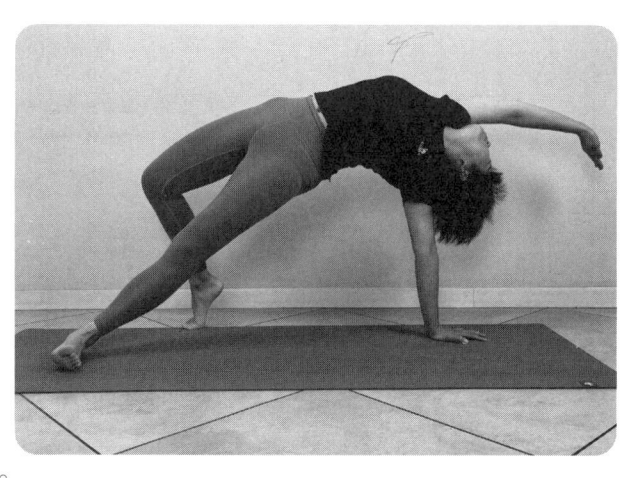

2. 动作精细要点

（1）针对身体无法推高的学员。

要点引导：来到狂野式后，臀部向脚后跟的方向靠近，呼气，双脚蹬地，身体推高，反复几次，身体会越推越高。

（2）针对腰疼的学员。

要点引导：卷尾骨，坐骨向膝盖窝的方向延伸，伸展下背部，收腹，保护腰椎。左手推地，肩胛骨向脊柱靠拢，胸口向上，向后打开，头向后仰。

3. 体式功效

（1）伸展身体前侧，打开胸腔。

（2）建立背部、腿部和手臂力量。

（3）强健脊柱，锻炼脊柱周围小肌肉群。

4. 体式禁忌

（1）手腕损伤。

（2）肩膀损伤。

（二）解剖要点

身体前侧（股四头肌、腹部肌群、胸肌）伸展。

身体后侧（腘绳肌、臀大肌、背阔肌、竖脊肌、斜方肌）收紧。

肱二头肌伸展，肱三头肌收缩。

（三）体式变式及教学应用

1. 变式

简易狂野式

2. 进入方式

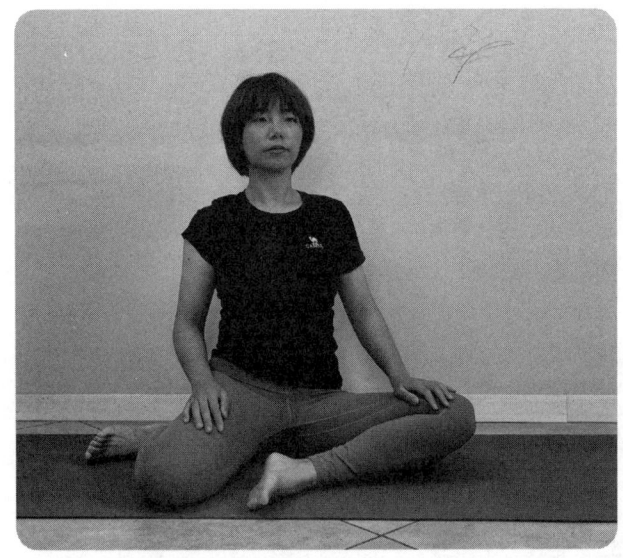
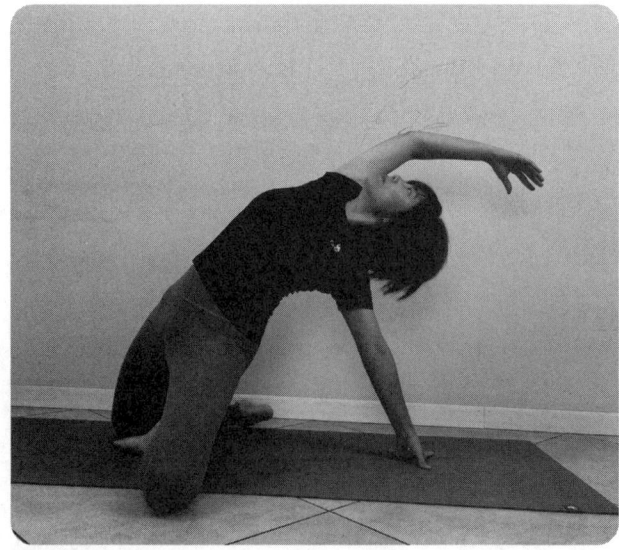

鹿式—跪姿狂野式

第三章 瑜伽体式

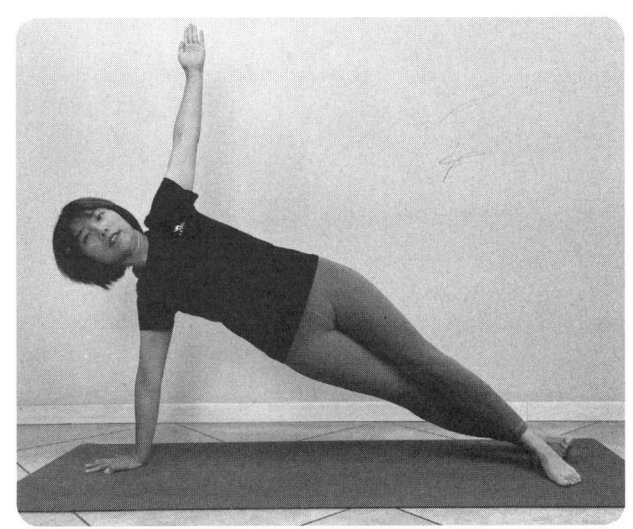
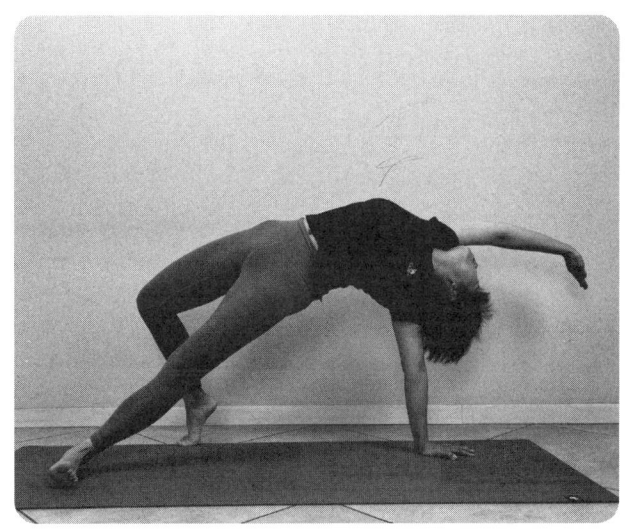

板式—狂野式

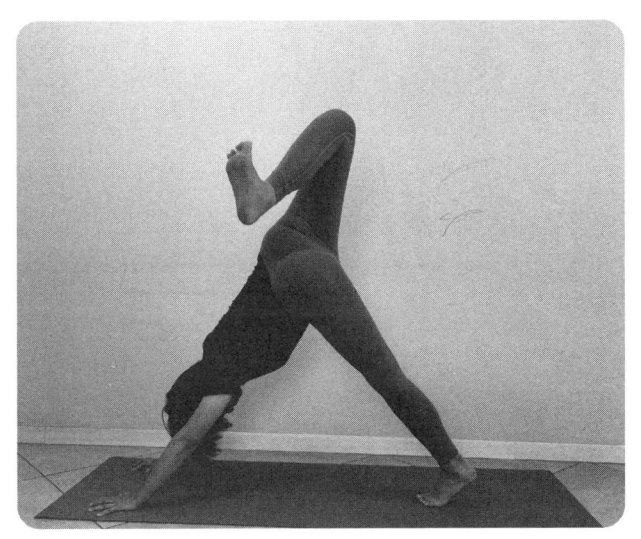
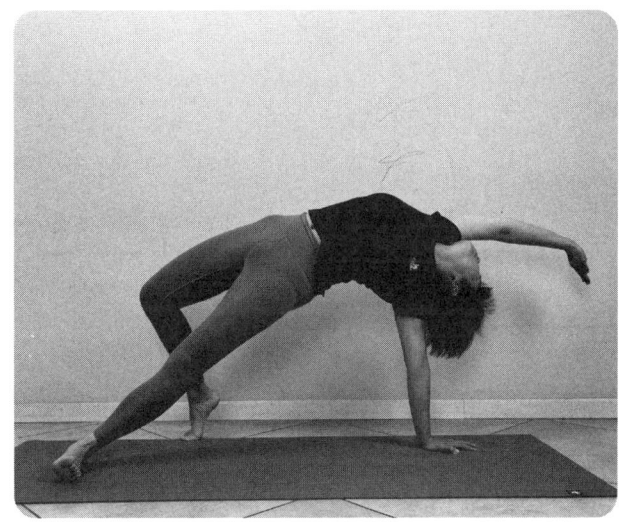

单腿下犬式—狂野式

十一、轮式

轮式，英文名Upward Bow Pose (Wheel Pose)，梵文名Ūrdhva Dhanurāsana(Chakrāsana)。Urdhva的意思是向上，Dhanu的意思是弓。在这个体式中，身体向后成拱形，靠手掌和脚掌支撑。

（一）体式要点

1. 动作基本要点

（1）仰卧于垫子上，双腿弯曲，分开和髋同宽，脚后跟靠近臀部。

（2）双手翻转放于耳朵两侧，与肩膀同宽，手肘朝向天花板，手指指向脚的方向。

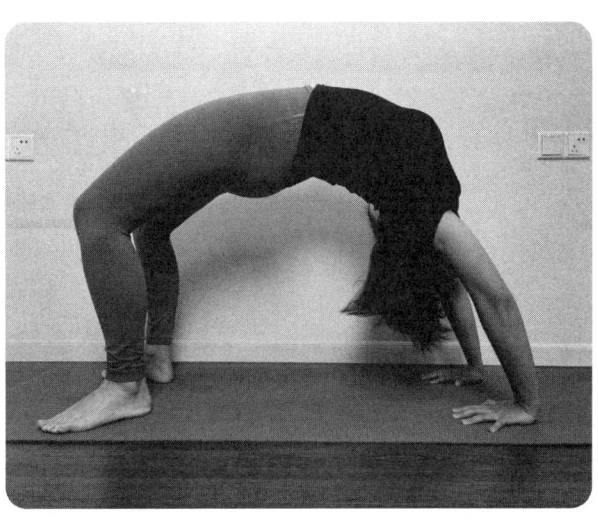

147

（3）吸气，双手有力推地，把身体推起，呼气，头顶轻落于地面。

（4）伴随下一次吸气，双手双脚同时推地，推起身体向上，头顶离开地面，进入轮式。

2. 动作精细要点

（1）针对胸腔无法推高的学员。

要点引导：大臂用力夹向耳朵，肩胛骨靠拢，把力量汇聚到胸口，胸口向喉咙的方向提。

（2）针对双膝分开，挤压腰部的学员。

要点引导：大腿由外向内旋，膝盖向中间靠拢，不夹臀，腹部收，保护腰椎。

3. 体式功效

（1）打开胸腔，增加肺活量。

（2）充分拉伸脊椎，矫正扣肩、驼背体态。

（3）滋养腹部肌肉群，减少腹部多余脂肪。

4. 体式禁忌

（1）手腕和背部损伤。

（2）心脏病。

（3）高血压。

（二）解剖要点

同狂野式。

（三）体式变式及教学应用

1. 变式

狂野式

2. 体式分析及预备动作

（1）伸展大腿前侧、腹股沟。

体式：新月式、低位起跑式、战士Ⅰ式、骆驼式。

（2）打开胸腔，建立背部力量。

体式：眼镜蛇式、弓式、狂野式。

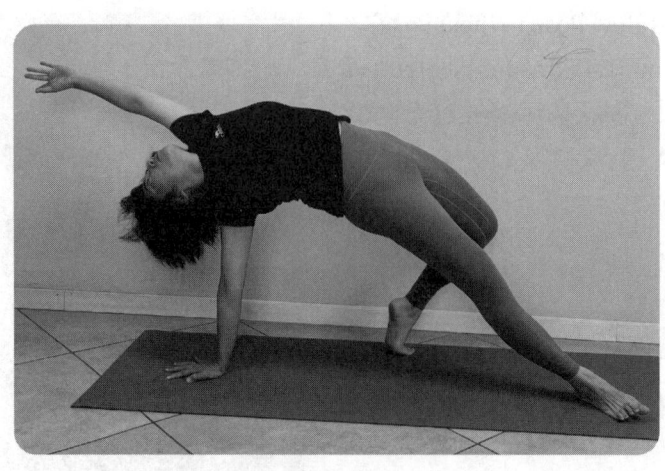

狂野式

十二、鱼式

鱼式，英文名Fish Pose，梵文名Matsyāsana。Matsya的意思是鱼。

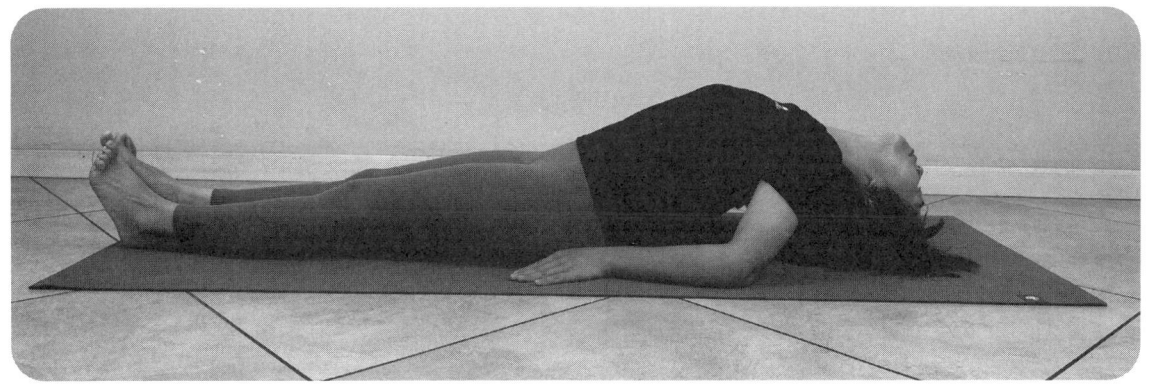

（一）体式要点

1. 体式基本要点

（1）平躺于垫子上，双手放在身体两侧，掌心朝下。
（2）屈肘小臂推地，提起胸腔，肩膀向后。
（3）头部向后仰，头顶落于垫子之上，不要让过多的压力落在颈部和头部，保持自然的呼吸。
（4）退出体式时，小手臂用力推地，缓慢地抬头向上，再将身体落于垫子上。

2. 动作精细要点

针对头无法后仰的学员。
要点引导：用瑜伽砖将胸椎段垫高，后脑勺自然落于垫子上。

3. 体式功效

（1）伸展颈部前侧，打开胸腔。
（2）增强上背部和颈部后侧的力量。
（3）滋养腹部器官。

4. 体式禁忌

（1）颈部损伤。
（2）高、低血压。

（二）解剖要点

该体式伸展了颈部前侧的肌肉，可有效改善颈部前探的姿态。

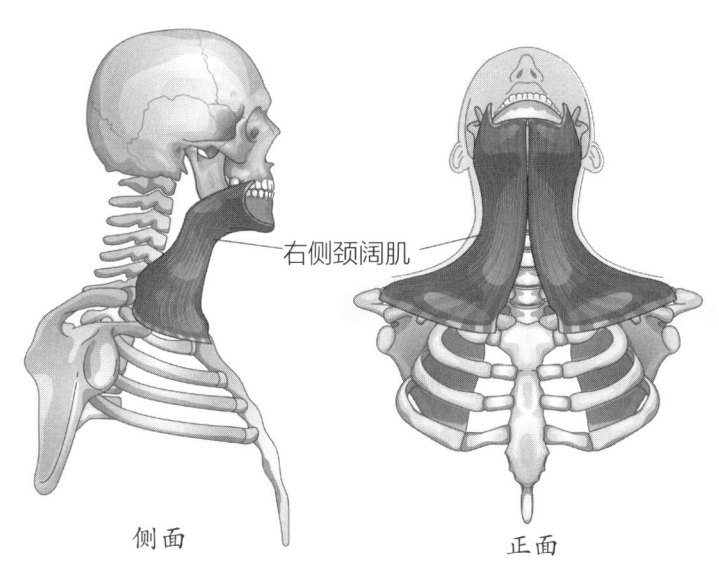

侧面　　　　正面

（三）体式变式及教学应用

变式

简易鱼式的练习方法（躺砖）

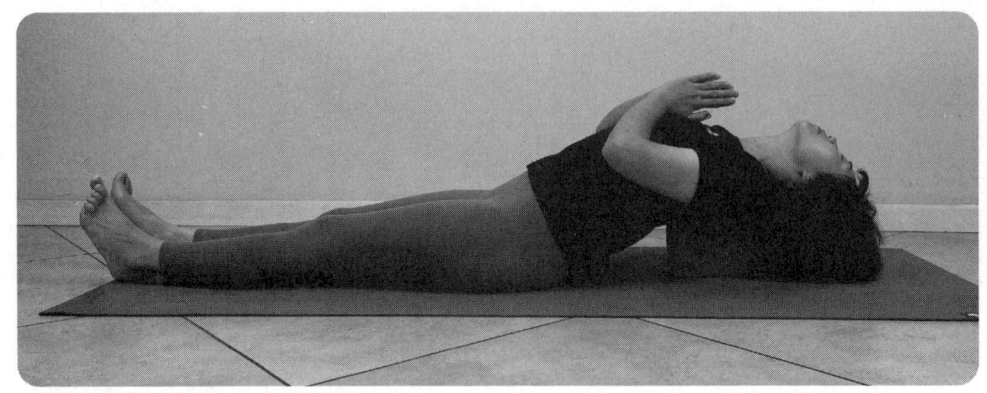

简易鱼式的练习方法（躺砖）

第六节 扭转系列体式

扭转体式的"扭转"主要是针对脊柱而言。我们知道，坚固、灵活、挺拔的脊柱就像是一汪青春活力之泉，而扭转体式就是这样一汪活力之泉的不竭源头，不仅可以激活和放松脊柱，还可以坚固和稳定脊柱。扭转可以滋养神经，帮助练习者消除消极情绪，化解焦虑、紧张和倦怠，靠近驻留在内心深处那个平静从容的自我。扭转是前屈和后弯之后很好的平衡抵消体式，也是非常好的准备体式，可以帮助练习者更好地完成后续体式。

一、半鱼王式

半鱼王式，英文名Half Lord of the Fishes Pose，梵文名Ardha Matsyendrāsana。Ardha意思是半。在完全鱼王式(Paripūrṇa Matsyendrāsana)中，脊柱得到了最大限度的侧扭转。半鱼王式(Ardha Matsyendrāsana)则是该体式较温和一些的版本。

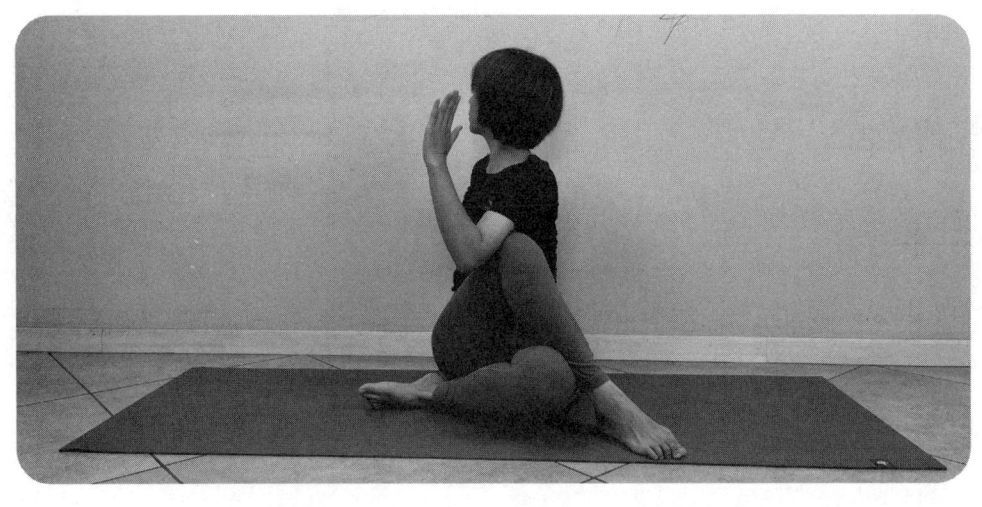

（一）体式要点

1. 动作基本要点

（1）双腿伸直坐在垫子上，屈右膝，跨过左腿，让右脚踩在左大腿外侧，脚后跟靠近左侧臀部，右膝指向天花板。

（2）屈左膝，左脚脚后跟靠近右侧臀部。

（3）向下坐实地面，脊柱向上延展。

（4）吸气，脊柱延展，呼气，身体向右侧扭转，左手肘抵住左膝外侧，右手置于身体后方的地面。

（5）伴随每一次吸气，脊柱向上延展，呼气，从腰骶部开始扭转。

（6）眼睛看向右肩的延长线，保持自然的呼吸。

2. 动作精细要点

（1）针对根基稳定的引导。

要点引导：进入半鱼王式（以身体扭转向右侧为例），躯干似扎根向地面。吸气，延展脊柱，呼气，扭转向右的时候，右侧骨盆向前，身体向后，两者形成对抗，以此维持骨盆的稳定。

（2）针对背部肌肉锻炼的引导。

要点引导：进入半鱼王式（以身体扭转向右侧为例），躯干似扎根向地面。吸气，延展脊柱，呼气，肚脐向内收，右侧肚子向后，左侧后背向前。低头看肚脐，眼睛慢慢看向右手的方向。

（3）针对肩膀打开的引导。

要点引导：进入半鱼王式（以身体扭转向右侧为例），躯干似扎根向地面。吸气，延展脊柱，呼气，左手肘关节与膝盖外侧进行对抗。左侧肩胛骨向前推，右侧肩膀向后打开，充分扭转胸椎段。

（4）针对呼吸的引导（可以按摩腹部内脏器官）。

要点引导：进入半鱼王式（以身体扭转向右侧为例），躯干似扎根向地面。吸气，脊柱延展，呼气，收腹扭转向右。吸气，腹部扩张，盆底肌向下，呼气，腹部收，盆底肌上提，躯干进一步扭转。下一次呼吸，重复上述要点，以此加深身体的扭转幅度。

说明：半鱼王式的不同引导重点适用于不同主题的课程。如以排毒为主的课程中，可以使用针对呼吸的引导；以肩颈理疗为主的课程中，就可以使用针对肩膀打开的引导。

3. 体式功效

（1）伸展按摩整根脊柱，增强腰背部肌肉的柔韧性。

（2）伸展大腿外侧，锻炼膝盖的稳定性。

（3）拉伸胸腔肌肉，缓解肩膀僵紧。

（4）按摩滋养腹部内脏器官，改善消化功能。

4. 体式禁忌

脊柱损伤不宜扭转幅度过大。

（二）解剖要点

根据脊椎的结构，我们可以发现颈椎的扭转幅度最大，其次是胸椎，最后是腰椎。在扭转体式中，我们重点扭转的部位就是胸椎段，如果胸腔、肩膀非常紧，则会限制胸椎段的扭转，从而增加颈椎和腰椎的压力。

（三）体式变式及教学应用

1. 变式

圣哲玛里琪第Ⅲ式

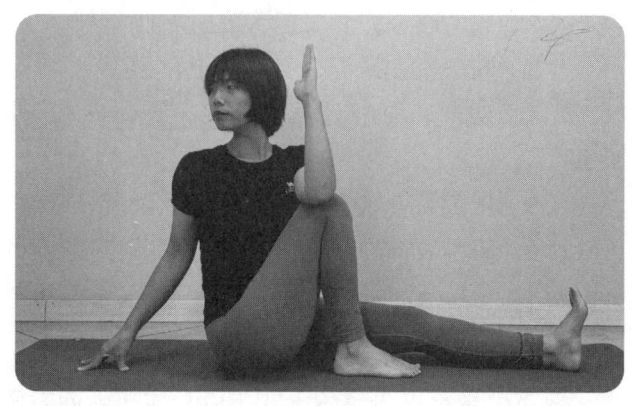

2. 体式序列

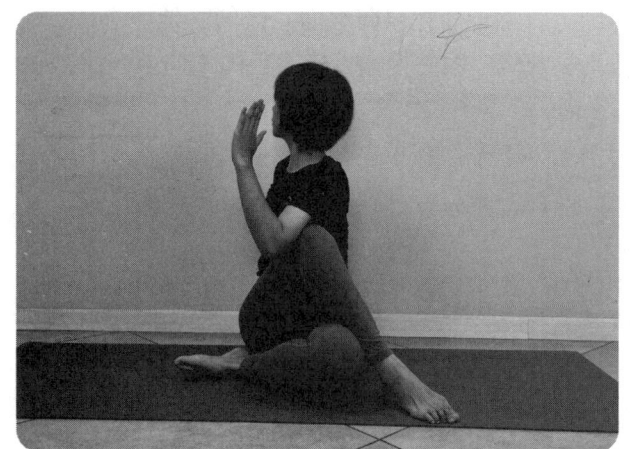
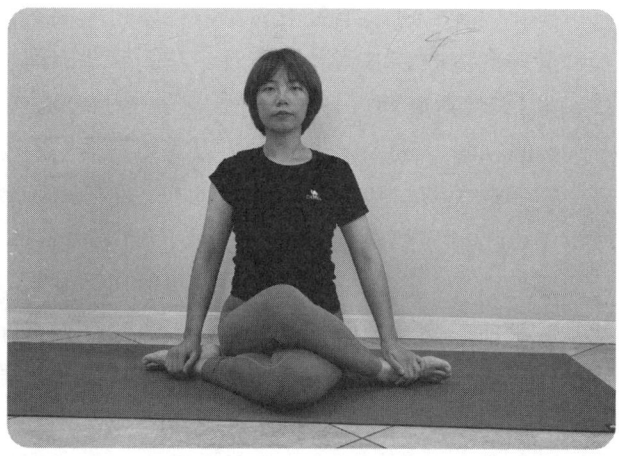

半鱼王式—牛面式

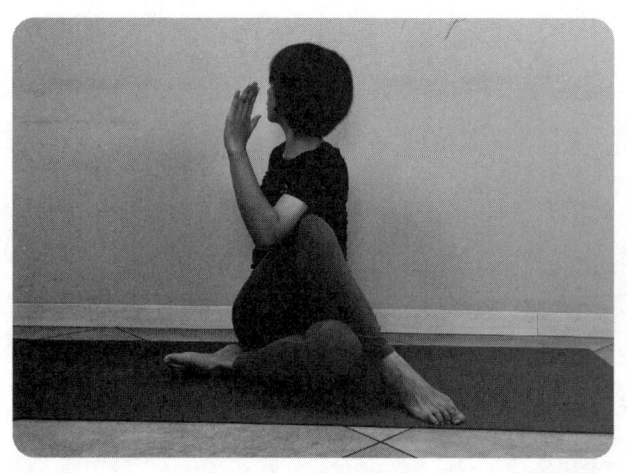
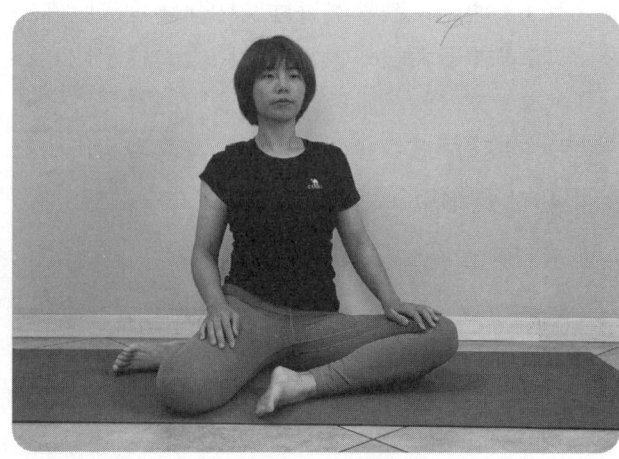

半鱼王式—鹿式

二、圣哲玛里琪第Ⅲ式

圣哲玛里琪第Ⅲ式，英文名Marichi III Pose，梵文名Marīchyāsana III。这个体式是献给玛里琪(Marichi)的。

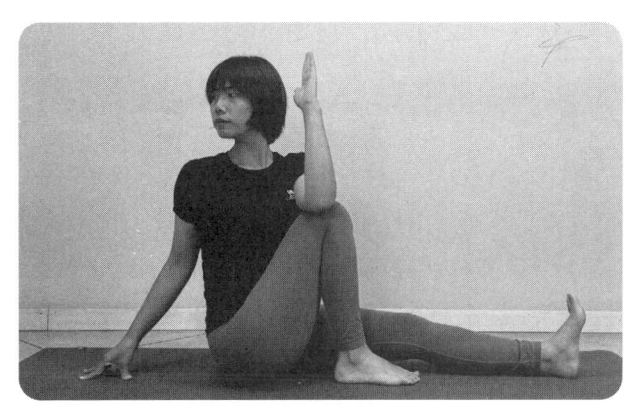

（一）体式要点

1. 动作基础要点

（1）双腿伸直坐于垫子上，屈右膝，右脚脚后跟靠近右侧臀部，右脚踩地。

（2）吸气，脊柱向上延展，呼气，身体向右向后扭转。

（3）左手肘关节和右膝外侧对抗，指尖指向天花板。

（4）保持躯干向下坐实，脊柱向上伸展，胸腔上提打开，眼看右肩的延长线，保持自然的呼吸。

2. 动作精细要点

同半鱼王式。

3. 体式功效

（1）伸展和强健整根脊柱。

（2）伸展大腿外侧，放松背部。

（3）打开胸腔和肩膀，改善体态。

（4）缓解腰背臀疼痛。

4. 体式禁忌

（1）高血压患者的扭转幅度不宜过大。

（2）腹泻。

（二）解剖要点

脊柱（同半鱼王式）。

（三）体式变式及教学应用

1. 体式变式

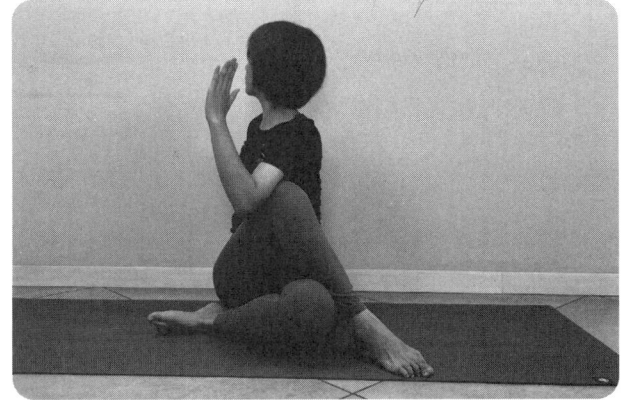

（1）半鱼王式

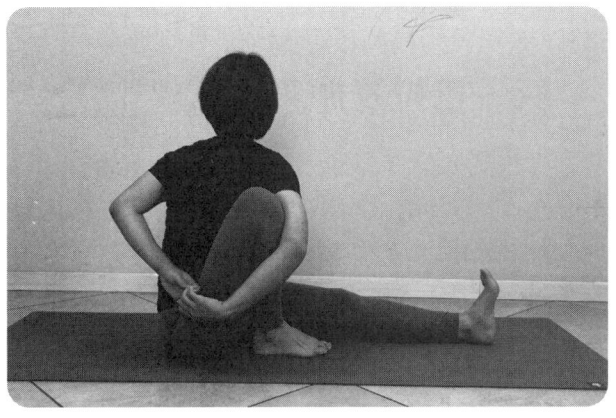

（2）捆绑

2. 体式序列

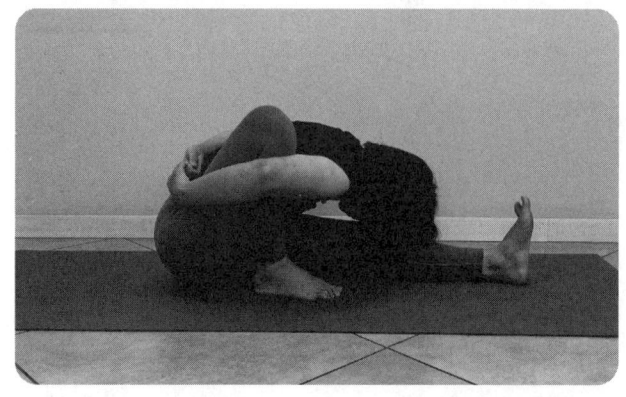
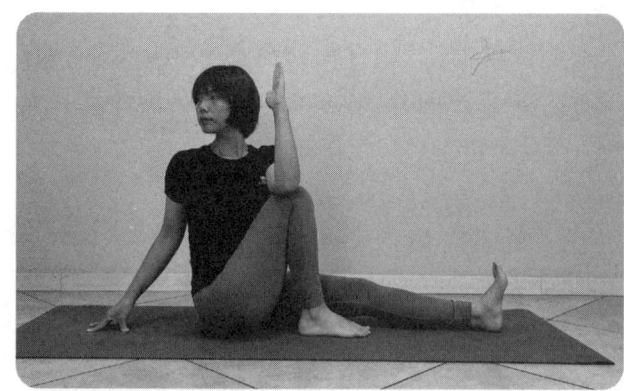

圣哲玛里琪第Ⅰ式—圣哲玛里琪第Ⅲ式

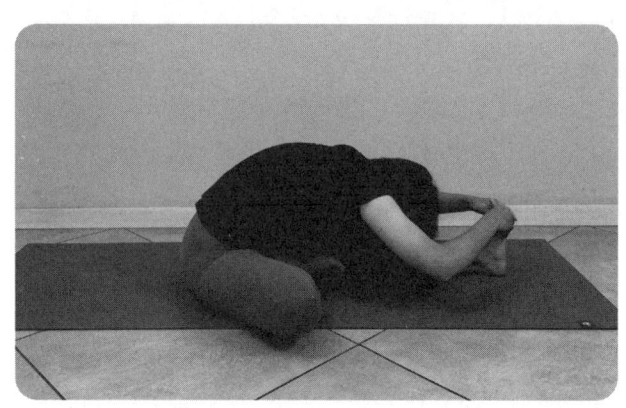
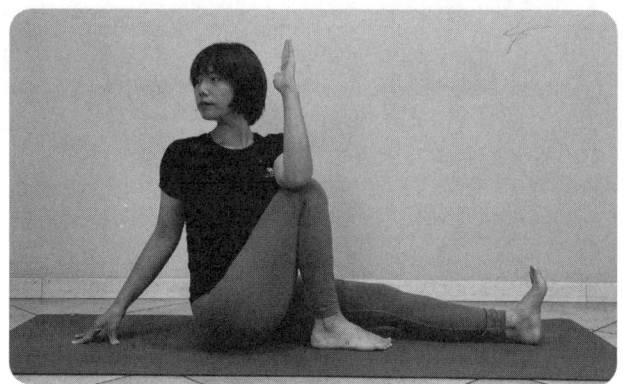

单腿背部伸展式—圣哲玛里琪第Ⅲ式

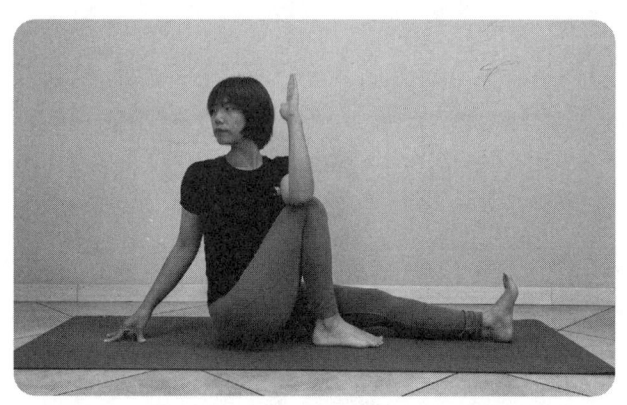
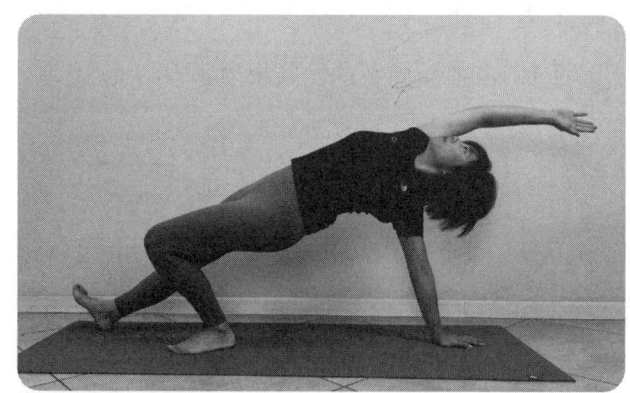

圣哲玛里琪第Ⅲ式—简易狂野式

三、巴拉瓦伽第Ⅰ式

巴拉瓦伽第Ⅰ式，英文名Bharadvajas Twist Pose，梵文名Bharadvājāsana I。巴拉瓦伽(Bharadvaja)是贤者香姓(Droṇa)的父亲，是俱卢族(Kauravas)和班度族(Pāṇḍavas)的军事教官，他曾参加过伟大的史诗《摩诃婆罗多》一书中所描述的伟大战争。这个体式就是献给巴拉瓦伽的。

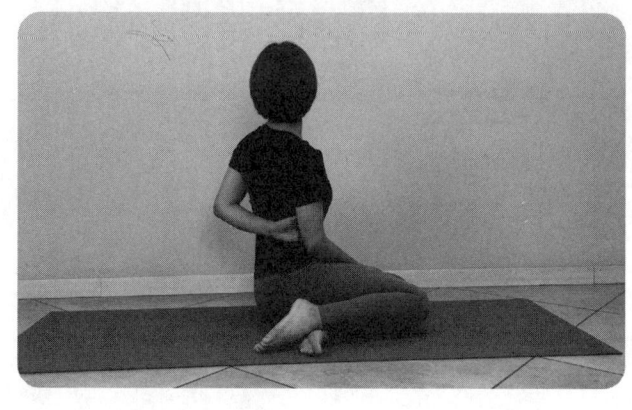

（一）体式要点

1. 动作基本要点

（1）跪坐在垫子上，臀部落在左侧地面上，右脚背叠放在左脚心上，双膝分开。
（2）吸气，脊柱向上延展，呼气，身体扭转向左侧。
（3）右手扶左膝，左手向后，抓住右大臂，眼睛看向左肩的延长线，保持自然的呼吸。

2. 动作精细要点

（1）针对右侧臀部无法坐于地面的学员。
要点引导：可以在右侧臀部下方垫毛毯。
（2）针对弓背的学员。
要点引导：吸气，脊柱延展，胸口向上，绕肩向后，两肩胛骨向中靠拢，呼气，扭转向左。右侧肩胛骨向前推，左侧肩膀向后展开。

3. 体式功效

（1）伸展和按摩整根脊柱。
（2）伸展肩颈部，缓解肩颈僵硬。
（3）缓解下背部疼痛、坐骨神经痛。
（4）滋养腹部器官，促进消化。

4. 体式禁忌

下背部损伤。

（二）解剖要点

脊柱（同半鱼王式）。

（三）体式变式及教学应用

1. 变式

鹿式扭转

2. 体式序列

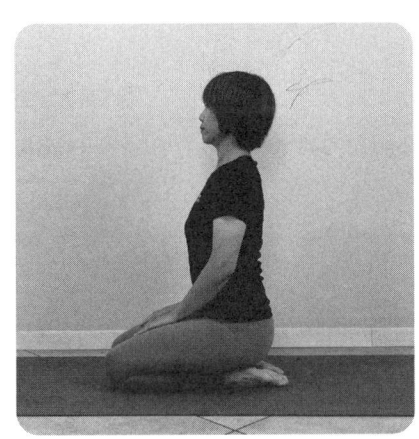
金刚坐

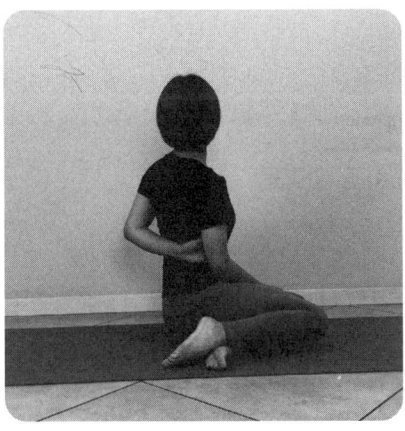
巴拉瓦伽第Ⅰ式

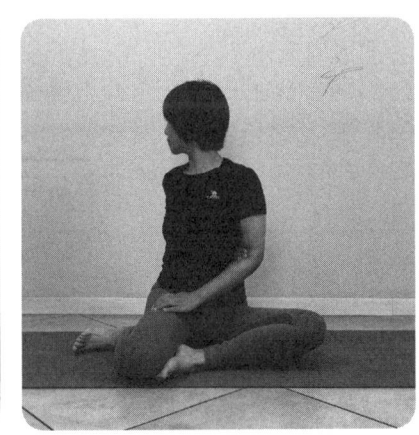
鹿式扭转

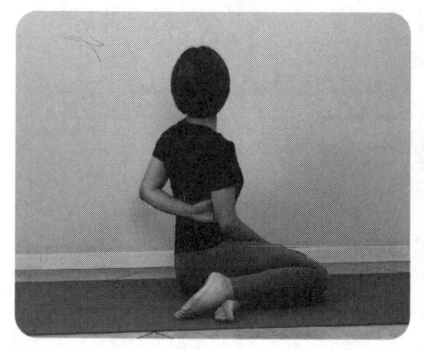 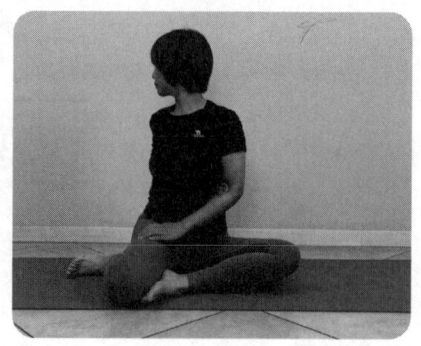 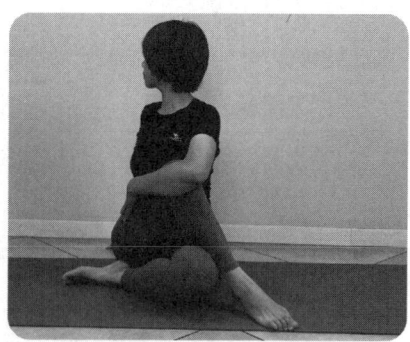

巴拉瓦伽第Ⅰ式　　　　　鹿式扭转　　　　　　半鱼王式

四、套索扭转式

套索扭转式，英文名Noose Pose，梵文名Pāśasāna。Pāśa的意思是套索或绳索。在这个体式中，蹲在地面上，躯干向一侧扭转90度，一条手臂绕过两条大腿扭转，另一条手臂从肩部反转，两手手掌在背后相握。双臂如同一条绳索把躯干套在腿上，因此而得名。

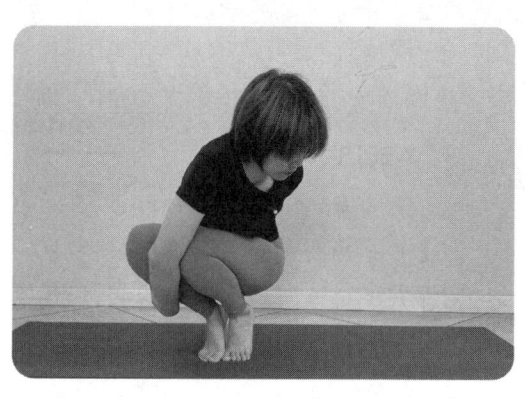

（一）体式要点

1. 动作基本要点

（1）山式站姿，屈膝下蹲。

（2）吸气，脊柱延展向上，呼气，扭转身体向左。

（3）右手臂贴着左腿外侧后向伸展，左手绕过背后，双手在体后交扣。

（4）胸腔打开，肩膀下沉，眼看左肩的延长线，保持自然的呼吸。

2. 动作精细要点

（1）针对脚后跟无法踩实地面的学员。

要点引导：在脚后跟下垫毛巾或者瑜伽砖。

（2）针对双手无法捆绑的学员。

要点引导：双手抓住瑜伽带并不断靠近。

3. 体式功效

（1）伸展脊柱，拉伸下背部。

（2）打开胸腔和肩膀。

（3）按摩腹部内脏器官，促进消化。

（4）强健踝关节。

4. 体式禁忌

（1）下背部损伤。

（2）膝盖损伤。

（3）女性月经期。

（4）腹泻。

（5）高血压。

（二）解剖要点

脊柱（同半鱼王式）。

（三）体式变式及教学应用

1. 变式

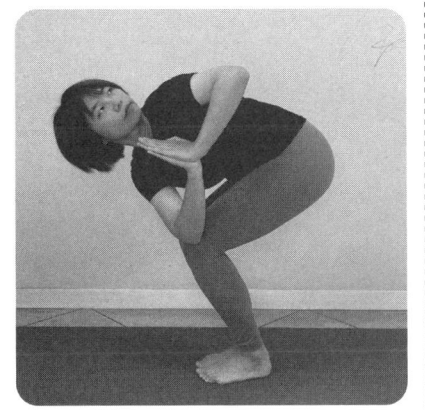

幻椅式扭转

2. 体式序列

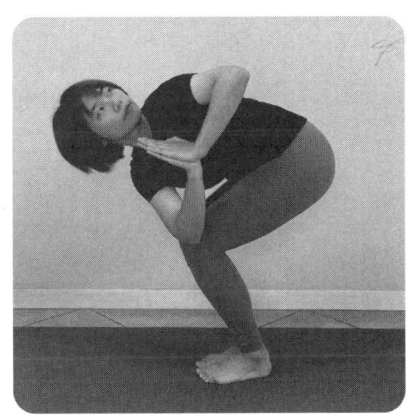

幻椅式扭转

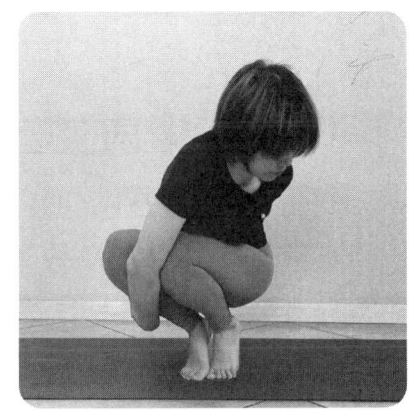

套索式

五、头触膝扭转式

头触膝扭转式，英文名Revolved Head-to-Knee Pose，梵文名Parivṛtta Jānu Śīrṣāsana。Parivṛtta的意思是转身，Jānu的意思是膝盖，Śīrṣā的意思是头。在这个头碰膝扭转前屈伸展坐式的变体体式中，练习者的一条腿在地面上伸展，另一条腿弯曲，躯干扭转，双手抓住伸出的那只脚，通过向后弯曲脊柱，使头后部放在伸出的那条腿的膝盖上。

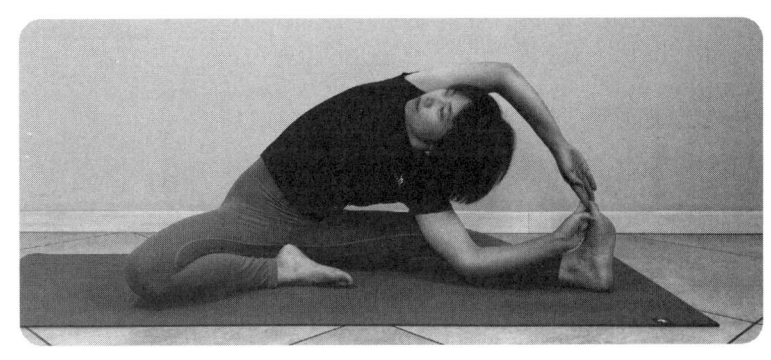

（一）体式要点

1. 动作基本要点

（1）坐于垫子上，双腿伸直。右脚收回，右脚脚后跟靠近会阴，吸气，延展脊柱，呼气，身体以髋部为轴折叠向下进入前屈，双手抓左脚。

（2）吸气，脊柱延展，呼气，身体扭转向右，胸腔向右向上展开，左手抓左脚的内侧，右手抓左脚的外侧，保持自然呼吸。

2. 动作精细要点

针对胸腔无法打开的学员。

要点引导：左手肘关节与左大腿对抗，帮助左侧肩胛骨向前推，右侧肩膀向后向上，胸腔打开，面对天花板。

3. 体式功效

（1）伸展身体两侧、手臂，减少侧腰和手臂多余脂肪。

（2）伸展双腿、腹股沟。

（3）打开胸腔、肩膀。

（4）按摩腹部内脏器官，促进消化。

4. 体式禁忌

腹泻。

（二）解剖要点

脊柱（同半鱼王式）。

（三）体式变式及教学应用

1. 变式

简易版扭转（上半身立起来）

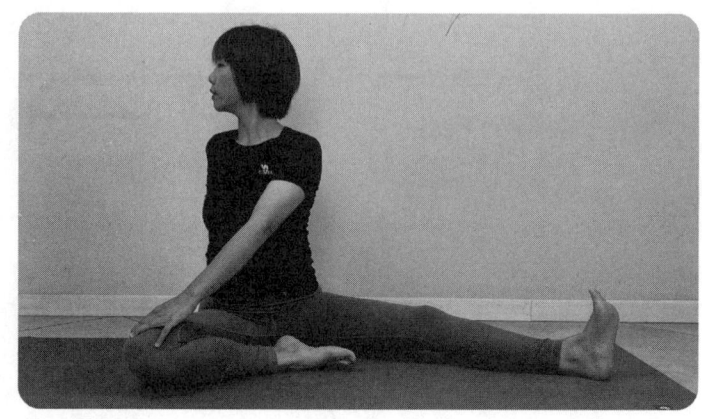

简易版扭转

2. 体式序列

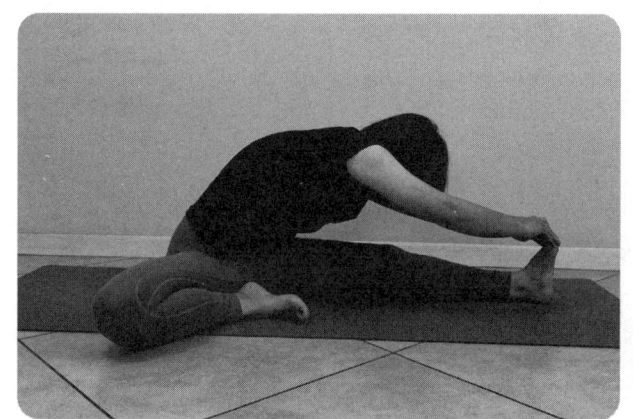 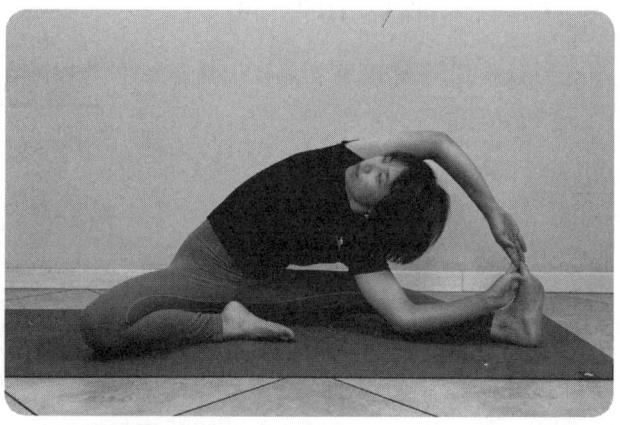

单腿背部伸展（变式）—头触膝扭转式

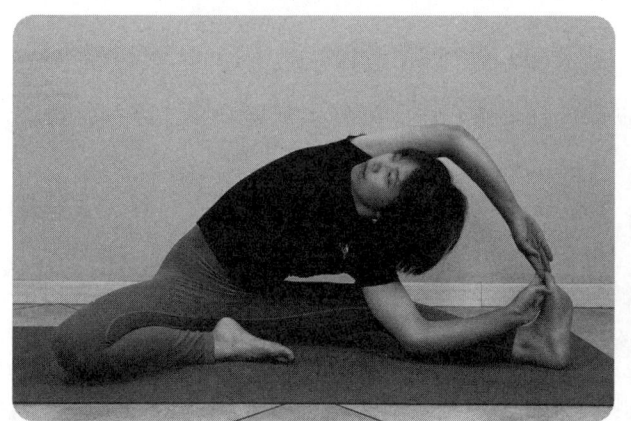 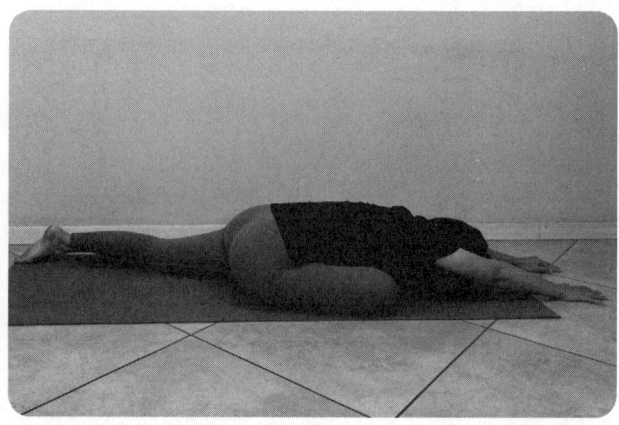

头触膝扭转式—卧鸽子式

第七节 核心系列体式

核心是身体的力量中心,核心力量影响到每一个体式。核心肌群通常指的是肩部与髋部之间所有的肌肉,包括整个躯干前后左右的肌肉。这些肌肉合力支撑着身体,给我们移动的力量,并帮助我们保持平衡,还可以保证我们运动时的安全,让我们免于受伤。这些肌肉必须同步活动,支撑脊柱,并安全地过重负荷从脊柱分散出去。而核心肌群中强大的腹肌支撑着我们每天的运动,保护着我们的内脏器官,改善姿势,稳定下背部,并保证我们的健康和活力。在瑜伽中,强健的腹肌能产生更有效的运动,并为所有体式提供力量。核心系列的体式能够锻炼核心肌群,并提升练习者的力量。所有的体式都从身体中心发出,向各个方向延伸。当练习者加强核心时,就能开启各种新的能量和力量。

核心的锻炼方法有:向心收缩,卷腹类动作;离心收缩,垂腿类动作;等长收缩,平板支撑类动作。

核心锻炼的功效如下:保护脊椎,稳定身体,改善腰背疼痛、含胸驼背等体态问题;维持腹压,防止内脏下垂;提高运动能力,减少运动中的受伤风险。

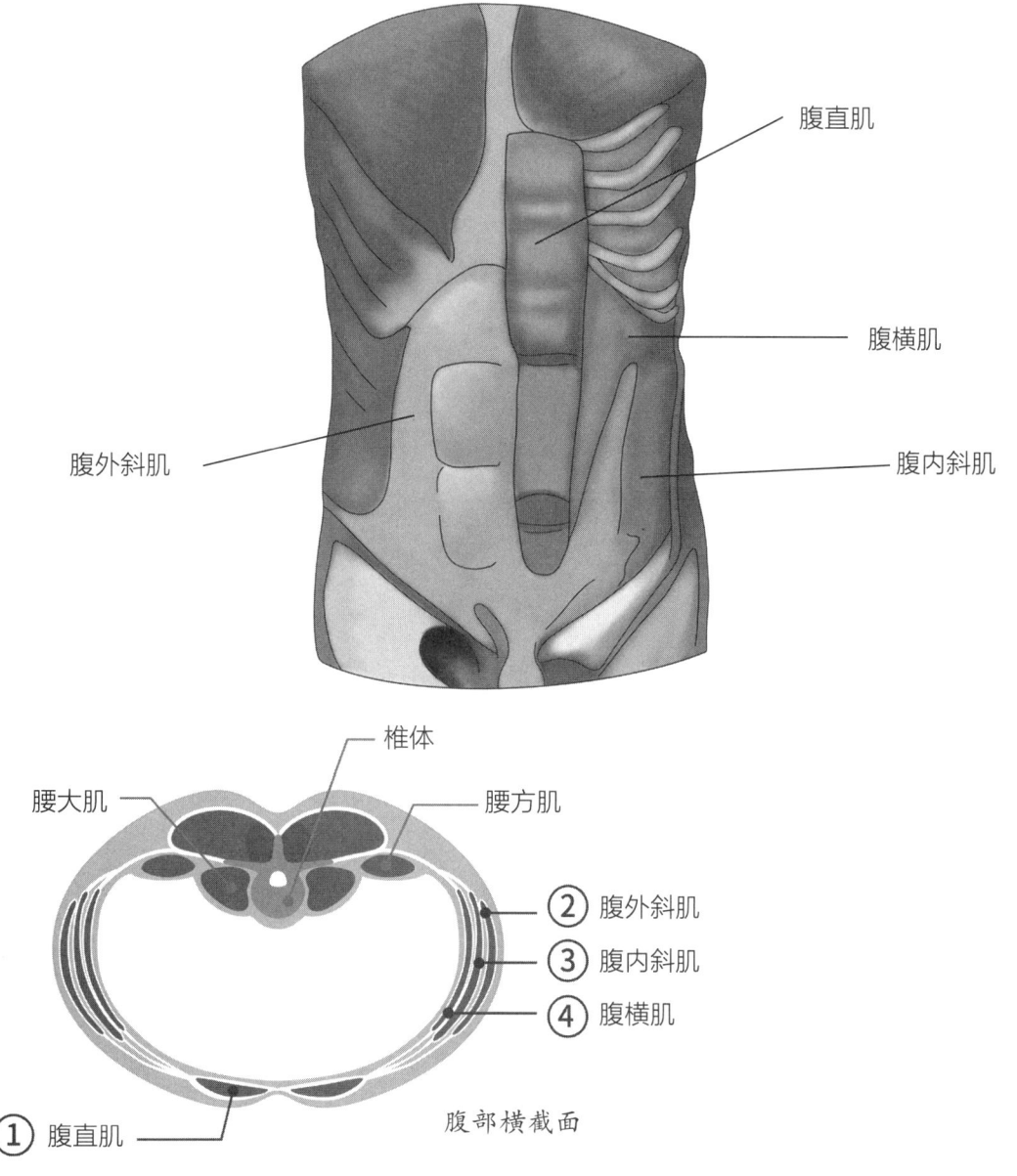

腹部横截面

一、船式

船式，英文名Boat Pose，梵文名Paripūrṇa Nāvāsana。Paripūrṇa的意思是整体或者完全的，Nava是船的意思。这个体式仿佛一艘带桨的船，因此而得名。

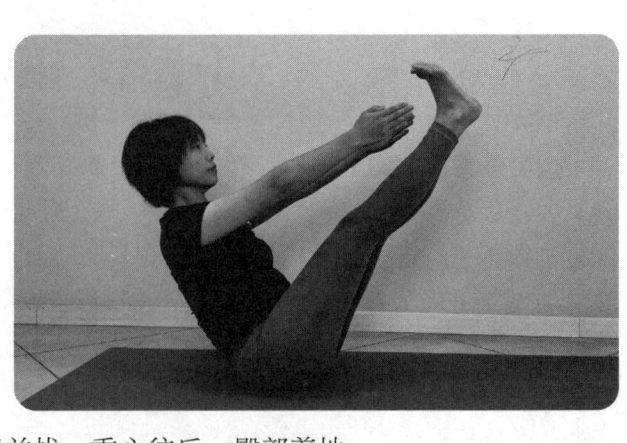

（一）体式要点

1. 动作基本要点

（1）坐于瑜伽垫上，屈双膝，双脚踩地，双腿并拢，重心往后，臀部着地。

（2）吸气，脊柱延展，呼气，收腹，抬起双腿，小腿与地面平行。

（3）手臂向前伸直，指尖指向前方。

（4）呼气，慢慢伸直双腿，身体呈"V"形，来到船式，眼睛看向前方，保持自然的呼吸。

2. 动作精细要点

针对双腿一伸直，身体就向后倒的学员。

要点引导：臀部压向地面，保持收腹，抬腿，小腿平行于地面，保持身体的稳定，如果可以做到，再尝试伸直双腿。双手可以在体后支撑身体。

3. 体式功效

（1）刺激双侧肺部，增加肺活量。

（2）强健腹部、髋屈肌和脊柱。

（3）激活腹部，按摩腹部内脏器官。

4. 体式禁忌

（1）背部损伤。

（2）哮喘。

（3）低血压。

（4）女性月经期。

（二）解剖要点

髋肌又称盆带肌，起自躯干骨和骨盆的内、外面，越过髋关节，止于股骨上部。按其止点和作用，可分为前、后两群。前群主要为屈髋的肌肉；后群主要使髋关节后伸旋转和外展。前群包括腰大肌、髂肌等，后群包括臀肌、闭孔肌、梨状肌、股方肌。

船式中，我们除了需要启动腹肌，还需要启动腰大肌和髂肌，完成

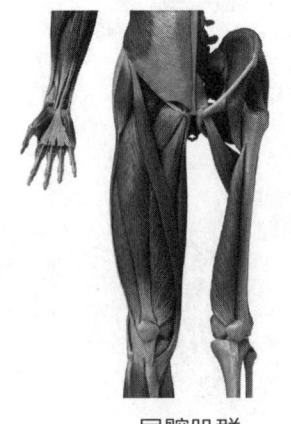
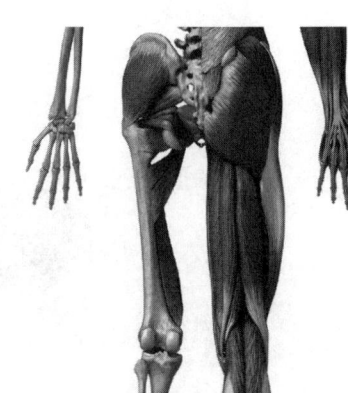

屈髋肌群　　　　　　　伸髋肌群

屈髋动作。

锻炼髂腰肌的瑜伽体式：低位起跑式、蜥蜴式、半神猴式、单腿炮弹式。

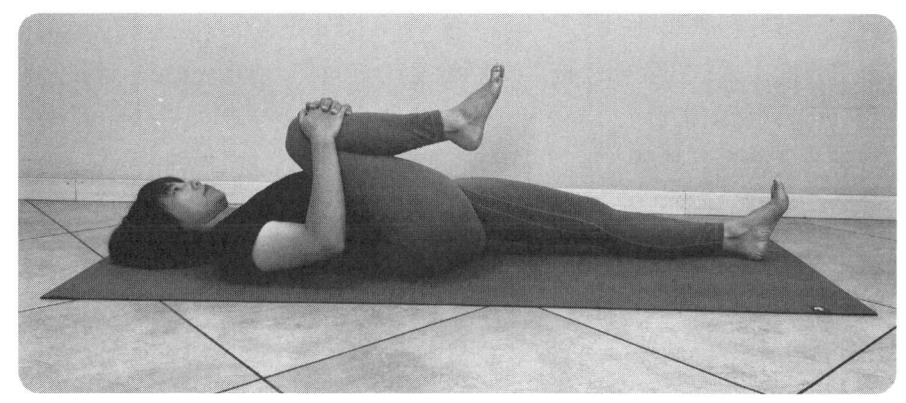

单腿炮弹式

（三）体式变式及教学应用

1. 变式

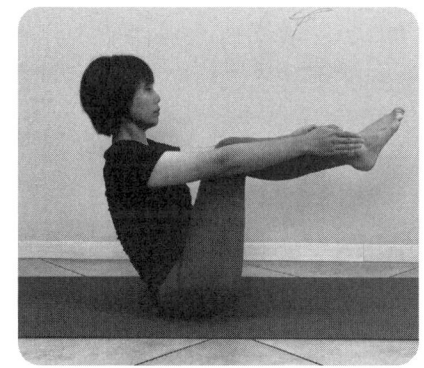

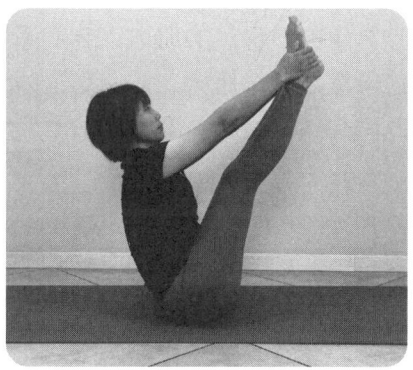

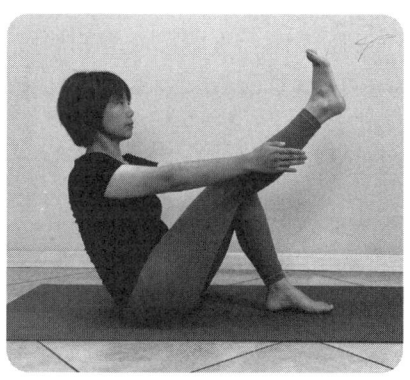

（1）一半的船式　　　　　（2）V字平衡　　　　　（3）单腿船式

2. 体式分析及预备动作

（1）锻炼髂腰肌

体式：低位起跑式、蜥蜴式、半神猴式、单腿炮弹式。

（2）锻炼核心

体式：鸟狗式、虎式、板式、树式、战士Ⅲ式。

二、鸟狗式

鸟狗式，英文名Bird Dog Pose。

（一）体式要点

1. 动作基本要点

（1）来到桌子式，肩膀在手腕正上方，骨盆在膝盖正上方。右腿向后伸直，脚趾指向地面。

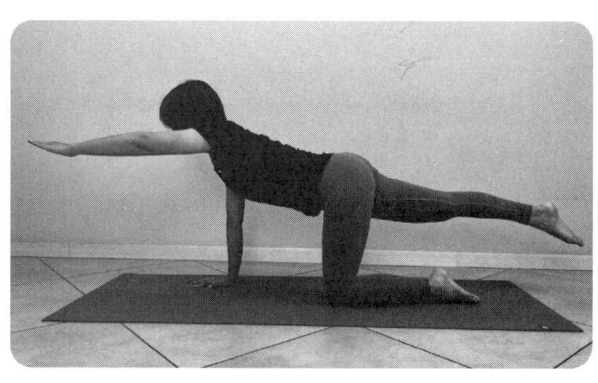

（2）右手撑地，维持稳定后，抬左手向上向远伸直。腹部收紧，激活核心。

（3）手和腿分别向两个方向延展，拉长脊柱，保持顺畅的呼吸。

2. 动作精细要点

（1）针对骨盆不稳定的学员。

要点引导：右腿内旋，大腿内侧向上提，两侧骨盆向中间夹，脚趾回勾，脚后跟向远蹬。

（2）针对无法维持平衡的学员。

要点引导：右脚向后伸直，脚趾点地，左手向前伸直，手指点地，保持身体稳定后再向上抬腿或者抬手。

3. 体式功效

（1）激活腹部和背部核心肌群，提升脊柱的柔韧性和稳定性。

（2）提升髋关节和肩关节的灵活度。

4. 体式禁忌

（1）膝盖严重损伤。

（2）手腕严重损伤。

（二）解剖要点

腹横肌：腹壁最深层的扁肌。这是腹部最深层的肌肉，我们通常称其为深层核心。

所有平衡类、支撑类的体式都能够激活这块肌肉，如树式、战士Ⅲ式、板式、鸟狗式等。

（三）体式变式及教学应用

1. 变式

2. 体式序列

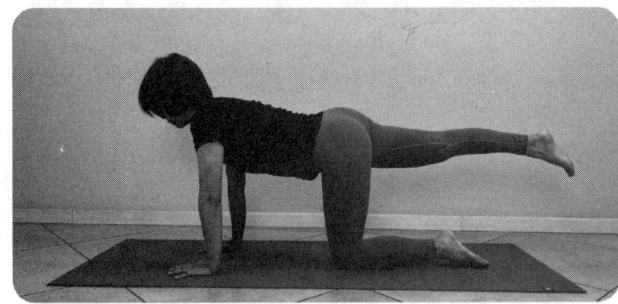 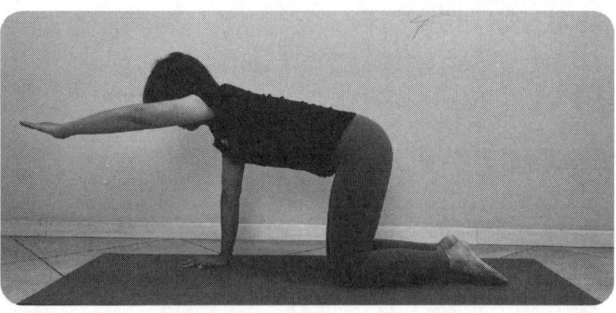

只抬腿，或者只抬手

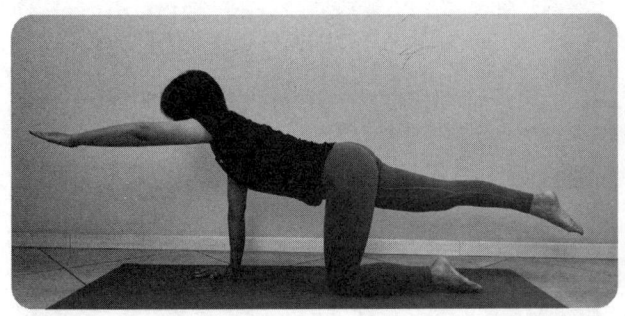 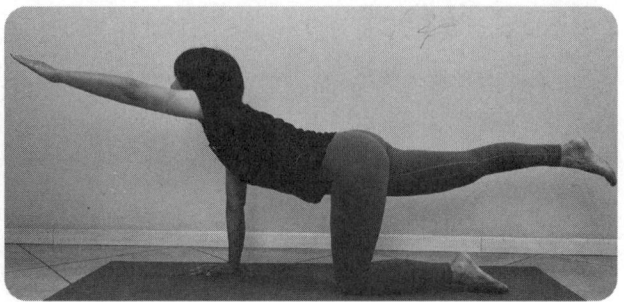

鸟狗式—动态鸟狗式（手和腿上下抬动）

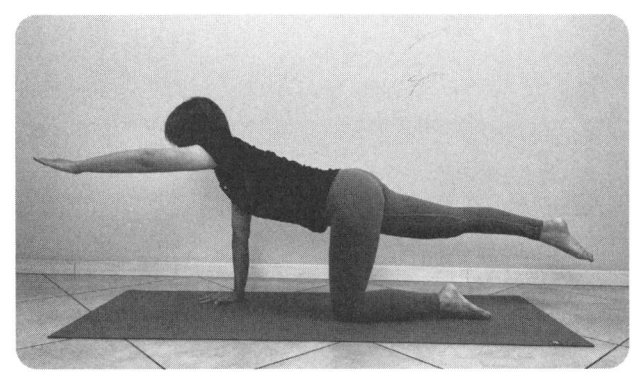 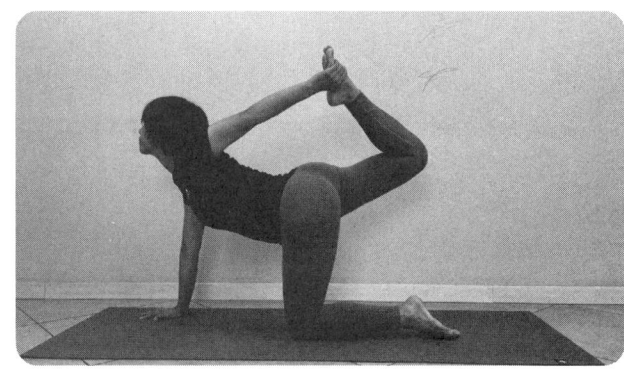

鸟狗式—静态虎式

三、虎式

虎式，英文名Tiger Pose，梵文名Vyaghrāsana。Vyaghrā的意思是老虎。练习这个体式时，犹如猛虎下山之势，将身体全部打开。

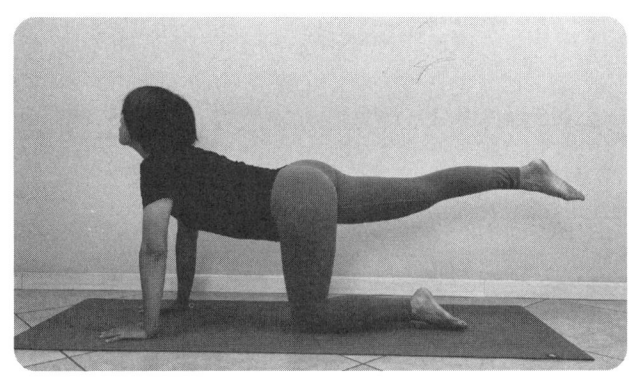 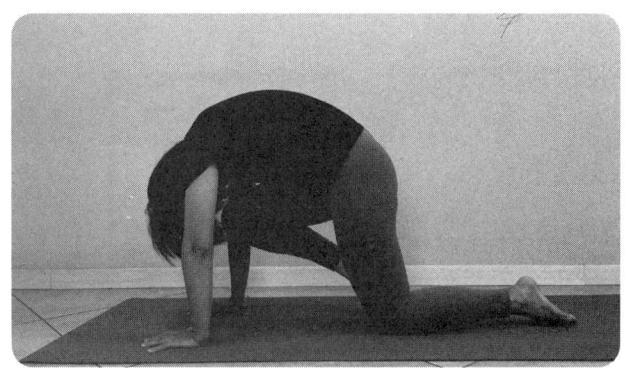

（一）体式要点

1. 动作基本要点

（1）来到桌子式，肩膀在手腕正上方，骨盆在膝盖正上方。

（2）吸气，右腿向后向上抬，提胸腔，抬头。

（3）呼气，拱背，收腹，低头，右膝找鼻尖或额头。

2. 动作精细要点

（1）针对建立背部力量的引导。

要点引导：吸气，右腿向后向上抬，提胸腔，抬头。收紧腹部，肩胛骨沉向臀部的方向，右脚往后脑勺的方向用力，激活后背。

（2）针对建立臀腿力量（腿后侧）的引导。

要点引导：右腿向后向上抬，卷尾骨，右侧坐骨拉向脚后跟的方向（右腿会降低），再抬腿向上，激活右臀和大腿后侧肌肉。

3. 体式功效

（1）改善腺体功能，减少髋部和大腿区域的赘肉。

（2）灵活和滋养脊柱神经，保养坐骨神经。

（3）改善扣肩、驼背等不良体态。

4. 体式禁忌

（1）手腕严重损伤。

（2）膝盖严重损伤。

（二）解剖要点

腹横肌（同鸟狗式）。

（三）体式变式及教学应用

1. 体式变式

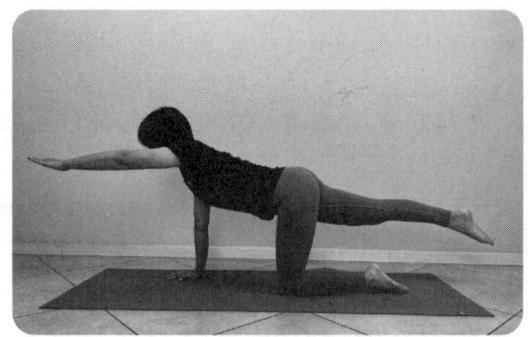 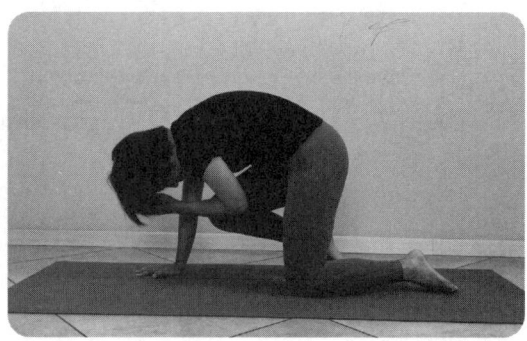

鸟狗式进入单手虎式

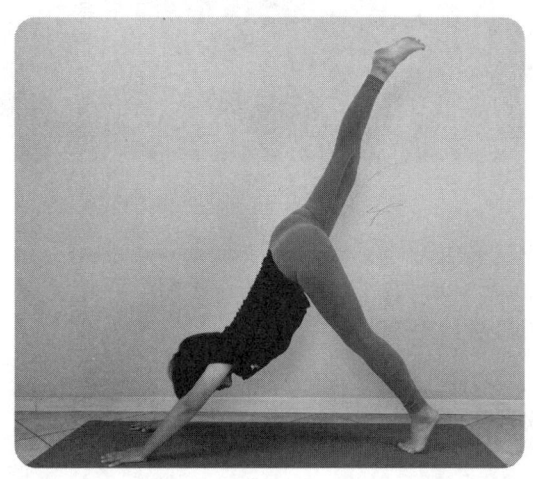 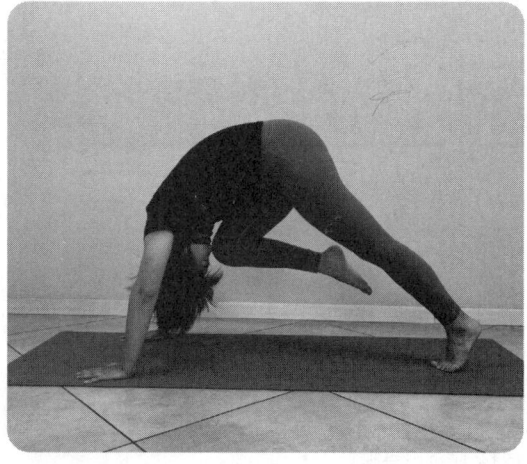

单腿下犬式进入高位虎式

四、板式

板式，英文名Plank Pose，梵文名Utthita Chaturaṅga Daṇḍāsana。Utthita是伸展的意思。板式就像一个倾斜版的山式，只有掌握山式站立的所有要点，才能保持稳定。

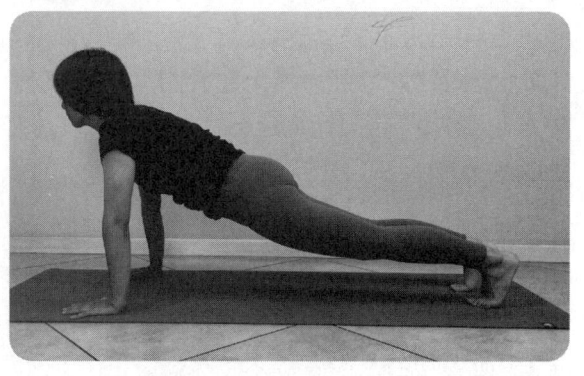

(一)体式要点

1. 动作基本要点

(1)来到桌子式,肩膀在手腕正上方,骨盆在膝盖正上方。
(2)双腿向后伸直,前脚掌踩地,脚后跟向后蹬,并垂直于地面。
(3)双手推地,头顶向前延展,肩胛骨向臀部的方向沉。
(4)收腹,身体成一条斜线。

2. 动作精细要点

(1)针对塌腰的学员。

要点引导:卷尾骨,提耻骨,收腹,大腿前侧向上提。

(2)针对弓背的学员。

要点引导:绕肩,肩胛骨沉向臀部的方向,胸口向前向上提。

3. 体式功效

(1)拉伸背部肌肉,消除背部酸痛。
(2)锻炼核心肌群,提高身体平衡感。
(3)增强手臂力量,强健手腕。

4. 体式禁忌

手腕严重损伤。

(二)解剖要点

腹横肌(同鸟狗式)。

(三)体式变式及教学应用

1. 变式

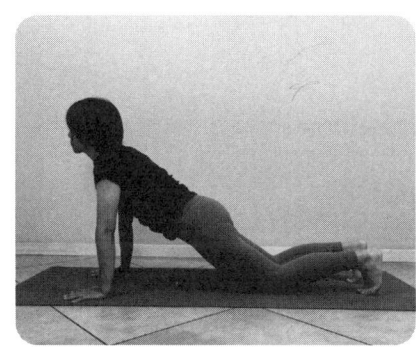
(1)一半的板式

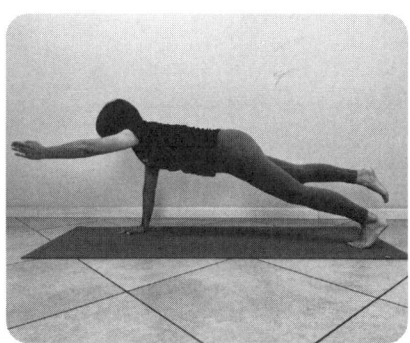
(2)2点板式

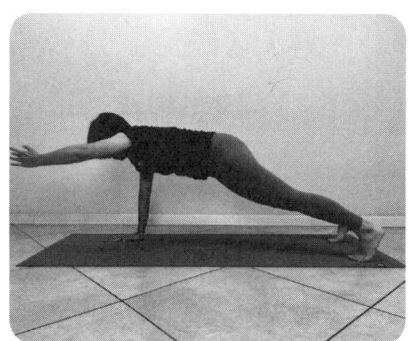
(3)3点板式

2. 如何进入板式

(1)桌子式向后伸腿进入板式。
(2)下犬式重心向前进入板式。

五、四柱式

四柱式，英文名Four-Limbed Staff Pose，梵文名Chaturaṅga Daṇḍāsana。Chatur的意思是四，Aṅga的意思是肢或肢的一部分，Daṇḍā的意思是棍子。脸朝下在地面平卧，身体重量放在手掌和脚趾上，呼气，使身体与地面平行，如一根棍子般挺直。支撑身体的是双手和双脚。

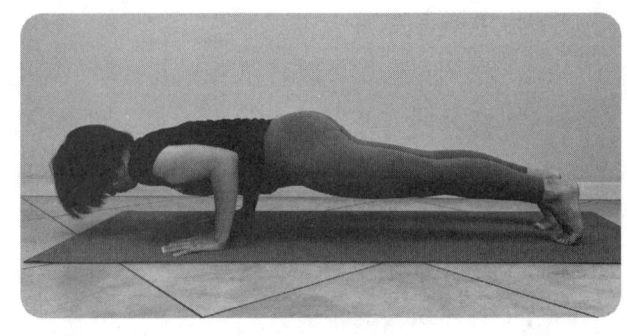

（一）体式要点

1. 动作基本要点

（1）来到板式，身体从头到脚成一条斜线，不要塌腰。

（2）收紧腹部，双脚向后蹬，重心向前。有控制地屈肘向下，大小臂成90度，进入四柱式。

2. 动作精细要点

（1）针对耸肩的学员。

要点引导：绕肩向后，肩胛骨沉向臀部的方向。

（2）针对手臂外扩的学员。

要点引导：大小臂成90度，手肘向后，大手臂夹向身体。

3. 体式功效

（1）锻炼核心肌群。

（2）增强手臂力量，强健手腕。

（3）提高肩膀的稳定性。

4. 体式禁忌

（1）手腕损伤。

（2）下背部损伤。

（3）肩膀损伤。

（二）解剖要点

腹横肌（同鸟狗式）。

（三）体式变式及教学应用

1. 变式

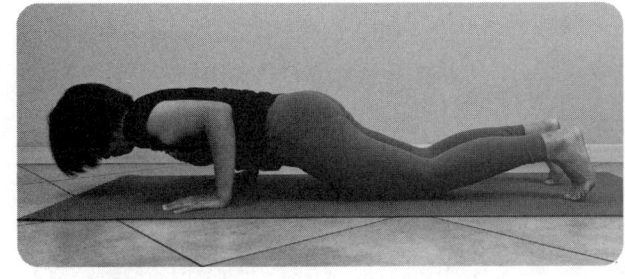

（1）屈膝四柱式

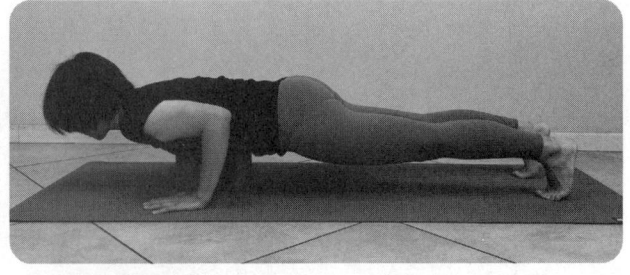

（2）垫砖四柱式（胸口下方垫砖）

2. 如何进入四柱式

（1）从半平板进入一半的四柱式。

（2）从板式直接进入四柱式。

六、侧板式

侧板式，英文名Side Plank Pose，梵文名Vasiṣṭhāsana，是以印度神话人物命名的瑜伽体式。这个体式是献给圣贤Vasiṣṭhā的。梵文中"Vasiṣṭhā"的意思是"最优秀、最好、最富有"。

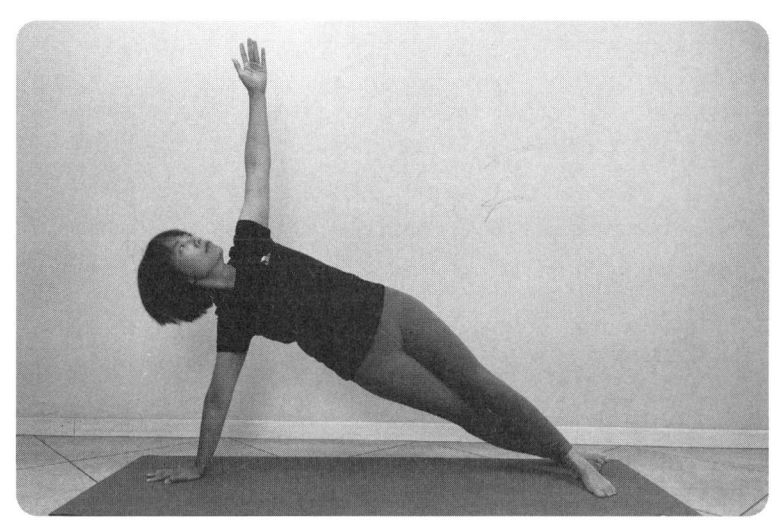

（一）体式要点

1. 动作基本要点

（1）来到板式，脊柱保持中立，腰部呈自然弧度，身体转向右侧，右手推地，双脚倒向右侧，一前一后，脚趾指向前方。

（2）右手、双脚有力推地，身体成一条直线，左手向上伸展，手指指向天花板。注意不要抬高臀部，右侧的臀部仍然保持和板式时同样的高度。

（3）两侧的胯骨都指向前方，保持肩胛骨微收，沉向臀部的方向，腹部向脊柱方向收。

2. 动作精细要点

针对手腕疼的学员。

要点引导：右手内旋，虎口下压，激活手腕周围的肌肉。大臂内旋靠近身体，肩胛骨收向脊柱，沉向臀部的方向，用背部肌肉分担身体的重量。

3. 体式功效

（1）锻炼核心肌群。

（2）强化手臂、手腕力量。

（3）增强腰背部力量。

（4）提高身体的平衡能力。

4. 体式禁忌

（1）手腕损伤。

（2）肩膀损伤。

（二）解剖要点

腹内斜肌、腹外斜肌

腹外斜肌为宽阔扁肌，在腹部浅层，起于第5至第12肋骨外面，止于髂嵴前部。

腹内斜肌位于腹外斜肌深面，肌纤维由外下方向内上方斜行。起自胸腰筋膜，髂嵴和腹股沟韧带外侧1/2处。

斜板式及其变式可以很好地锻炼这两块肌肉以及腹横肌。

（三）体式变式及教学应用

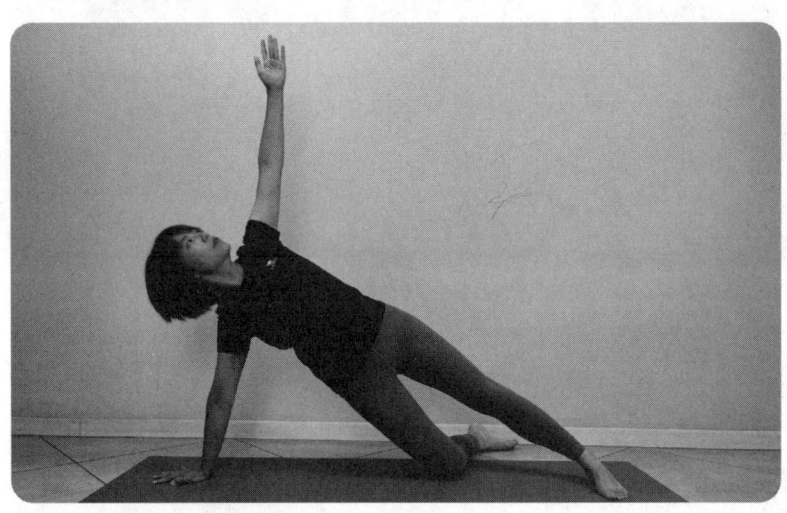

（1）下侧腿跪地支撑

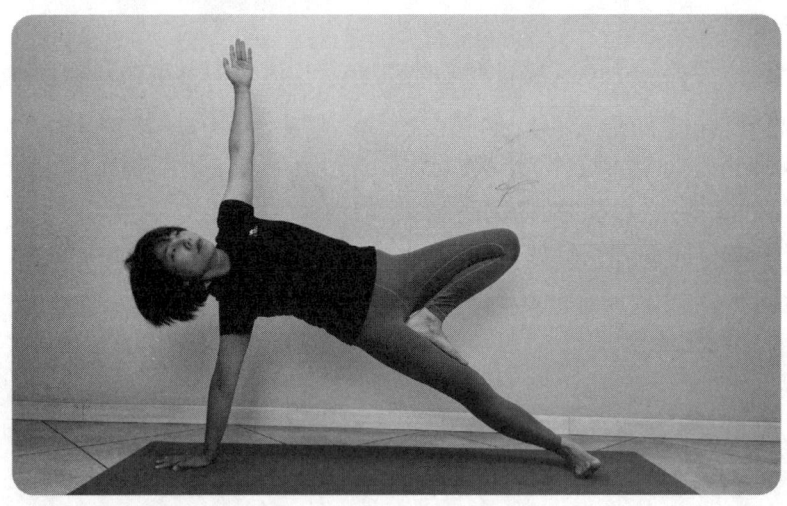

（2）侧板树式

1. 侧板的变式

2. 体式序列

（1）侧板—狂野式

（2）侧板—新月式

（3）板式—侧板式

七、卷腹

卷腹，英文名Crunch。卷腹并不是特指一个具体的动作，所有让身体前屈、收缩腹直肌的动作都可以被称为卷腹。

（一）体式要点

1. 动作基本要点

（1）仰卧于垫子上，双腿分开与骨盆同宽，双脚踩地。

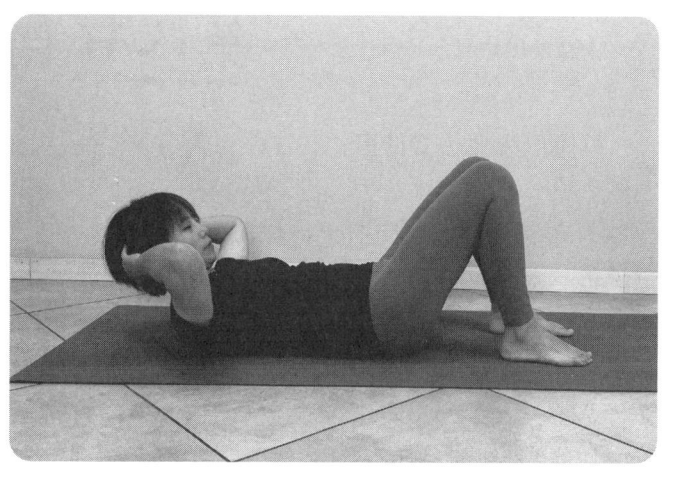

（2）双手交叉扶对侧肩膀或放于耳侧。

（3）吸气，腹部扩张，呼气，收腹，卷腹向上，肩膀离开垫子。

2. 动作精细要点

针对颈部疼痛的学员。

要点引导：双手抱后脑勺，托住头部（不是将头向上抬），释放颈部的压力。

说明：卷腹时颈部疼，主要是由于腹部力量弱，身体无法向上，所以用力抬头使身体抬高，诱发颈部疼痛。

3. 体式功效

（1）锻炼腹肌，特别是腹直肌。

（2）提高核心的控制能力。

（3）缓解背痛，加强消化系统功能。

4. 体式禁忌

（1）女性月经期。

（2）腹直肌分离。

（3）腰椎间盘突出。

（二）解剖要点

腹直肌（同眼镜蛇式）。

（三）体式变式及教学应用

1. 变式

扭转卷腹

2. 体式序列

卷腹—船式

卷腹—板式（动静结合的腹部练习，可以提高锻炼效果）

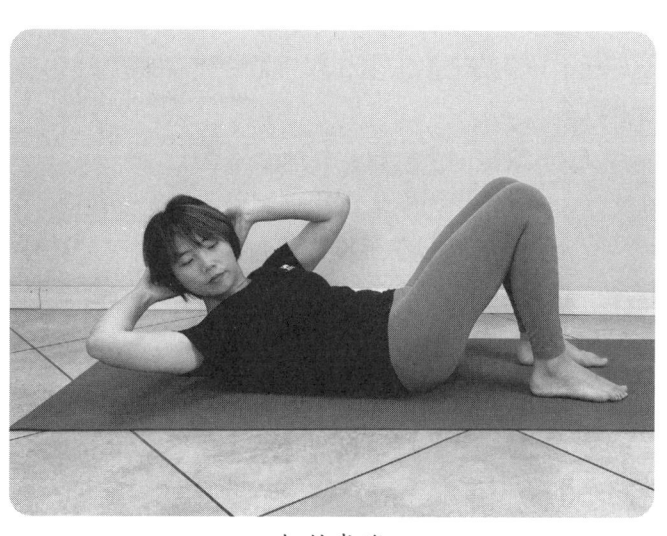

扭转卷腹

第八节 倒立体式

以不同视角去看待事物，往往会大有裨益，这正是倒立体式吸引人的地方。所有倒立体式都能帮助整个机体系统充满活力。倒立是一种平衡，不仅仅是作为身体层面，它可以通过肩部和手臂的负重让练习者建立信心，同时也可以加强手臂的力量，增加肌肉的弹性，使身体更加柔韧灵活又不失力量。根据艾扬格瑜伽的理念，倒立体式的"重力反转"效应有助于器官休整，并使滞留在脚部的气血重新回流，实现整体修复的功效。

头倒立被称为所有体式之父，肩倒立为所有体式之母，它们在哈他瑜伽练习的历史上占有重要的地位。但是，现代生活使我们从久坐为起点来接近这些体式（因为在大部分时间中，我们的身体是直立着运动的），所以需要先慢慢地、切合实际地练习用头和颈部来负重的体式。尤其需要注意的是，以肩倒立或头倒立为基础的体式应该在身体得到全方位热身之后再做。

倒立体式的分类：

1.手（肘）倒立：手倒立、肘倒立、海豚式。

2.肩膀倒立：倒箭式、肩倒立、犁式。

3.头倒立：支撑头倒立。

4.前屈式倒立（所有前屈类的体式）：站立前屈式、下犬式、加强侧伸展式、双角式等。

知识补充：倒立体式主题课程应从前屈类体式开始，原因如下：

1.让身体逐渐适应倒置的状态。

2.前屈式可以伸展背部和臀腿，激活腹部和大腿前侧肌群，可以作为倒立体式的热身部分。

一、倒箭式

倒箭式，英文名Legs-Up-The-Wall Pose，梵文名Viparita Karni。Viparita是"倒置"的意思，Karni是"正在进行的、积极"的意思。

（一）体式要点

1.动作基本要点

（1）平躺于垫子上，双手放在身体两侧，掌心向下。

（2）双腿向上抬起，与地面垂直。

（3）双手用力推地，让臀部和背部离开地面。

（4）屈手肘，双手推住骨盆后侧，肘关节往中间夹，保持自然的呼吸。

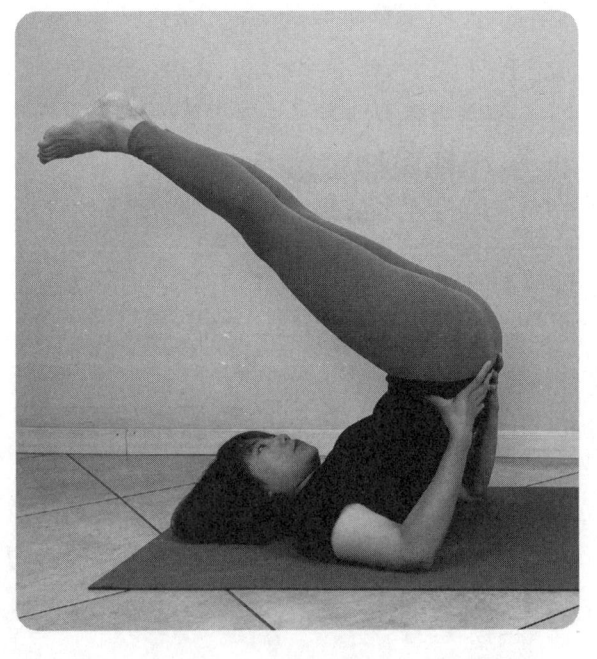

2.动作精细要点

（1）针对颈椎不适的学员。

要点引导：可以在肩膀处垫毛毯，建立颈部的空间，避免挤压颈椎。

（2）针对臀部无法抬高的学员。

要点引导：臀部下方垫抱枕，双手自然放于身体两侧，掌心向上。

3. 体式功效

（1）改善双腿的血液循环。

（2）减轻静脉曲张引起的压力和疼痛，恢复双腿活力。

4. 体式禁忌

（1）颈椎病。

（2）高血压。

（二）解剖要点

下半身抬高的生理性作用：促进血液循环、缓解双腿疲劳、增强臀腿、背部肌群的力量等。

1. 促进血液循环

将双腿抬高的体式可以促进双腿血液循环，加速血液回流，改善双腿肿胀的现象，预防和缓解腿部静脉曲张。

2. 缓解疲劳

长时间站立或久坐，双腿较为疲劳，通过完成倒置动作，缓解双腿的疲劳，恢复双腿的活力。

3. 增强臀腿、背部肌肉的力量

将双腿或骨盆抬高，可以激活臀腿、背部肌肉，增强臀腿和背部肌肉的力量。

（三）体式变式及教学应用

1. 变式

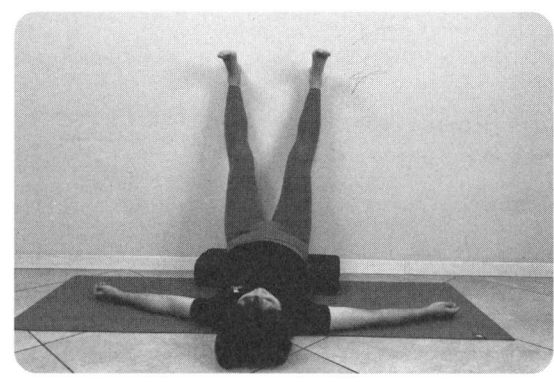

（1）倒箭式靠墙，臀部垫抱枕

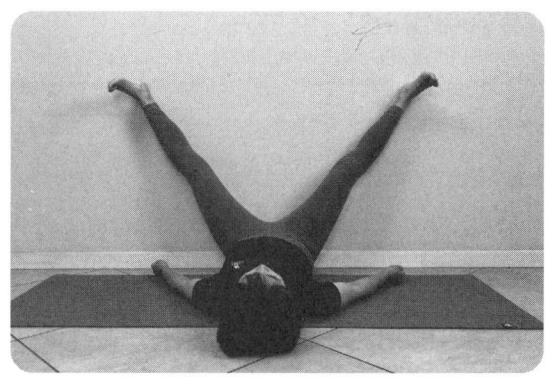

（2）倒箭式靠墙，双腿分开

2. 体式序列

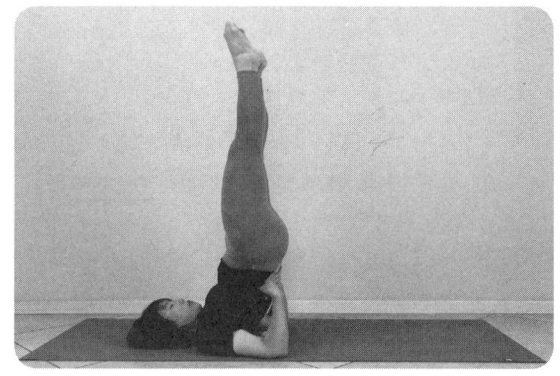

（1）倒箭式—肩倒立

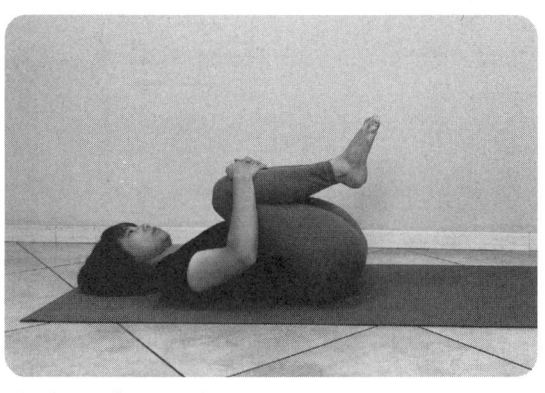

（2）倒箭式—膝胸式

二、肩倒立

肩倒立，英文名Shoulderstand Pose，梵文名Sālamba Sarvāngāsana。Ālamba的意思是支撑、支持，Sa的意思是一起，因此Sālamba的意思就是支持或者支撑起来。Sarvanga(Sarva=所有、整个、全部;anga=肢体)的意思是整个身体或者全部肢体。在这个体式中，整个身体都能通过练习获得益处，因此而得名。

（一）体式要点

1.动作基本要点

（1）平躺于垫子上，双手在身体两侧，掌心向下。
（2）双手用力推地，让背部和臀部离开地面。
（3）弯曲手肘，双手扶住下背部，核心收紧，双腿用力，身体向上伸展，双腿垂直于地面。
（4）头部保持不动，眼看上方，保持自然的呼吸。

2.动作精细要点

（1）针对双腿无法垂直的学员。

要点引导：大臂及手肘向中间夹，向下推地，让骨盆在肩膀正上方。腹部收紧，卷尾骨，大腿并拢用力向上，把身体重心向上提。

（2）针对颈椎不适的学员。

要点引导：可以在肩膀处垫毛毯，建立颈部的空间，避免挤压颈椎。

3.体式功效

（1）灵活肩膀，帮助下垂的腹部器官恢复原位。
（2）通过躯干向上牵引的姿势，收缩腰腹部肌肉，消除腰腹部多余脂肪。
（3）促进血液循环，调节内分泌。

4.体式禁忌

（1）颈椎病。
（2）高血压。

（二）解剖要点

同倒箭式。

（三）体式变式及教学应用

1.变式

靠墙肩倒立（屈膝蹬墙）

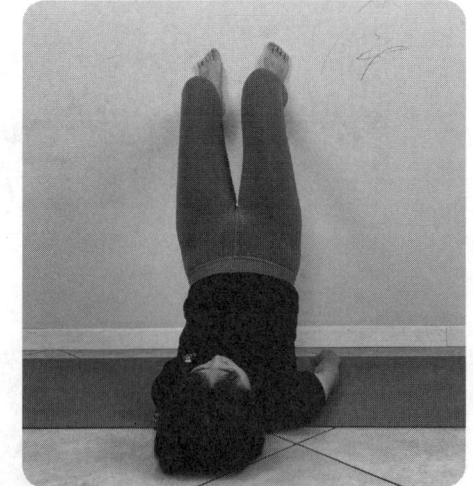

屈膝蹬墙肩倒立

2.肩倒立之后的反向放松体式

通常情况下，我们做完肩倒立后，会直接完成鱼式作为颈部的放松。但是从安全的角度来看，鱼式作为肩倒立的反向体式并不合适，原因如下：

（1）在肩倒立中，颈椎屈曲到了极致，而在鱼式中，颈椎又后伸到极致，在短时间进行两个方向的极致练习，颈椎受伤的风险非常大。

（2）鱼式中，头顶点地，颈椎大幅度后伸，需要颈部后侧的肌肉作为支撑和保护。但是现在大多数人由于长期低头伏案，颈部后侧的力量非常薄弱，在此情况下完成鱼式，颈椎的负荷和受伤风险都会增加，从而导致颈椎损伤。

（3）反向放松体式应选择一些较为简单的体式作为体式后的放松，如狮身人面式、眼镜蛇式等胸腔打开、头部微抬的体式。

三、犁式

犁式，英文名Plow Pose，梵文名Halāsana。Hala的意思是犁。这个体式如同一副犁，因此而得名。

（一）体式要点

1. 动作基本要点

（1）平躺于垫子上，双手在身体两侧，掌心向下。

（2）抬双腿，垂直于地面，双手用力推地，让背部和臀部离开地面。

（3）双腿向头的方向伸展，双腿伸直，脚趾在头后方点地。

（4）双手体后十指交扣，头部保持不动，眼看上方，保持自然的呼吸。

2. 动作精细要点

（1）针对躯干无法垂直地面的学员。

要点引导：两肩胛骨向中靠拢，胸口上提，让肩膀充分打开，肘关节彼此靠拢，双手推背，让躯干垂直于地面。

（2）针对颈椎不适的学员。

要点引导：可以在肩膀处垫毛毯，建立颈部的空间，避免挤压颈椎。

3. 体式功效

（1）滋养神经，提升身体能量。

（2）调节腺体功能，尤其是甲状腺、甲状旁腺、扁桃体等颈部腺体。

（3）伸展肩膀和脊柱，放松背部肌群，改善腰背部疼痛。

（4）辅助缓解头痛、失眠症状。

4. 体式禁忌

（1）颈椎病。

（2）高血压。

（3）心脏病。

（二）解剖要点

竖脊肌（同乌龟式）。

（三）体式变式及教学应用

1. 变式

椅子上的犁式

2. 犁式的反向体式（同肩倒立）

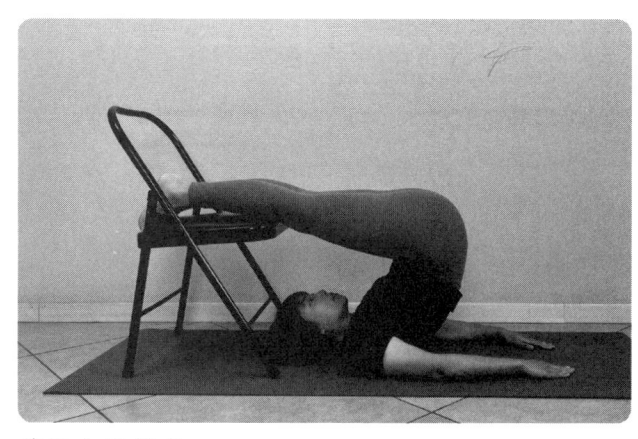

椅子上的犁式

四、头倒立

头倒立，英文名Supported Headstand，梵文名Sālamba Śīrṣāsana。Salamba的意思是支持，Śīrṣā的意思是头。这是一个以头作支撑的体式，也是瑜伽体式中最重要的体式之一。

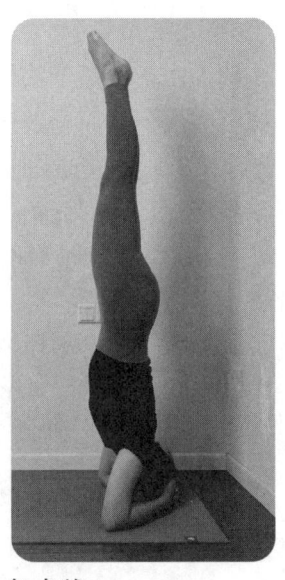

（一）体式要点

1. 动作基本要点

（1）跪立在垫子上，双手互抱手肘，测量距离，手肘在肩膀的正下方。

（2）双手打开，十指交握，两手臂与手肘的连线形成一个等边三角形，牢牢压向地面。

（3）将头顶置于垫子上，双手掌托住后脑勺。

（4）抬起臀部向上，双腿伸直，双脚向前，直至骨盆在肩膀的正上方。

（5）收腹，慢慢屈双腿向上抬，待身体稳定后，双腿向上伸直，身体成一条直线。

2. 动作精细要点

（1）针对颈椎有挤压感的学员。

要点引导：大臂外旋打开，小臂持续向下推地，肩膀远离耳朵。

（2）针对腹股沟无法展开的学员。

要点引导：卷尾骨，坐骨拉向脚后跟的方向，收腹部，维持身体直立和稳定。

3. 体式功效

（1）血液回流，改善血液循环。

（2）滋养面部肌肤，强化神经丛，增强脏腑功能。

（3）加强颈、肩部力量。

（4）预防静脉曲张，缓解腿部疲劳和疼痛。

（5）增强身体平衡能力，提升专注力。

4. 体式禁忌

（1）颈肩损伤。

（2）高血压。

（3）青光眼。

（4）女性月经期。

（二）解剖要点

同倒箭式。

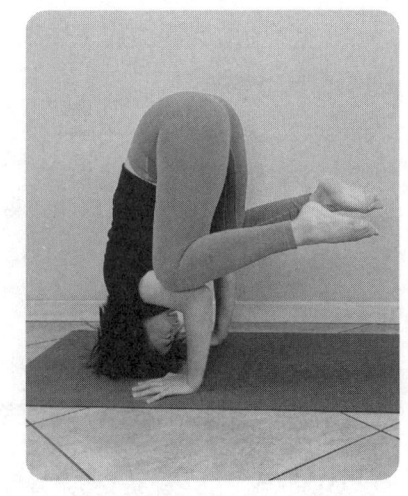

（三）体式变式

1. 体式变式

简易头倒立

2. 体式分析及预备动作

（1）头倒立的风险部位在于颈椎，所以需要对颈椎进行热身。

（2）头倒立靠肩膀和头顶支撑身体，所以需要锻炼上背部力量和肩膀的稳定性，以减少颈椎的压力。体式：下犬式、海豚式、四柱式等。

第九节 坐姿系列体式

坐姿体式对瑜伽练习者的益处显而易见。坐姿体式练习不需要高度的平衡性和专注力,因此可以长时间地保持体式,以提升柔韧性。坐姿体式可以让髋部、腹股沟区域、膝盖、脚踝的肌肉更加灵活柔韧,让脊柱保持稳定。弯曲双腿时,下半身血液循环变慢,上半身的血液循环充足,从而加速对头部的供氧。在坐姿下,练习者可以关注身体与地面的连接方式,以评估失衡状态。如果练习者感觉身体一侧沉重且另一侧与地面无连接,那就需要关注自己的身体是否偏向一侧。

坐姿体式主要用于瑜伽调息和冥想,或用于开始其他体式前的准备。瑜伽中的坐姿主要存在几个难点:1.髋关节比较紧,双膝翘得很高;2.腰背无力,容易弓背;3.脚踝紧张,盘坐后双腿容易发麻。

鉴于此,练习者选择瑜伽坐姿的原则如下:

1.舒适为主,简单为主;2.适当使用辅具完成盘坐;3.盘坐时间不宜过长,如果时间较长,中途可以变换坐姿。

一、简易坐

简易坐,英文名Easy Pose,梵文名Sukhasana。Sukha是舒适、简单的意思。

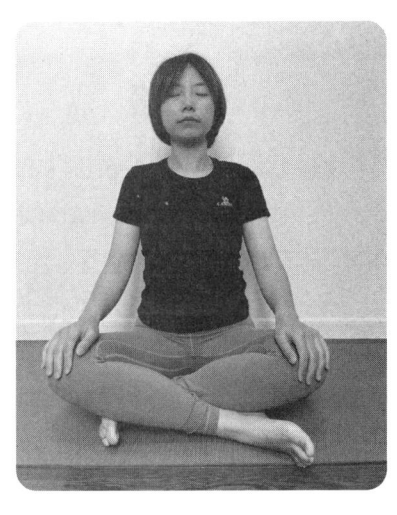

(一)体式要点

1.双腿自然盘坐,双小腿在中段相交,双脚自然放松。
2.伸展臀肌向后,坐于垫子上。
3.腹部内收,胸腔上提,肩膀展开,肩胛骨沉向臀部的方向。
4.双臂放松,手肘微屈,双手放在膝盖上。
5.微收下颌,眉心、鼻梁向后推,后脑勺向后向上提,闭上眼睛,自然呼吸。

(二)体式功效

1.冷静头脑。
2.增强背部力量。
3.伸展膝盖和脚踝。

(三)体式禁忌

膝盖严重损伤。

二、至善坐

至善坐,英文名Prefect Pose,梵文名Siddhāsana。至善坐又称高僧坐。"悉达"也指德高望重的圣人、先知和先哲。

在B.K.S.艾扬格大师的《瑜伽之光》一书中,关于至善坐有如下描述:"在84个瑜伽体式中,应该经常练习至善式。它纯净了72000个能量通道(Nadis,是人体内神经能量运行的通道)。"

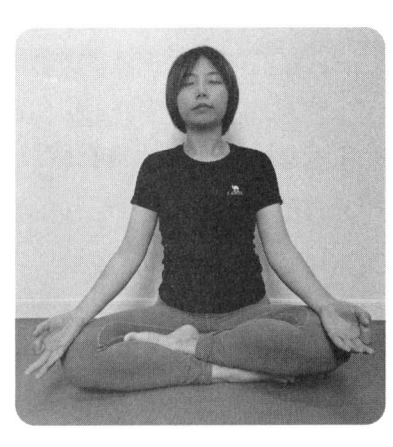

（一）体式要点

1.双腿自然盘坐，双手抓住左脚，把左脚跟靠近会阴，左脚心贴靠右大腿内侧。
2.弯曲右膝，把右脚放在左脚踝上，右脚跟抵住耻骨，右脚放在左大腿及小腿之间。
3.腹部内收，胸腔上提，肩膀展开，肩胛骨沉向臀部的方向，腰背自然伸直。
4.双手掌心向上放在膝盖上，拇指和食指轻触，其余手指伸展。头顶向上，微收下颌，闭上眼睛，自然呼吸。

（二）体式功效

1.保持身体平衡，滋养神经。
2.增强背部力量。
3.伸展膝盖和脚踝，缓解膝关节僵硬。
4.滋养骨盆和腹部内脏器官。

（三）体式禁忌

膝盖严重损伤。

三、莲花坐

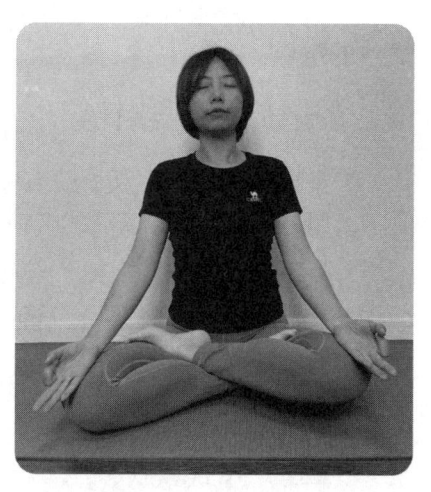

莲花坐，英文名Lotus Pose，梵文名Padmāsana。Padma的意思是一朵莲花，Padmāsana是莲花式，也是瑜伽体式中最为重要和有用的体式之一。

在《哈达瑜伽之光》一书中，有这样一段关于莲花坐以及用莲花坐调息的文字："稳稳地采用莲花坐，双手手掌稳稳叠置，下巴抵扣在胸前，保持吸入的气，下行气一再向上提升，冥想意识原则或者灵魂;通过昆达里尼之力，练习者获得无可匹敌的知觉。保持莲花坐，通过双鼻腔保持吸入的气。无论练习者是谁，都毫无疑问会获得解脱。"

作为基础体式之一，莲花坐经常被用于头倒立(Śīrṣāsana)和肩倒立(Sarvāngāsana)的变体中。

（一）体式要点

1.双腿自然盘坐，双手抓住右脚脚背，把右脚背放在左大腿根部，脚心朝上。
2.双手抓住左脚脚背，把左脚背放在右大腿根部，脚心朝上。
3.腹部内收，胸腔上提，肩膀展开，肩胛骨沉向臀部的方向。
4.双手掌心向上放在膝盖上，拇指和食指轻触，其余手指伸展，头顶向上，微收下颌，闭上眼睛，自然呼吸。

（二）体式功效

1.使头和躯干自然地保持直线，保持身体的坐姿稳固。
2.增强背部力量。
3.缓解坐骨神经痛。

4.伸展膝盖和脚踝。
5.滋养腹部器官，滋养腰椎和骶骨神经。

（三）体式禁忌

1.脚踝损伤。
2.膝盖损伤。

四、雷电坐

雷电坐，英文名Thunderbolt Pose，梵文名Vajrāsana。Vajra的意思是雷电、金刚钻，或是坚硬无比的。所以，这个坐姿又称为金刚坐。

（一）体式要点

1.跪立于垫子上，大腿与地面垂直。
2.双腿并拢，双脚脚背贴于垫子上。
3.臀部慢慢向后坐在脚后跟上，腹部微收，脊柱延展。
4.胸腔上提，肩膀展开，肩胛骨下沉。
5.双手放在大腿上，目视前方，保持顺畅的呼吸。

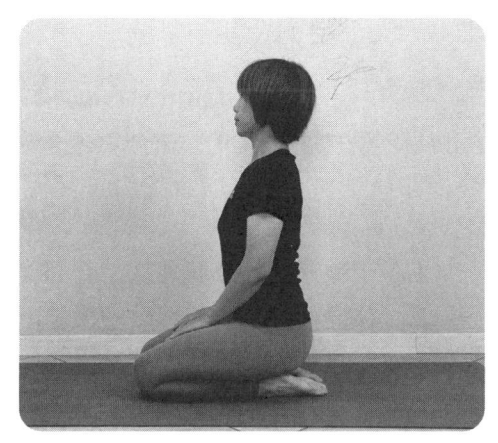

（二）体式功效

1.增强背部力量。
2.强健足弓。
3.伸展脚踝、膝盖和大腿前侧。
4.促进消化。

（三）体式禁忌

1.脚踝严重损伤。
2.膝盖严重损伤。

五、手杖式

手杖式，英文名Staff Pose，梵文名Daṇḍāsana。Daṇḍa的意思是一根棍子，或者手杖。

（一）体式要点

1.坐于垫子上，双腿向前伸直，双脚并拢，脚趾回勾。
2.双手放在臀部两侧，手掌或手指推地，让手臂伸直。
3.躯干向下，脊柱延展，腹部内收，胸腔上提，肩膀展开，肩胛骨下沉。
4.微收下颌，保持头部端正，目视前方，自然呼吸。

（二）体式功效

1.增强背部力量。
2.伸展肩膀，打开胸腔。
3.改善不良体态。

（三）体式禁忌

下背部损伤者不宜保持太久。

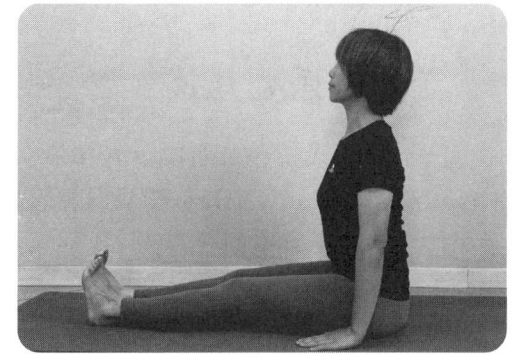

第十节 放松系列体式

放松系列体式主要指在瑜伽练习过程中阶段性放松或者最后阶段放松的体式。瑜伽放松体式可以舒展身体，通过打通头脑与身体的联结来帮助练习者对抗和缓解压力。放松体式是瑜伽课程中不可或缺的一部分，可以在瑜伽序列中完成，让瑜伽序列更有起伏，课程更加丰富；也可以单独完成，作为放松、冥想的姿势来练习。

放松系列体式可大致分为三类：1.阶段性放松，就是在一节课中的一个阶段结束后，进行10个呼吸或2~3分钟的放松，如完成后弯序列后，做婴儿式进行放松。2.课程主体内容结束后的放松，如瑜伽课程结束前的放松，躺姿脊柱扭转式或摊尸式等。3.单独完成，如背部不适，可以单独做快乐婴儿式、膝胸式等。

一、婴儿式

婴儿式，英文名Child's Pose，梵文名Balasana。Bala是年幼的、童稚的、未成熟或未发展完全的。

（一）体式要点

1.跪于垫子上，双腿并拢，臀部坐在脚后跟上。
2.身体向前向下，腹部贴向大腿。
3.双手推地，让臀部更好地坐向脚后跟。
4.额头点地，小手臂置于垫子上，双手掌心向上，自然呼吸。

说明：婴儿式经常被作为一个放松体式，如果在瑜伽课的中途需要短暂休息，可以采用这个体式。如果学员的髋部打开良好，在做婴儿式时会感觉非常放松。但是如果学员的髋部过紧，婴儿式就不再是一个休息体式了。对髋部僵紧的人来说，婴儿式可能导致臀部疼痛。由于臀部僵紧而坐不到脚后跟上是一个普遍的问题，为了使它们能彼此接触，可以将一条毛毯卷起来，放在小腿和腘绳肌之间。

（二）体式功效

1.轻柔地伸展骨盆、臀部、大腿和脚踝。
2.滋养神经，缓解压力，消除疲劳。
3.缓解颈肩背部疼痛。

（三）体式禁忌

膝盖严重损伤。

二、快乐婴儿式

快乐婴儿式，英文名Happy Baby Pose，梵文名Ananda Balasana。bala是婴儿的意思。如果说婴儿式是模仿我们在子宫里的状态，那么快乐婴儿式就是我们来到人间时最初的模样。

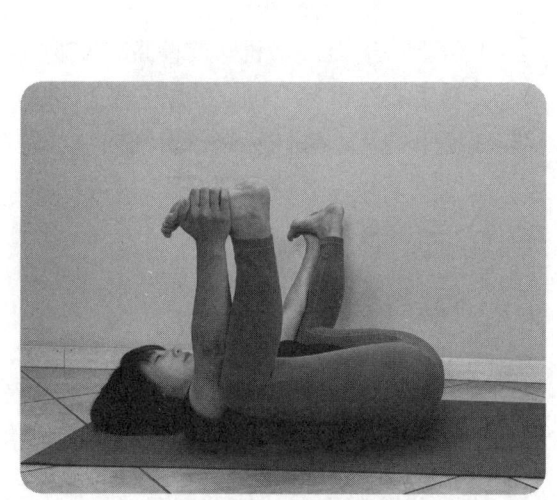

（一）体式要点

1.仰卧于垫子上，弯曲双膝，大腿靠近腹部。
2.双手抓住双脚外侧，双膝向两侧打开。
3.脚踝在膝盖的正上方，小腿与地面垂直，骶骨区域落于垫子上。
4.肩膀放松，沉向臀部的方向，颈部后侧延展。眼看上方，自然呼吸。

（二）体式功效

1.轻柔伸展腹股沟，拉伸髋部，放松骶骨周围肌肉。
2.冷静头脑，舒缓情绪，放松身心。
3.拉伸背部，缓解背部紧张。

（三）体式禁忌

膝盖严重损伤。

三、膝胸式

膝胸式，英文名Knee-to-Chest Pose，梵文名Apanāsana。

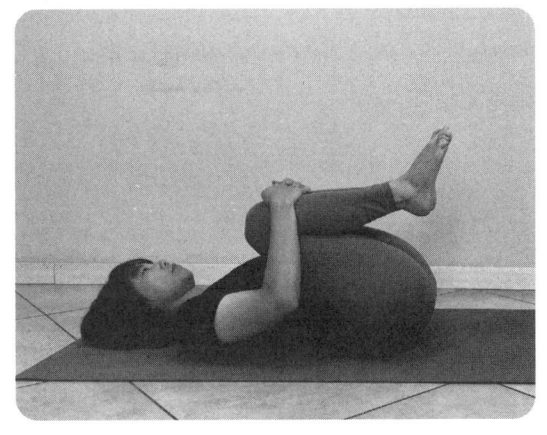

（一）体式要点

1.仰卧于垫子上，屈双膝，双手环抱小腿，大腿靠近胸腔，脚踝放松。
2.肩膀放松，下巴微收，颈部后侧自然延展。
3.闭上双眼，自然呼吸。

（二）体式功效

1.轻柔伸展背部、臀部，缓解背部紧张和疼痛。
2.按摩腹部内脏器官，缓解便秘、胀气。

（三）体式禁忌

无。

四、躺姿扭转式

躺姿扭转式，英文名Reclining Twist Pose，梵文名jaṭhara-parivartanāsana。

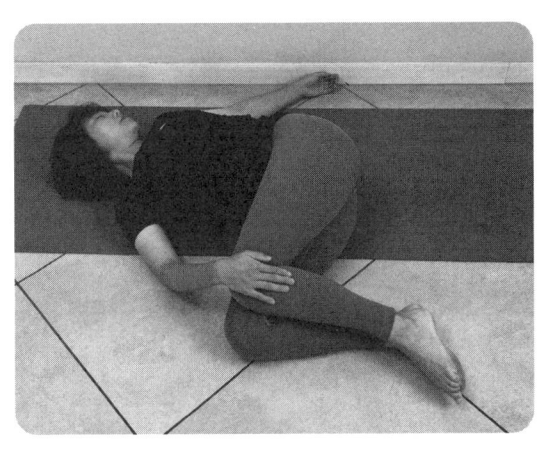

（一）体式要点

1.仰卧于垫子上，屈双膝，大腿靠近腹部。
2.双手推地，将臀部向左侧挪动一小步。
3.双手体侧打开与肩膀同高，双膝带动身体扭转向右侧。
4.双膝落于右侧地面上，膝盖靠近右侧腋窝，右手放在左膝外侧。

5.头转向左侧，眼看左手，自然呼吸。

（二）体式功效

1.放松整根脊柱。
2.拉伸臀部、大腿外侧肌肉。
3.拉伸和放松腰部肌肉，缓解紧张和疲劳。
4.释放身体的压力与疲劳。

（三）体式禁忌

下背部严重损伤。

五、摊尸式

摊尸式，英文名Corpse Pose，梵文名Śavāsana。摊尸式也叫休息式，主要的作用就是让身体通过相对静止的状态来获得修复，就是要在这个过程中尽可能地将整个身心放松，所以身体要处于相对静止的状态。

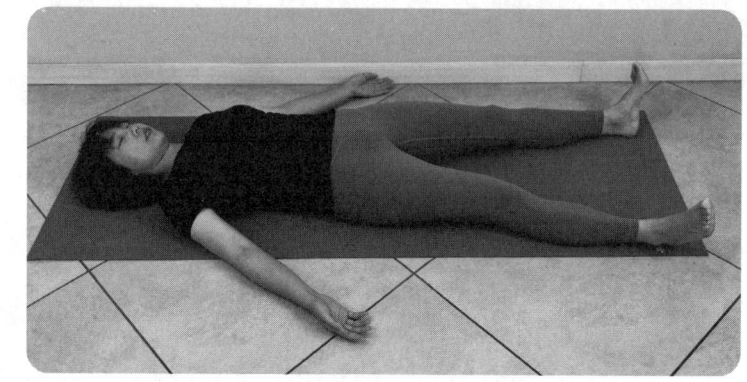

（一）体式要点

1.仰卧于垫子上，双腿分开比骨盆略宽，双腿放松，双脚脚趾自然指向外侧。
2.双手与身体形成30~60度的夹角，掌心朝上，手臂放松。
3.胸腔打开，肩膀展开，沉向臀部的方向。
4.微收下巴，颈后侧延展，闭上眼睛，放松身体，自然呼吸。

（二）体式功效

1.冷静头脑，释放压力，缓解焦虑。
2.放松肌肉，缓解肌肉紧张。
3.缓解头痛、神经衰弱、失眠等症状。

（三）体式禁忌

无。

说明：

1.如有头痛等问题，可以将瑜伽砖放在头部后方的垫子上，再将头部放在瑜伽砖上。

2.在上课前练习摊尸式，可以放松身体，同时让大脑为即将进行的体式做好准备。而动作之间的摊尸式是短暂的放松，能让身体恢复能量以便进行下一个体位。最后的摊尸式，则是让身心灵都得到彻底的放松与能量修复。

第四章 瑜伽排课

第一节 瑜伽课的基本结构

完整而有效的瑜伽课能让学员在其个人实践中稳步、轻松地从一个阶段过渡到另一个阶段。那什么是完整而有效的瑜伽课呢？接下来我们就来介绍一节完整而有效的瑜伽课应该涉及的四个方面：瑜伽课的基本结构、瑜伽排课的基本原则、体式练习的原则以及瑜伽课的时间分配。

一般来说，一节瑜伽课包括以下五个要素：

一、课前准备

上课之前，瑜伽老师通常需要介绍即将开始的这节课，包括课程主题、主要体式以及难度体式、练习目标、注意事项等，同时与学员互动，了解学员的身体和精神情况等。我们以后弯为主题的瑜伽课为例，开始上课之前，老师先介绍本节课的主题是后弯，练习目标是建立背部力量，然后介绍本节课的内容编排：脊柱的热身和延展练习，涉及扭转体式和前屈体式；肩膀的灵活练习，涉及肩膀绕动练习、手臂力量的练习；背部力量建立，涉及浅后弯体式的练习（课程编排原理）。介绍完之后，老师会询问在座的学员有没有腰背疼痛或者肩膀损伤的情况，是否处在生理期（了解学员的身体情况），告诉他们在接下来的练习中会给出替代方案和体式，如果完不成相应动作体式，可以选择降阶版本。

除了上述课程介绍和询问，瑜伽老师在上课前还需要观察学员的精神状态（疲惫劳累还是精力充沛），以便适当调整课程的难度和强度。

通过这样的课前准备，学员的注意力能快速地集中到课堂上，明确该节课的内容、目标和要求等，为体式练习部分做好身体和心理准备。

二、呼吸冥想

通常情况下，呼吸是人体的自主生理活动，并不需要人为干涉。呼吸是随着心情变化而变化的，在放松的心情下，呼吸会缓慢而悠长；在紧张的心情下，呼吸会变得粗重急促。瑜伽练习者通过有意识的对呼吸节奏的调节，使得注意力集中到呼吸节奏上面，在呼吸引导下，心就会逐渐地平静下来。而心情平静下来，就容易进入冥想状态。因此一般来说，一节瑜伽课开始时，都会有一个坐下来进行呼吸和冥想的练习时刻，以此恢复和达到平静的状态，然后带着这种状态开始瑜伽体式的练习。

三、热身

热身的理由很多，但通常可归为两大类：优化后续训练中的运动表现和降低受伤的风险。就瑜伽练习而言，热身可以打开身体，提升身体的柔韧性，提高中枢神经系统的整体活性，以便为接下来的体式练习做准备，降低受伤的风险。瑜伽热身一般分成两种类型：一般性热身和针对性热身。一般性热身主要是对身体各个大关节、小关节进行逐一热身，让身体热起来，避免练习时的身体损伤；针对性热身主要是专项热身，是针对接下来要做的瑜伽体式，特别是难度较高的体式的专项热身。例如这节课要做站姿平衡体式，老师就需要带领学员对脚踝、臀腿等部分进行专项热身，帮助学员在课堂上顺利完成相应体式。

四、瑜伽高峰体式

瑜伽体式练习通常是从简单的体式逐步过渡到复杂的体式，而一节课中最为复杂的体式，称为这节瑜伽课的高峰体式。高峰体式有时候并不是一个体式，有可能是一段瑜伽串联。不管是哪种形式，要顺利完成高峰体式，都需要充足的准备。而为完成高峰体式所做的一系列体式的准备，也叫瑜伽的"主体"序列。

五、降温体式和休息术

韩俊老师在《瑜伽入门学就会》一书中这样建议："每次体位练习结束后，请以仰卧放松式休息，让身心得到有意识的放松，身体能量恢复充盈，并在体内重新分配，紧绷的神经得到松弛，可以有效避免或减轻练习后可能出现的疲劳以及迟发性肌肉酸痛。"具体来说，完成瑜伽的主体序列后，我们需要对之前的体式进行相应的放松。如完成后弯序列后，可以做前屈体式进行放松；站姿平衡体式做得多，可以完成坐姿腿部伸展作为放松。这些对之前体式的放松或伸展体式可以称为降温或放松体式。完成身体的降温后，就可以完成摊尸式，进入瑜伽休息术。

第二节 瑜伽排课的基本原则

一节瑜伽课的内容能否得到学员的认可，能否帮助学员达到锻炼的效果，往往最能反映和衡量瑜伽老师的教学水平。因此，作为瑜伽课核心内容的体式编排，一直都是瑜伽老师备课的重中之重，也最能体现一个瑜伽老师的专业技能水平。我们认为，瑜伽课的体式编排应遵循以下两个原则：

一、抛物线原则

抛物线原则是指在瑜伽课程的编排过程中，要遵循体式难度先易后难再易，练习强度先弱后强再弱，体位变化先低后高再低的排课原则。这样一个过程如果画出来，形状就像一条抛物线，所以我们把它称为"抛物线原则"。

（一）体式难度：先易—后难—再易

上述瑜伽课程的瑜伽体式部分（包括热身、高峰体式、降温体式），难度就是遵循先易—后难—再易的抛物线原则。

（二）练习强度：先弱—后强—再弱

瑜伽课程的练习强度逐步加大，到达一定强度后再逐步递减，这样的安排有助于身体适应运动强度，避免过度练习和超负荷练习。运动强度的起伏变化也可以避免课程内容和节奏平铺直叙，让学员练起来有更多的惊喜。

（三）体位变化：先低—后高—再低

瑜伽体式可分为坐姿、跪坐、四足位、站姿、俯卧、躺姿等不同体位。排课时，通常我们会按照坐姿—四足位—站姿—坐姿—俯卧—躺姿的顺序编排。这样的排课思路一是基于体式能量的角度：站姿体式的能量比较高、练习强度大，而坐姿和躺姿体式的能量较低、练习强度小；二是从瑜伽哲学的角度：在瑜伽中，坐姿、四足位、站姿、俯卧、躺姿等不同体位，代表生老病死的人生轨迹，一节瑜伽课就像是一次生命的旅程。

二、"就适主"原则

这里的"就适主"原则包括"就近"、"适配身体"、"围绕主题"三个小原则。

（一）就近原则

就近原则是指在瑜伽体式编排中，体位变化不宜过大（距离近）、使用过渡体式（跨度近）和运用相近体式（距离近或形态近）。

1. 体位变化不宜过大

在课程编排中，需要遵循的总体原则是：体位按照一定顺序，慢慢升高或慢慢降低。例如站姿体式练习完可以先做坐姿序列或跪姿序列，而不是直接来到躺姿，这样身体重心可以比较平稳地过渡，不会忽然从坐姿序列来到站姿又直接进入俯卧序列等，重心忽高忽低。

2. 使用过渡体式

在遵循"体位变化不宜过大"这一总原则的基础上，为了避免体位变化过于突兀，瑜伽老师可以在瑜伽体位的改变中加入一些过渡体式。例如从山式到束角式，中间可以加入前屈式或者花环式，作为站姿体位到坐姿体位的过渡体式。

3. 相近体式的衔接

相近体式的衔接包括体式距离相近和体式形态相近。距离相近是指两个动作靠得比较近，做完体式A直接可以做体式B，不需要任何过渡或体位改变。例如：婴儿式到眼镜蛇式就比婴儿式到桥式距离更近；束脚式到坐角式就比束脚式到骆驼式更近。

形态相近是指两个动作在形态上相似，有相同的腿部动作或手上动作，例如：三角伸展式和三角扭转式都属于三角形系列体式，腿上动作相同；新月式、战士Ⅰ式的腿部动作和手臂动作相似；从战士Ⅱ式到反战士式，腿上动作相同，只需要身体向后等。

（二）适配身体原则

适配身体原则是指瑜伽体式编排要符合基本运动原理和人体解剖结构。该原则包括三部分内容：先易后难，先运动后拉伸；运用反向体式放松；肌肉预启动。

1. 先易后难，先运动后拉伸

这一原则适用于所有的运动，瑜伽也不例外。

多年以来，专家一直建议进行拉伸运动后再做锻炼、活动或者体育运动。他们认为，事先进行拉伸运动可降低受伤的风险，并使身体做好进行剧烈运动的准备。但近年来，人们已经意识到，活动前期或许不是进行拉伸运动的最佳时间。让许多人感到意外的是，有研究表明，在锻炼之前进行拉伸运动的人们比不进行拉伸运动的人们甚至可能更容易受到伤害，尤其是主要进行静态被动拉伸运动时更是如此。现在，人们普遍认为进行拉伸运动的最佳时间是活动之后，此时的肌肉组织已经预热且很柔软，或者是拉伸运动之后不会再有其他运动需要强劲的肌肉收缩或者用力的独立锻炼期间。

基于这样的研究和共识，我们认为，在一节瑜伽课中，我们需要先完成简单易行的体式，作为高峰体式的准备。同时，我们还需要先做动态练习，提高肌肉温度，让身体热起来，避免运动损伤。这种动态拉伸能使肌肉进行快速且更有力的收缩。除此之外，瑜伽练习中的动态体式练习也更容易让学员专注于体式和呼吸，这为身体更安全、更深入地探索静态体式做好了准备，也强化了体式的最终效果。动态到静态这样一个过程，也就是我们这里总结的"先运动后拉伸"原则。

2. 运用反向体式放松

反向体式是运动方向相反且让身体平衡和放松的体式。一般来说，反向放松体式以简单舒缓类为主，不选择难度较大的体式。前屈系列体式可以作为后弯系列体式的反向体式；腿外展的体式可以作为腿内收体式的反向体式等。例如：眼镜蛇式到下犬式或婴儿式中，下犬式和婴儿式就是眼镜蛇式的反向体式；鸟王式可以作为双角式的反向体式。

3. 肌肉预启动

肌肉预启动是指完成某个体式之前，对这个体式所对应的肌肉进行热身和准备，以便更精准、更安全地完成该体式。例如舞王式是一个综合平衡、后弯、开肩等部分的体式，在完成该体式之前，我们需要对臀腿、背部、肩膀等部分的肌肉进行热身和启动：

激活臀腿：

体式：所有站姿类体式，如新月式、战士Ⅰ式、战士Ⅲ式、低位起跑式。

伸展大腿前侧、内侧：

体式：金刚坐、桥式、低位起跑式、战士Ⅱ式、三角伸展式、虎式。

激活背部：

体式：眼镜蛇式、蝗虫式、狮身人面式、虎式、简易骆驼式。

（三）围绕主题原则

围绕主题原则是指课程体式要围绕某个主题编排，语言要围绕相应主题引导。

主题教学对瑜伽课有十分重要的意义，瑜伽可以滋养人的身体和灵魂，好的主题教学可以同时做到这两点。

1. 动作围绕主题

例如以开髋为主题的课程，体式安排需要围绕髋关节的灵活进行，多以臀腿锻炼为主，如战士Ⅰ式、蜥蜴式、双角式、花环式、卧鸽子式等。

2. 语言围绕主题

例如以开髋为主题的课程，我们安排了上述体式（每个体式都有上半身、下半身、手臂等不同部位的要点），在语言上尽量讲解与臀腿有关的要点。

三、排课实例讨论

肩倒立做完之后接着做鱼式合理吗？

做完肩倒立接着做鱼式符合排课原则中的就近原则，但是在肩倒立和鱼式这两个体式中，颈椎都处于极端伸展状态，如果做完肩倒立接着做鱼式，无疑违背了"适配身体原则"中"运用反向体式放松"这一小原则。因此，我们做完肩倒立可以翻身做眼镜蛇式、婴儿式，进行颈椎的反向放松。

这个例子告诉我们，当适配身体原则和就近原则冲突的时候，我们要优先遵循适配身体原则。

第三节 瑜伽体式练习原则和瑜伽课程时间分配

一、瑜伽体式练习原则

（一）安全第一原则

无论是何种运动、锻炼或练习，安全都是前提和基础，瑜伽也不例外。瑜伽本身是一门科学，要想取得理想的练习效果，就得遵循科学的练习方法，根据自己的实际情况练习。不遵守瑜伽的原则和科学的练习方法，不仅不能促进身体健康，反而还可能引发运动损伤或引起运动疾病，损害健康。作为一名瑜伽老师，对学员在课堂上出现的任何运动损伤都要负责。因此，瑜伽练习的首要原则就是安全第一，落实到具体的每一个体式，就是慢进慢出、意识专注、缓慢深入。在任何一种情况下，我们都要避免强拉硬拽，过分追求体式的正确或到位往往存在很多安全隐患。

（二）动作规范正确原则

我们认为，正确的动作是开始运动的前提。无论是何种形式的运动和锻炼，只有动作规范正确，才能最大程度地避免运动伤害，瑜伽练习亦然。那么，什么才是规范正确的动作呢？一般来说，我们会从以下三点去判断一个动作（瑜伽体式）是否正确。

1. 从解剖角度看，是否符合关节结构特点。

2. 从动作幅度看，能否刺激到目标肌肉，以达到锻炼目的。

3. 从动力链角度看，能否满足关节功能表现的需求，高效、顺畅地完成发力过程。

知识补充：动力链是指在复合动作中的动力传导链条，主要表现为复合动作中的关节结构排列和发力次序。完美的关节结构排列表现为在运动中各个关节排列合理，不存在局部承担过大压力的情况；完美的发力次序表现为在运动中以靠近躯干的近端肌肉群带动远离躯干的末端肌肉群进行发力，实现快速释放与鞭打效应，最终表现出高效的发力形式。

运动中完美的动力链是指关节结构排列符合人体解剖结构和运动生物力学原理，能最大限度地减少身体的损伤风险；同时能够高效地对抗外力，展现最优发力能力，帮助我们更好地使用身体。只有同时具备完美的关节结构和发力次序，才能被视为是完美的动力链。

（三）着眼于当下原则

瑜伽练习过程中，要时刻保持身体的觉知，觉知每一个体式带给身体肌肉、骨骼甚至心意的变化。练习时关注此时此刻身心的状态，注意力完全集中于此刻的呼吸、此刻的感受、此刻的期待等等，感受身心由内而外的变化。无论是静坐冥想还是练习体式，都应该摒弃一切杂念，充分拥抱当下，不要试图改变什么，只需呼吸，只需练习，只需感受，只需体会。让呼吸无拘无束，让伸展顺其自然，任由此刻保持本原状态，任由自己保持本原状态。正是从这个角度，我们认为，与其说瑜伽哲学的核心是"整合、联结"，不如说是一种"心在场"的状态。

（四）渐进性原则

人的形体不是一朝一夕就能形成的，瑜伽中的一些体式练习也不是一下子就能做到的。因此，瑜伽体式的练习应遵循从易到难、由浅入深这一渐进性原则。任何一个体式并没有绝对的标准化，随着

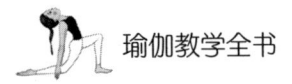

不断地练习，随着时间的推移逐渐加大幅度、力度和难度，就说明整个练习过程是有效果的。循序渐进地增加肌肉负荷量对于在任何训练或拉伸中避免伤害都至关重要。针对任何一个体式，我们都可以先完成体式的降阶版本，循序渐进，再慢慢尝试完成体式的升阶版本。体位练习是一个循序渐进的过程，其进步呈波浪式发展，有时会出现退步的现象，这是正常的。有时还会出现一个平台期或瓶颈期，此时一定要树立信心，坚持练习，最终在时间的长河里实现精进。

（五）放松原则

在体式练习中，放松意味着释放精神上的紧张，同时肌肉保持启动状态，以维持身体的顺位。在释放紧张情绪的过程中，学员能够以较强的意志力和决心进行瑜伽练习，同时将努力和放松结合在一起。这样会使其在体式练习的过程中，身心以一种稳定的方式打开。

（六）关注呼吸原则

呼吸的形式主要有胸式呼吸和腹式呼吸，练习瑜伽体式时采用何种形式的呼吸，应该根据有利于体式动作的运用而又不妨碍正常呼吸为原则，灵活转换。有意识的呼吸是瑜伽的灵魂，这不同于我们平时为了气体交换而做的呼吸。有意识的呼吸关键在于"有意识"，在体式练习中能觉察到呼吸，并且通过呼吸深入练习。动作的正确进行是练好瑜伽的基础，同时需仔细感受自己身体的呼吸情况，确认呼吸与身体伸展方向是否一致，可以采用"十二字"法则进行确认，即"起吸落呼、开吸合呼、伸吸缩呼"。正如国际著名瑜伽培训导师斯蒂芬斯所说："运用呼吸的稳定和放松来探索体式练习，不断地将呼吸与身心连接起来。"

体式练习要特别注意呼吸，应以人的关节运动解剖学特征与体式结构特点为转移。一般在完成两臂后伸、外展、扩胸、提肩、展体或反弓的动作时，采用吸气比较有利；在完成两臂前屈、内收、内旋、收胸、塌肩或团身等动作时，采用呼气比较有利。需要特别指出的是，由于初学者在练习中很难做到呼吸与体式同步进行，所以会出现憋气的现象，容易引发身体不适等问题。所以在做瑜伽体式时，不要强迫自己深呼吸或屏息，应尽量保持呼吸均匀而柔缓。着重强调呼吸永远是用鼻子呼吸，而不是用嘴呼吸。所有的瑜伽练习都要在呼吸可控的情况下完成，最佳的练习是呼吸与动作协调一致。

（七）超负荷原则

在运动锻炼中，超负荷指的就是肌肉对比你的身体已经习惯于举起或移动更重负荷（即重量）的反应。当通过搬或举起重物来移动比自己的体重更重的东西时，你就给身体增加了额外的负担。结果就是你的身体不得不做出无法完成手头任务或者战胜负荷的反应，从而通过超负荷过程增加肌肉力量和肌肉体积。基于这样的概念和原理，我们可以知道，任何生理系统（例如心脏、骨骼、肌肉、肺）要改善其功能，需要一定程度上给其施加比通常更大的负荷。肌肉要变得更大、更强、更加轮廓分明，负荷一定要足够大，以便引起生理疲劳（在预定的时间内），并且需要时间恢复。

因此，练习到一定阶段的瑜伽练习者可以适当提升体式难度和练习强度，渐进式地增加一定的强度和耐力负荷，从而更好地激发全身骨骼、肌肉、心肺的活力和潜力，改善它们的功能，让身体素质和体能不断提升。

（八）个性化原则

瑜伽体式要点并不是一成不变的。针对不同学员的身体需求，可以对体式要点和引导进行改编，追求精细化和个体化，以适应不同学员的不同需求。

二、瑜伽课程时间分配

通常情况下，一节瑜伽课（以60分钟课程为例）分成调息冥想、体式练习、休息放松三部分。调息冥想部分5~10分钟，体式部分40~50分钟，休息放松5~10分钟。

第四节 瑜伽体式的编排

前面我们介绍了一节完整有效的瑜伽课的四个方面，那么现在我们就来着重探讨如何以科学合理的方式编排瑜伽体式，组成一节主题鲜明且完整有效的瑜伽课。瑜伽体式根据动作特点，可以分成根基体式（通常指站立或平衡体式）、后弯体式、开髋体式、核心体式（通常会融入根基主题、开髋主题、后弯主题、扭转主题等课程，为这些体式奠定基础）、扭转体式、前屈体式（通常融入开髋主题课程）等。

一、根基主题排课

根基在瑜伽中一般有两层含义：脚踝为整个身体的根基，骨盆为脊柱的根基。所以以根基为主题的瑜伽排课主要以臀腿、脚踝和骨盆练习为主。另外，平衡序列的练习也属于根基主题。

（一）排课思路

1. 脚踝针对性热身

屈伸踝关节—脚踝绕动放松—金刚坐（脚趾回勾）—金刚坐（脚背贴地）—花环式—单侧花环式

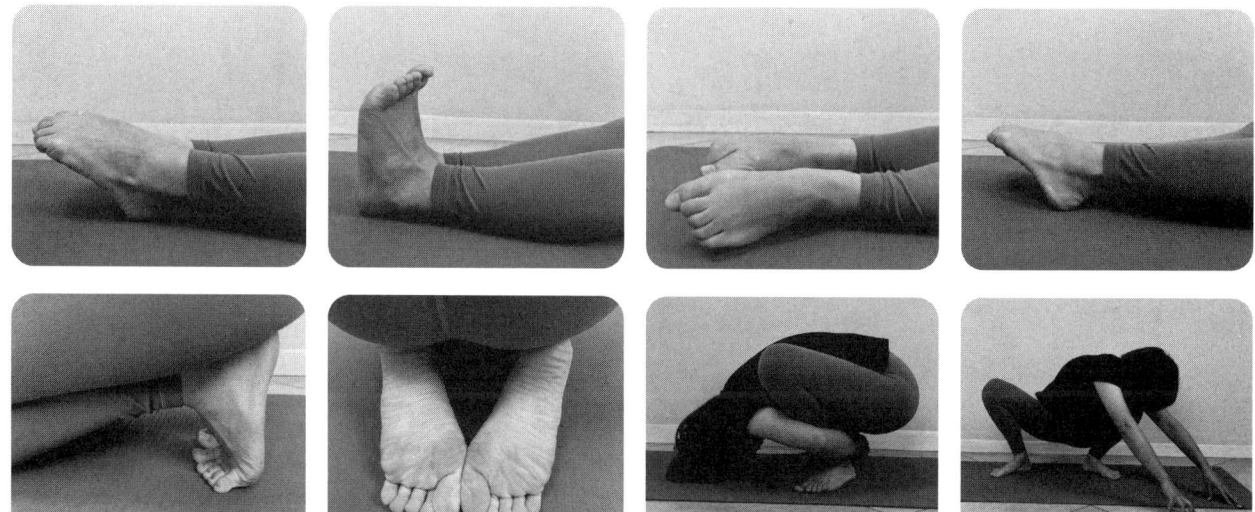

2. 站姿臀腿序列

（1）战士Ⅰ式—加强侧伸展式—战士Ⅲ式
（2）战士Ⅱ式—三角伸展式—侧角伸展式—半月式

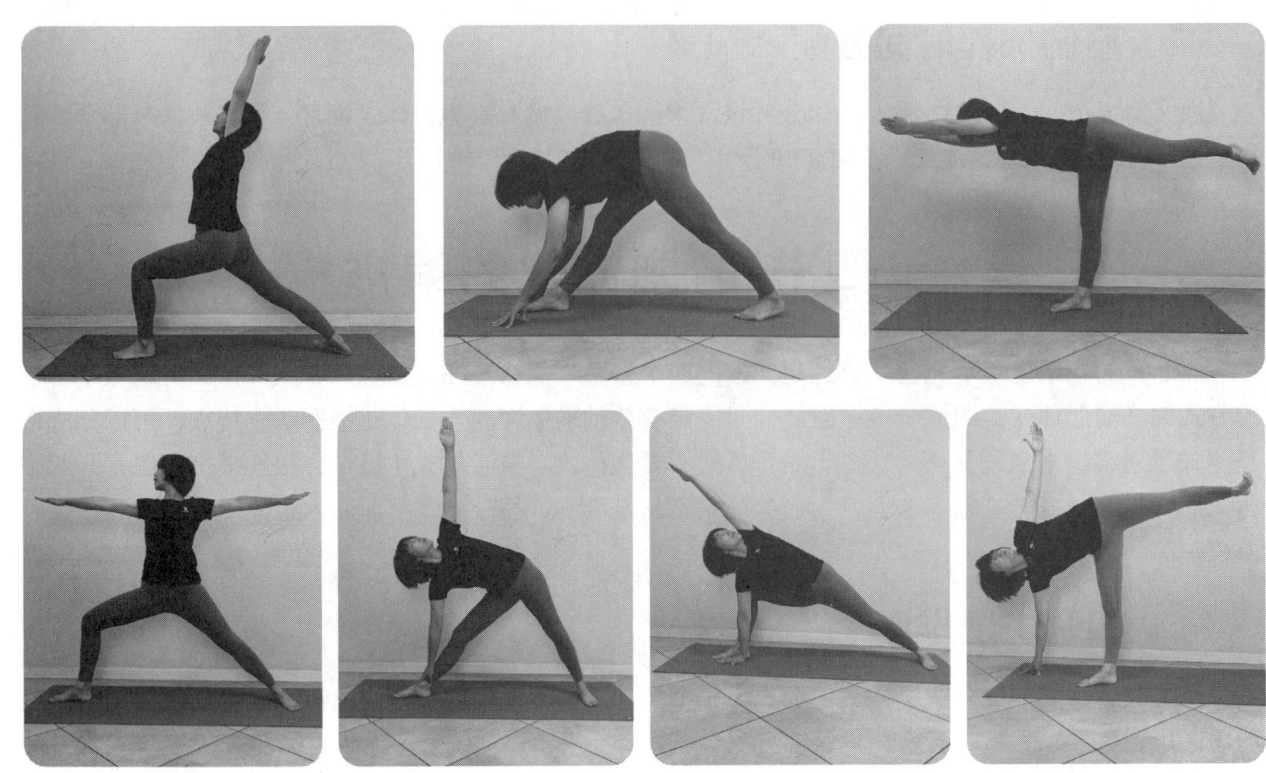

3. 降温序列

半神猴式—单腿背部伸展式（英雄腿）—束角式—坐角式—牛面式—快乐婴儿式—躺姿4字伸展

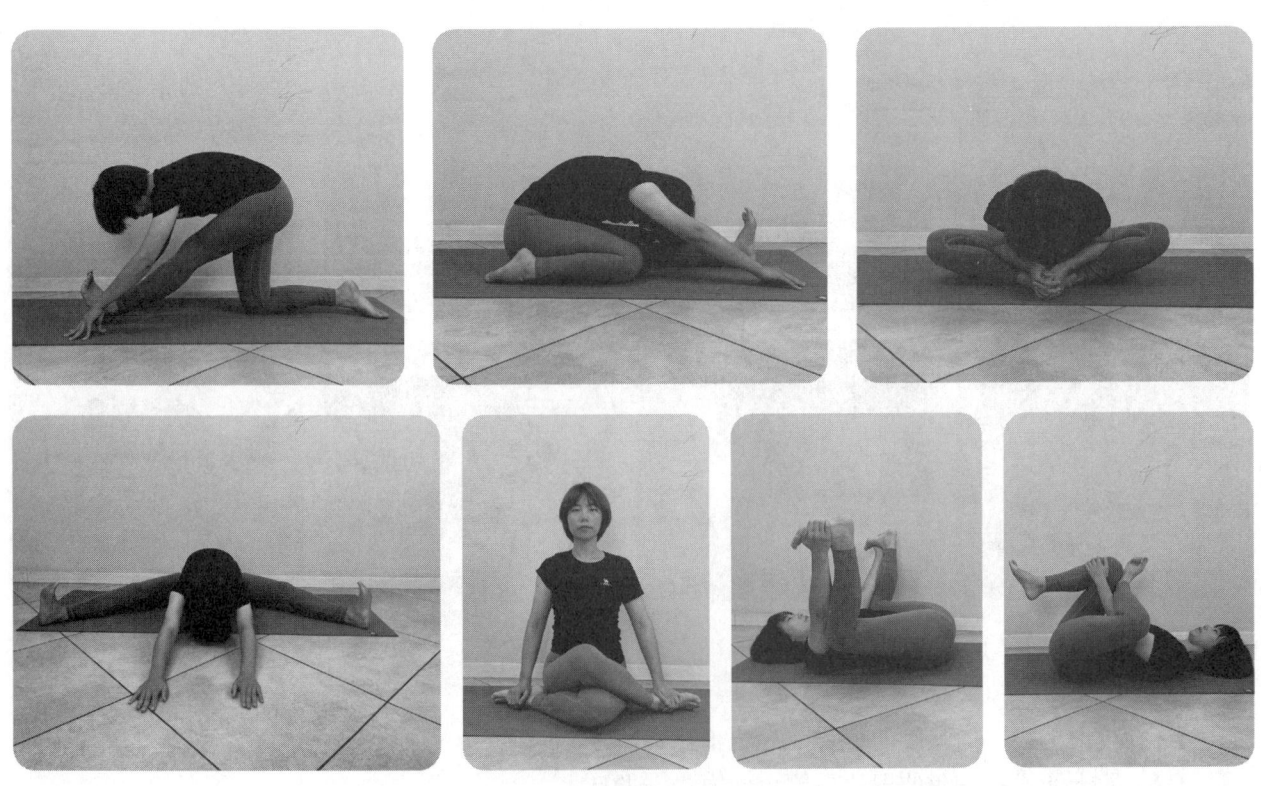

（二）序列分析

在这套练习序列中，我们对脚踝进行针对性的热身练习，涉及脚踝的灵活和稳定。屈伸踝关节、脚踝绕动放松、金刚坐（脚趾回勾）、金刚坐（脚背贴地）等体式伸展脚踝，锻炼脚踝的灵活性；花环式、单侧花环式刺激脚踝周围的肌肉，提高脚踝的稳定性。这些针对性热身为后面战士Ⅲ式、半月式等平衡体式做了根基的准备。

练习重在增加大腿前侧和后侧的力量的体式时，最后完成平衡体式（战士Ⅲ式）；练习则强调锻炼大腿内侧和外侧的力量的体式时，完成平衡体式（半月式）。这两部分肌肉力量的练习为平衡体式做了动力准备。只有大腿肌肉有力，根基才能稳而不倒。

最后的降温序列主要以大腿各个方向的伸展为主。半神猴式、单腿背部伸展式（英雄腿）伸展大腿后侧和前侧；束角式、坐角式伸展大腿内侧和后侧；快乐婴儿式、躺姿穿针引线式伸展大腿内侧、后侧和大腿外侧。肌肉激活后的伸展可以缓解双腿肌肉的疲劳，提升双腿肌肉的柔韧性。

二、后弯主题排课

后弯主题的排课通常有两种类型：一是侧重改善体态，以腰部理疗为主的浅后弯序列编排；二是为难度较大的后弯体式，如狂野式、轮式等高峰体式做准备的课程编排。

（一）后弯体式的练习步骤

1.先延长——身体前、后、左、右各个方向的整体延长。
2.后后弯——由浅入深后弯。
3.反向放松——前屈类体式。

（二）排课思路

1. 脊柱的针对性热身

（1）热身组合1：猫牛式—舞动的猫牛式—低位眼镜蛇式—下犬式

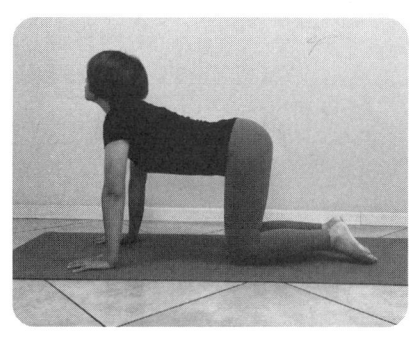 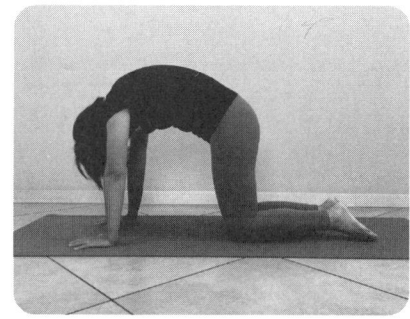 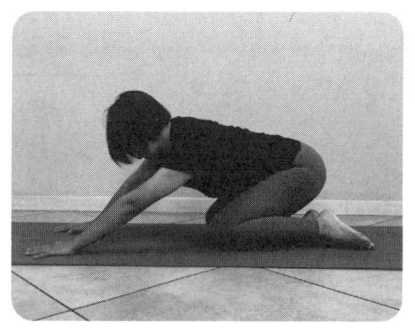
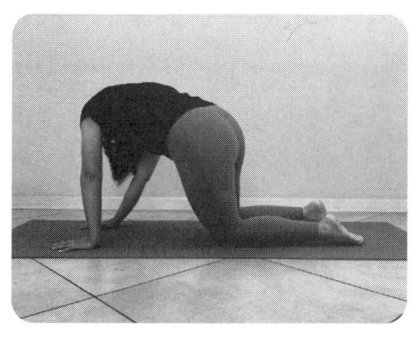 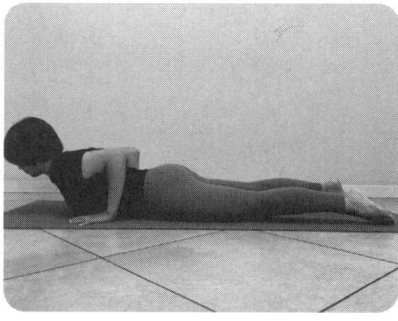 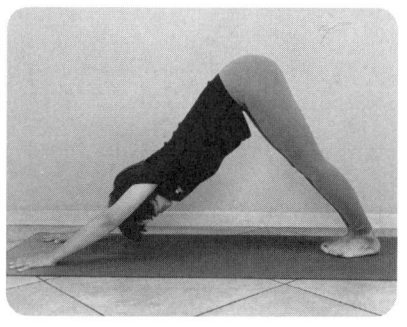

（2）热身组合2：猫摆尾式—雨刷式—鹿式扭转

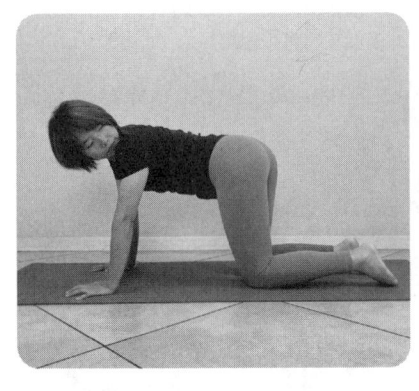
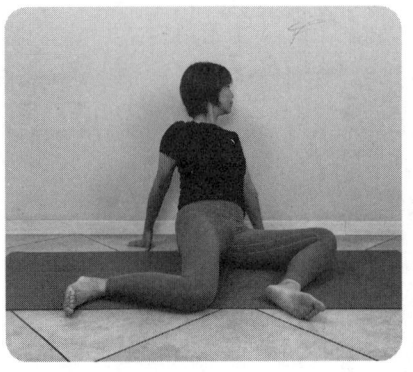
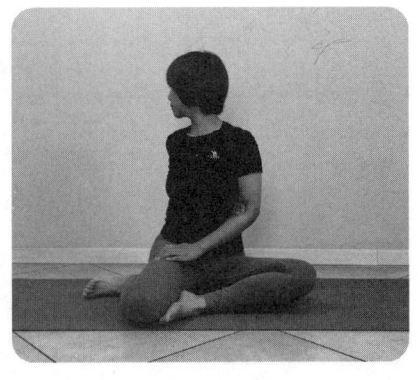

2. 后弯序列

（1）基础后弯序列：山式扭转—前屈式—新月后弯（低位）—半神猴式—半神猴扭转式—起跑式（低位）—蝗虫式—半弓式—弓式—婴儿式

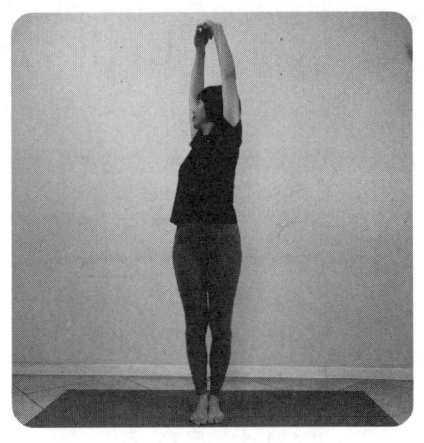

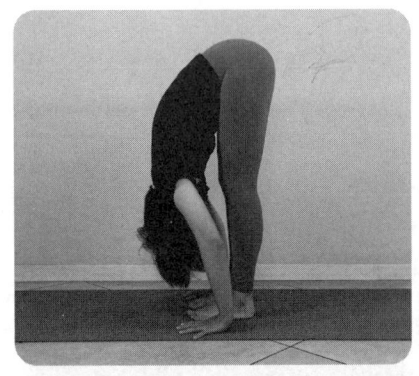
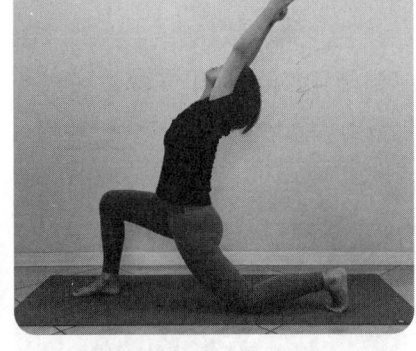
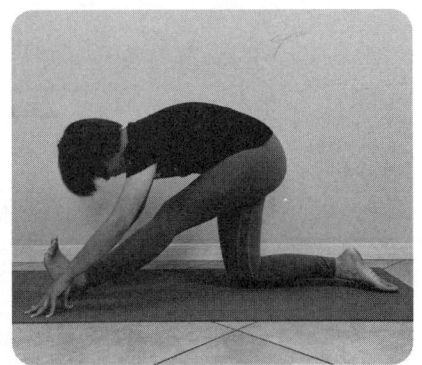

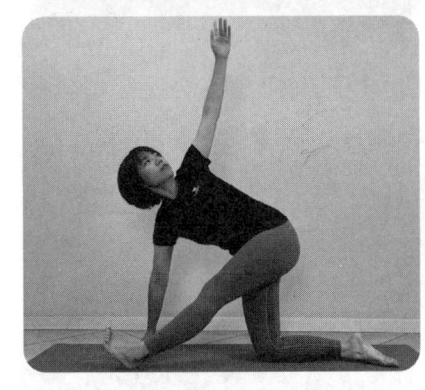
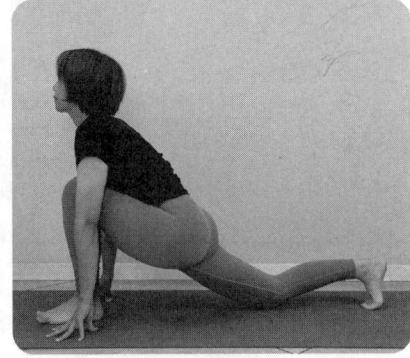
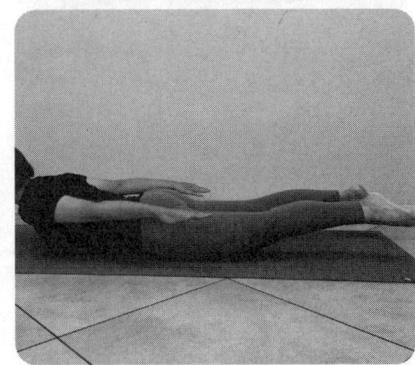

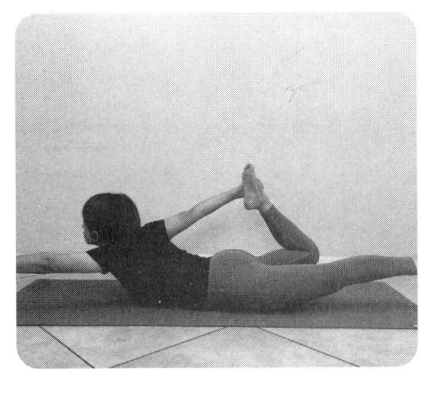 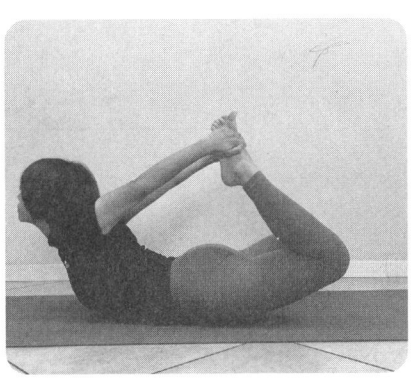 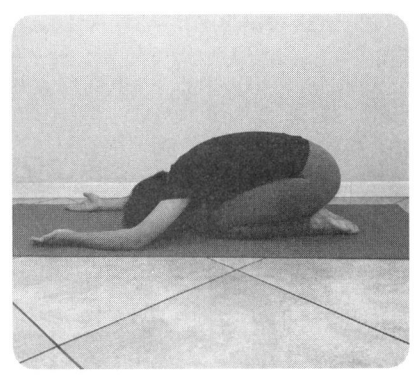

（2）难度后弯序列：骆驼式—婴儿式—眼镜蛇式—板式—狂野式—婴儿式

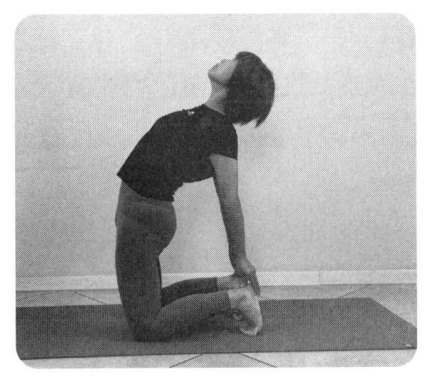 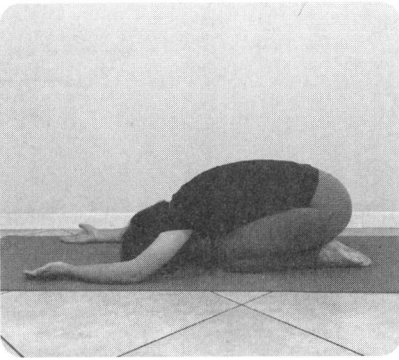 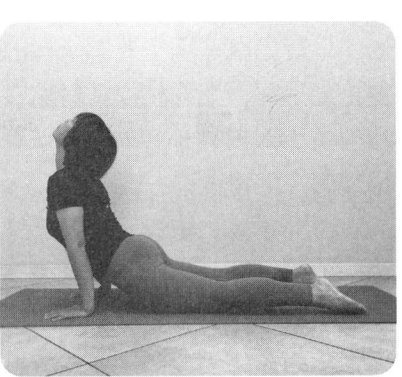

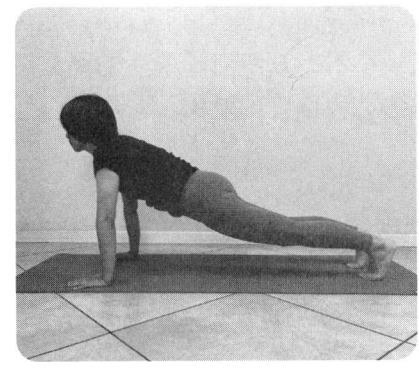 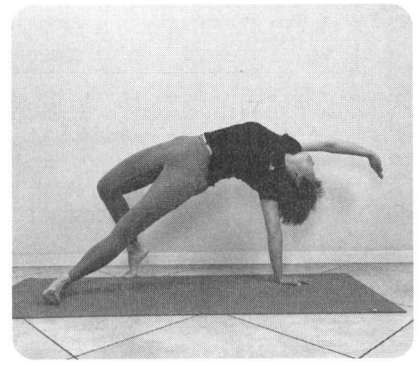 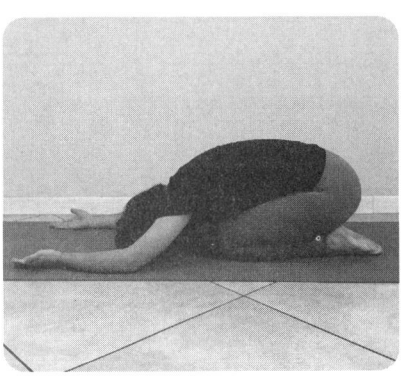

3. 降温序列

单腿背部伸展式—双腿背部伸展式—单腿炮弹式—膝胸式—快乐婴儿式

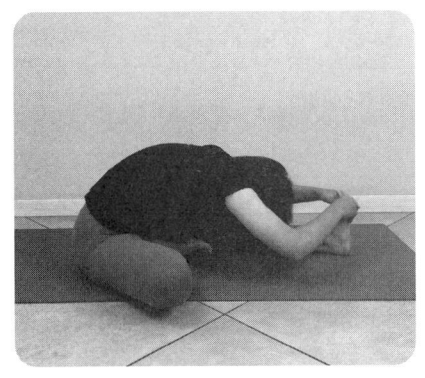 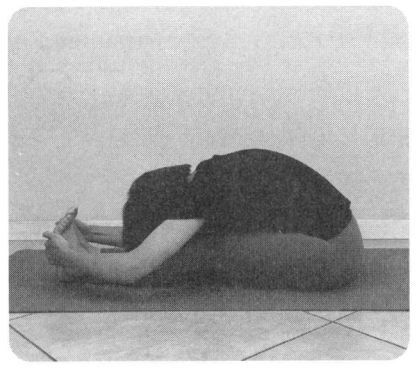 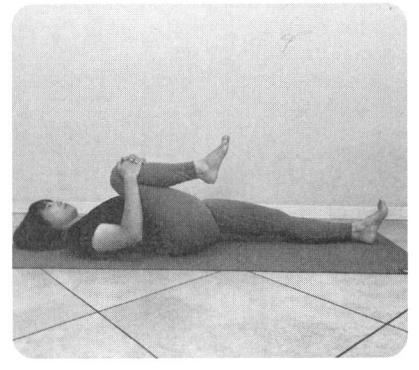

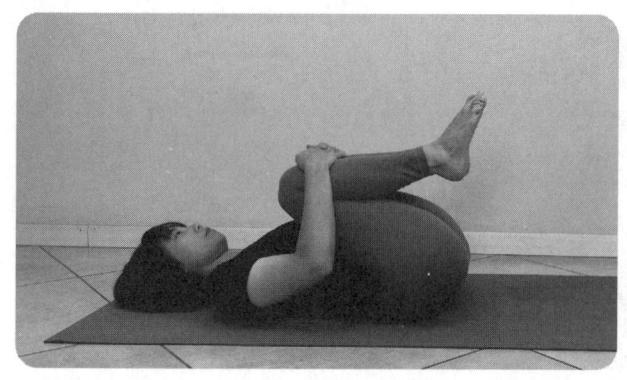 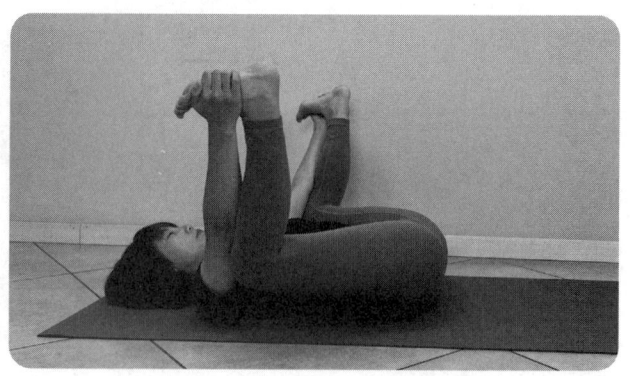

（三）序列分析

后弯主题课程主要以脊柱的后伸练习为主，因为是涉及脊柱的练习，所以脊柱的热身和灵活就显得格外重要。在脊柱的针对性热身序列中，热身组合1以脊柱纵向运动为主；热身组合2以脊柱横向运动为主。两组热身又以动态重复的流动为主，可以全面且充分地灵活和柔软脊柱，防止在后弯练习中出现腰疼的情况。

课程主体内容分成基础后弯和难度后弯体式。蝗虫式、半弓式、弓式等后弯比骆驼式、眼镜蛇式、狂野式等难度小，所以先完成浅后弯再做深后弯，这也符合排课原则中的先易后难原则。

在基础后弯练习中最开始做了扭转体式，扭转体式也可以充分柔软脊柱，帮助我们完成后弯体式，所以后弯主题的序列练习中通常会在后弯体式前加入扭转体式。

弓式、骆驼式、狂野式等后弯体式后通常会加入婴儿式或膝胸式等前屈体式进行反向放松，这样可以缓解腰部疲劳、伸展腰部肌肉，帮助学员更安全、更深入地进入后续的后弯练习。最后的降温序列以简单的前屈体式为主。后弯充分激活脊柱周围的肌肉，前屈则伸展脊柱周围的肌肉，一激活一伸展，脊柱才能平衡。

三、开髋主题排课

（一）涉及的部位

1.髋的灵活指的是髋部周围肌肉的灵活，因此需要锻炼和伸展髋部周围的肌肉，以臀腿肌肉为主。

2.髋关节的灵活不仅仅和腿有关，与核心是否稳定也有关系。核心肌群间接影响髋关节的灵活，当核心无力时，髋关节会变得比较僵硬，以此来帮助身体维持稳定。因此，核心锻炼也至关重要。

3.髋关节是球窝关节，因此有以下6个活动方向：

（1）屈曲：前屈类体式，如前屈式、婴儿式、加强侧伸展式。

（2）后伸：后弯体式、弓步类体式（伸直腿），如蝗虫式、眼镜蛇式、战士Ⅰ式。

（3）外展：双腿打开的体式，如坐角式、战士Ⅱ式、半月式。

（4）内收：双腿向中间收的体式，如牛面式、鸟王式。

（5）旋内：大腿向内旋的体式，如英雄式。

（6）旋外：大腿向外旋的体式，如束角式、蜥蜴式、鸽子式。

说明：由于髋关节有这6个方向的活动，因此髋关节可以做绕圈活动，我们称之为髋关节的环转。

（二）排课思路

1. 髋关节的针对性热身

热身组合1：简易坐前屈—双手环抱小腿（摇篮式）—半鱼王式—牛面式

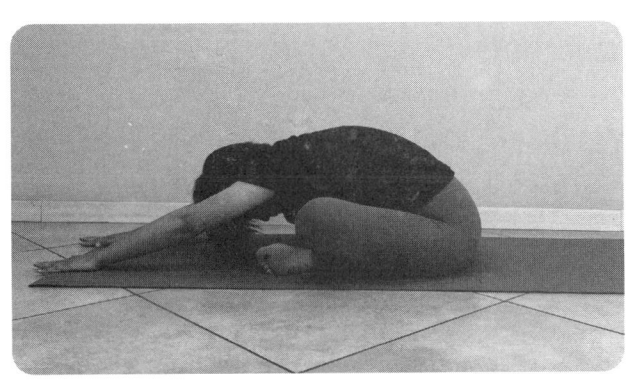
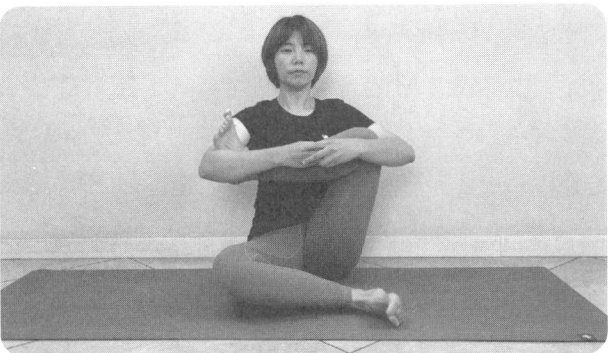
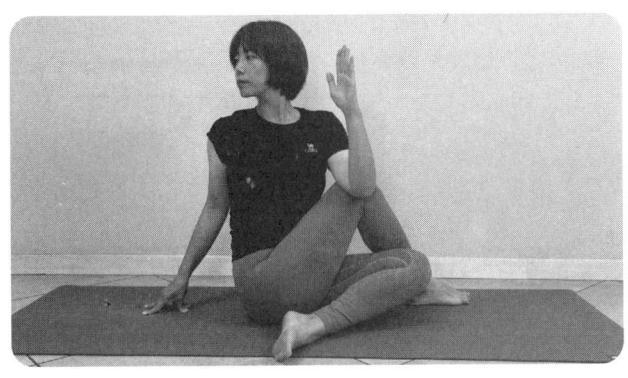
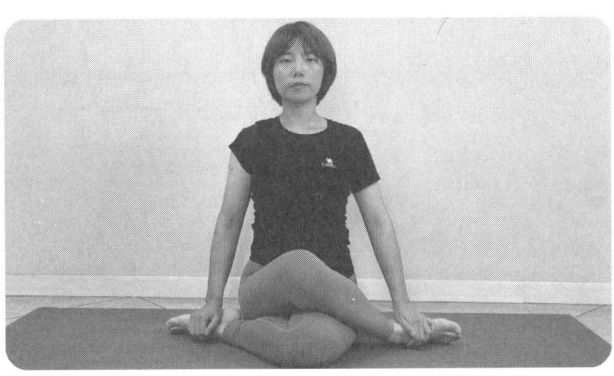

热身组合2：束角式—单腿背部伸展式（变式）—鹿式—简易狂野式

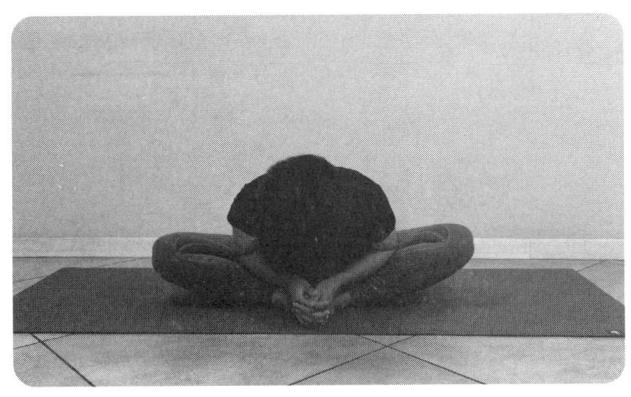
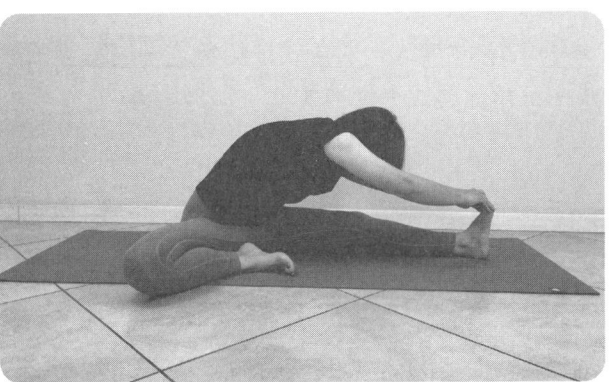
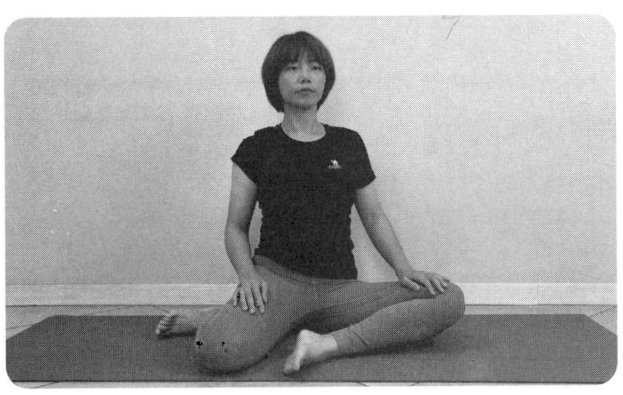
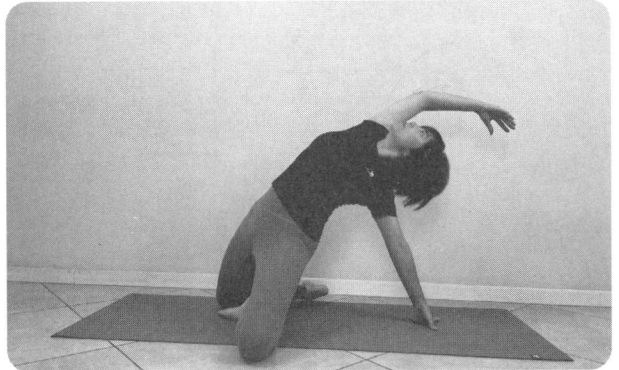

2. 开髋序列

（1）战士Ⅰ式—谦卑战士式—蜥蜴式—卧鸽子式—头触膝扭转式

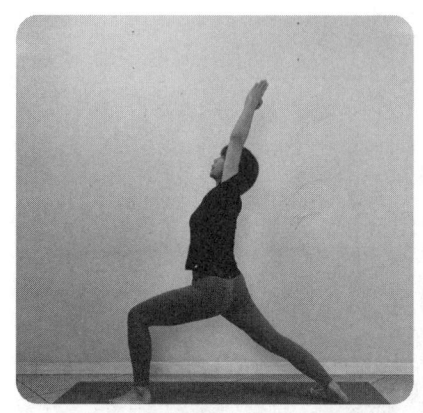
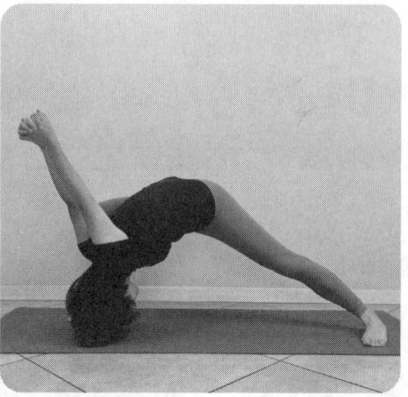
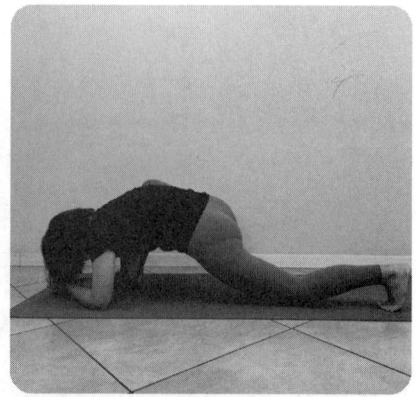
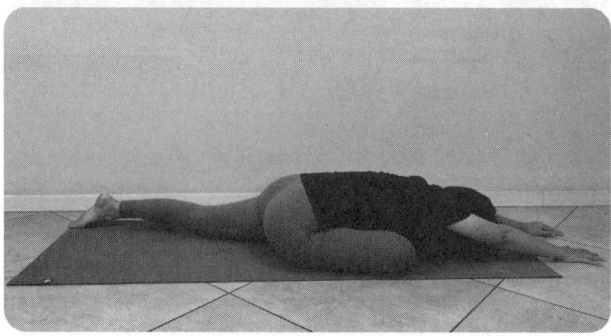
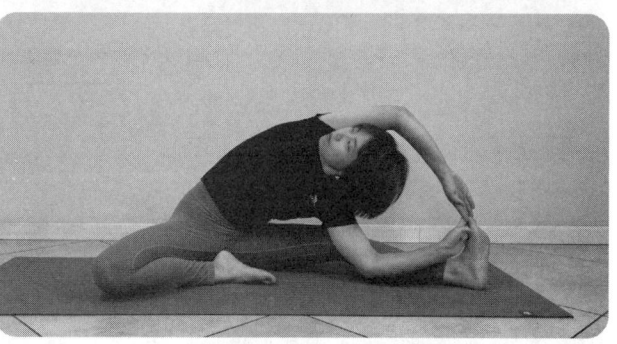

（2）女神式—双角式—花环式—侧弓步式—加强侧伸展式—三角伸展式—女神式

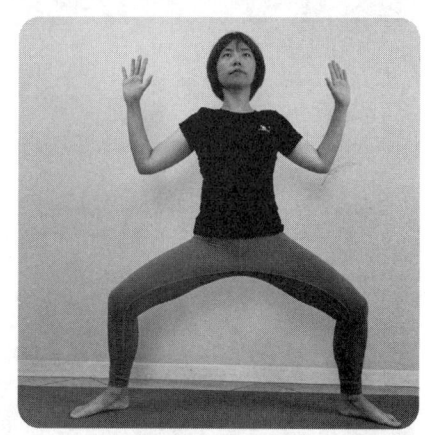
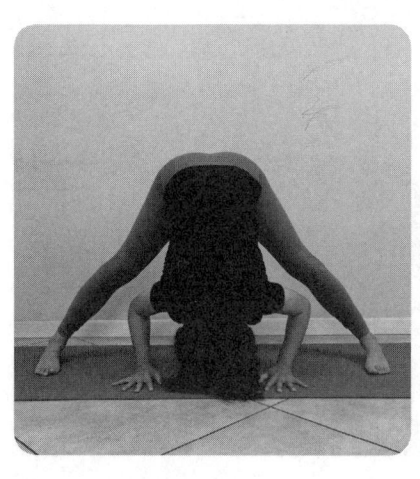
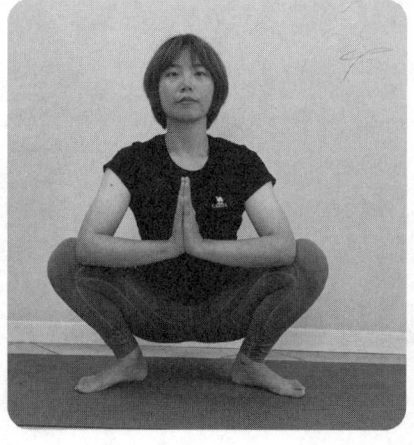
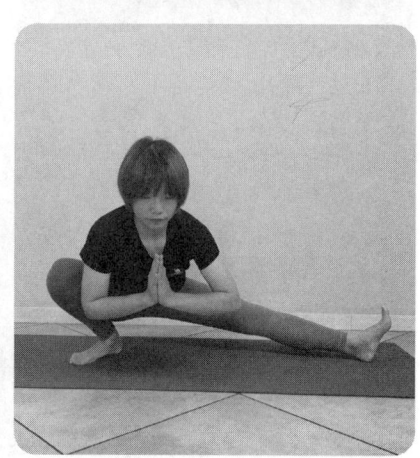

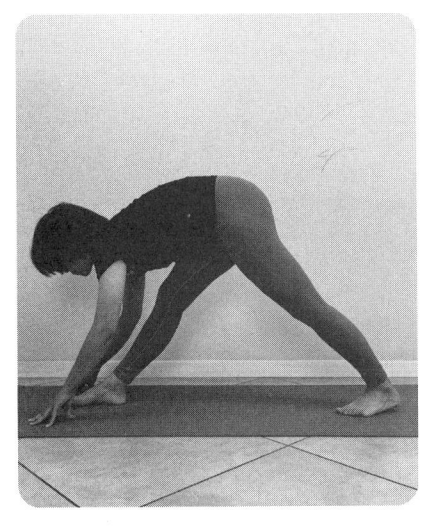 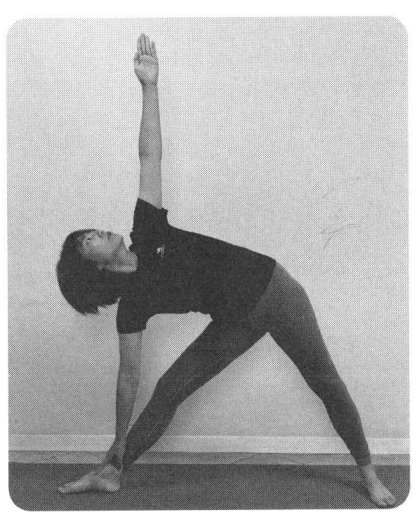 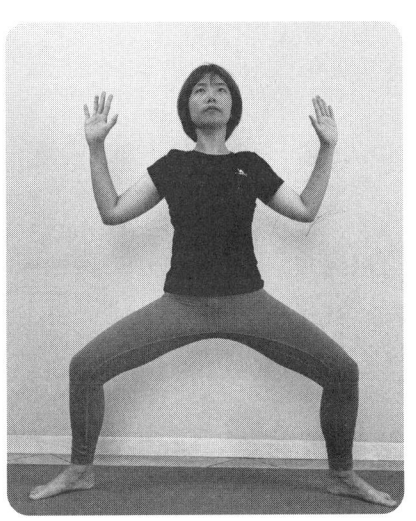

3. 降温序列

双腿背部伸展—单腿炮弹式—膝胸式—躺姿牛面式

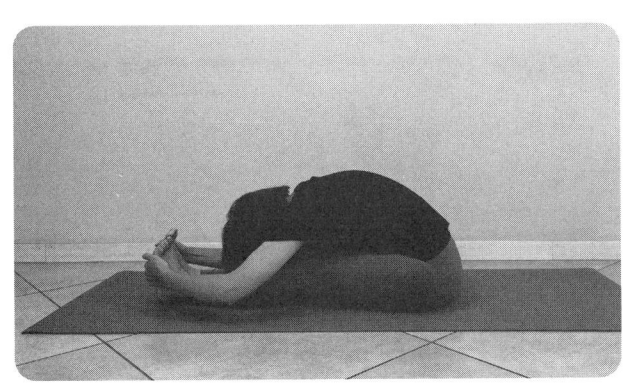 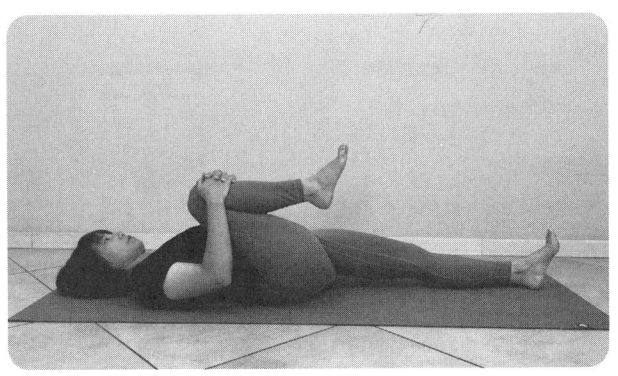

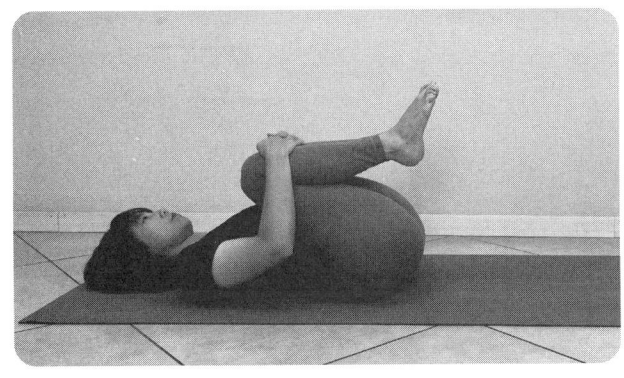 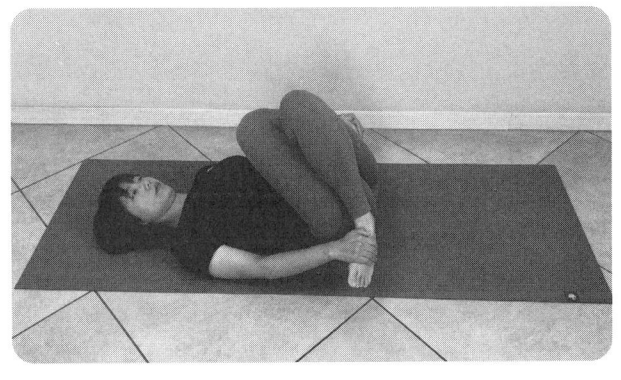

（三）序列分析

这套序列练习中，谦卑战士式、蜥蜴式、卧鸽子式属于髋关节运动中的屈曲、后伸方向的练习，女神式、双角式、花环式、侧弓步式、三角伸展式属于髋关节运动中的外展、外旋方向的练习，因此这套瑜伽序列涉及了髋关节各个方向的运动，属于较为全面的开髋课程。

在练习序列中，卧鸽子式后衔接头触膝扭转式，属于屈曲、后伸的平衡练习。开髋练习中，髋部进行多个同一方向的练习后衔接另外一个方向的练习（头触膝扭转式就属于髋关节的外展练习），以此来平衡身体。侧弓步后衔接加强侧伸展也是同样的原因。最后降温序列以髋关节内收作为结尾，让髋关节各个方向的运动都达到平衡状态。

四、侧屈主题排课

侧屈主题的排课是指体式编排以侧伸为主，重点打开和伸展身体的侧面，体式主要以根基体式的变式以及三角形体式（三角伸展、侧角伸展等）为主。此主题可用于改善圆肩驼背、脊柱侧弯以及骨盆倾斜等不良体态。

（一）排课思路

1. 针对脊柱侧屈的热身

坐姿侧伸展—猫摆尾式—门闩式—简易侧板式

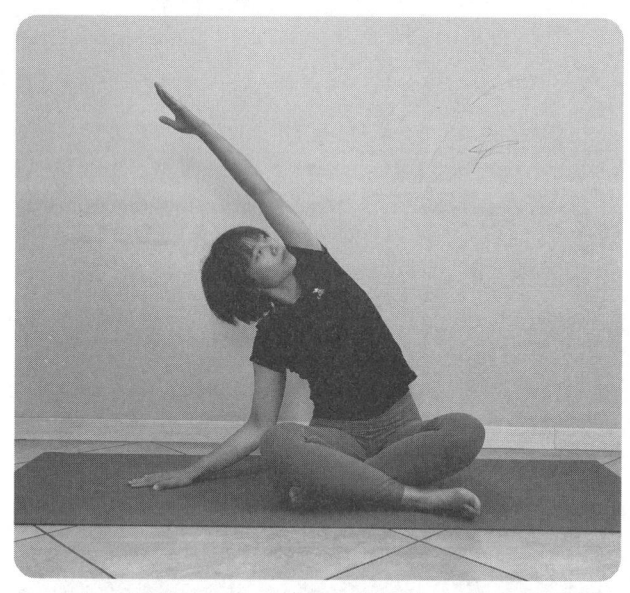

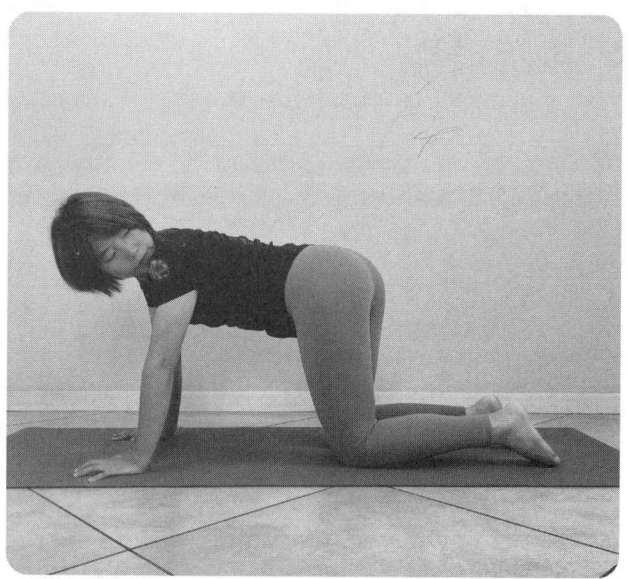

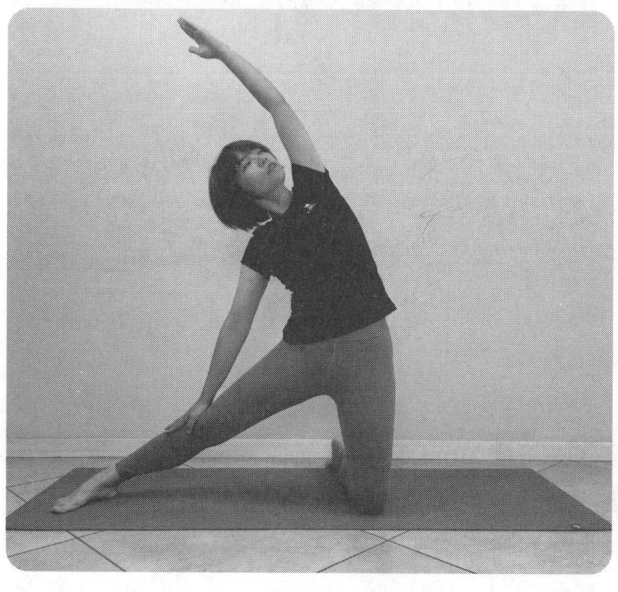

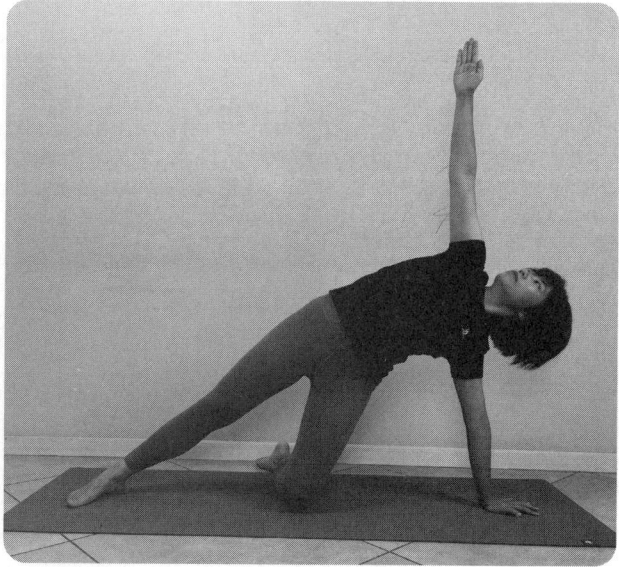

2. 侧屈序列练习

（1）侧屈低重心序列：低位起跑式侧屈—半神猴式—门闩式—简易侧板式

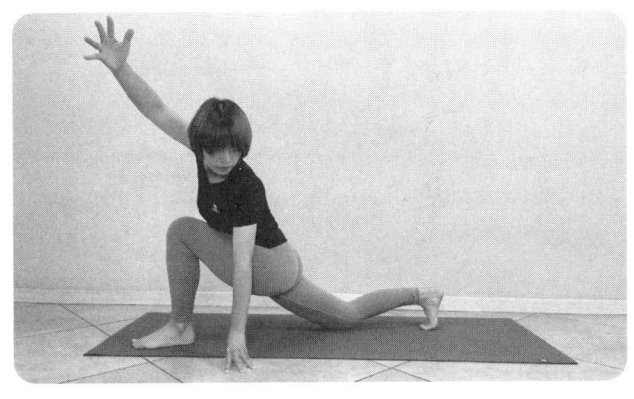
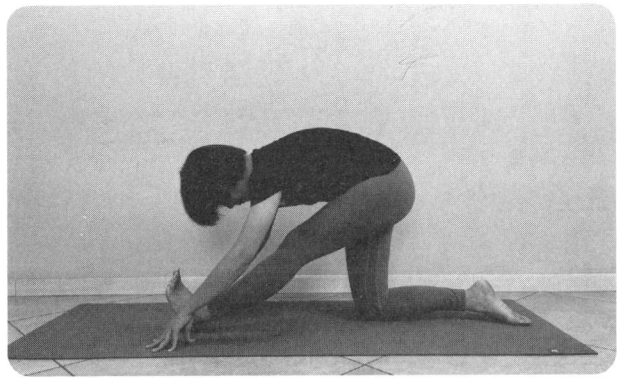
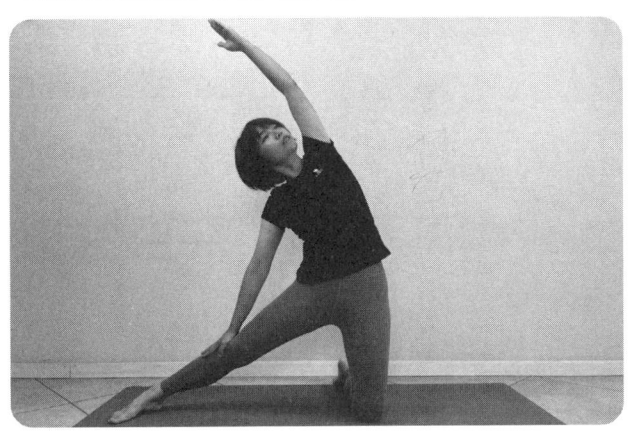
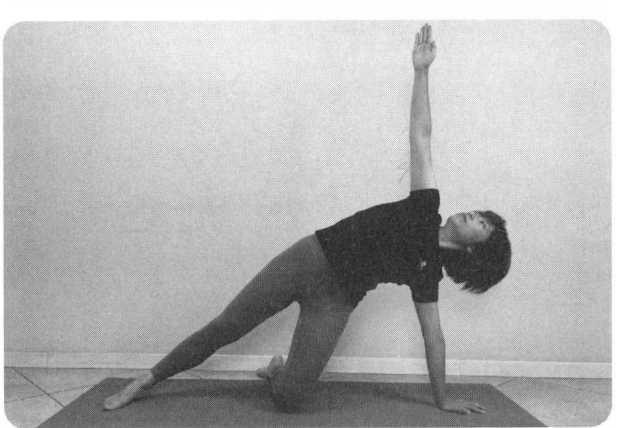

（2）侧屈高重心序列：新月式侧屈—战士Ⅱ式—反战士式—侧角伸展式—三角伸展式

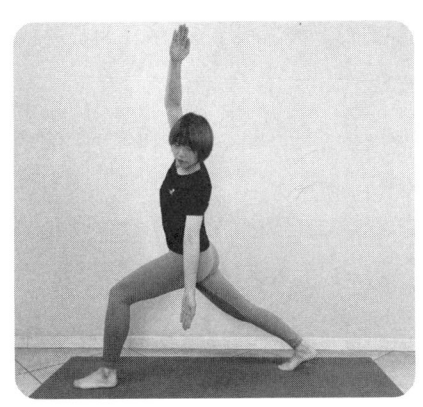
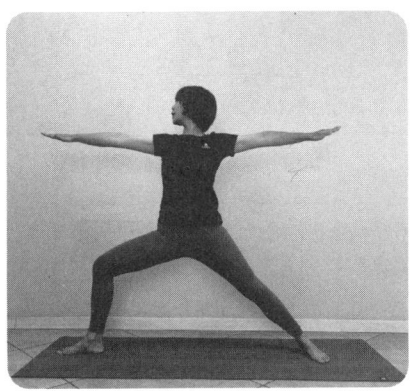
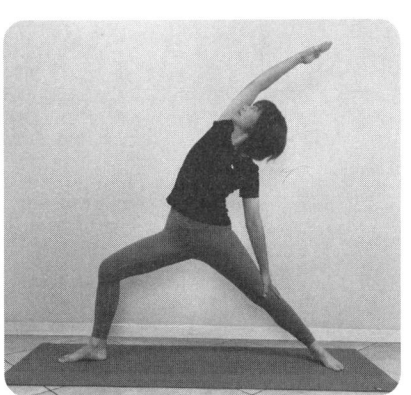
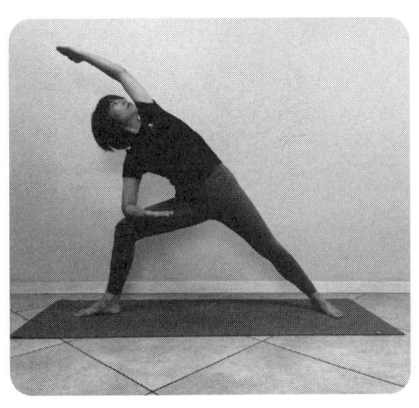
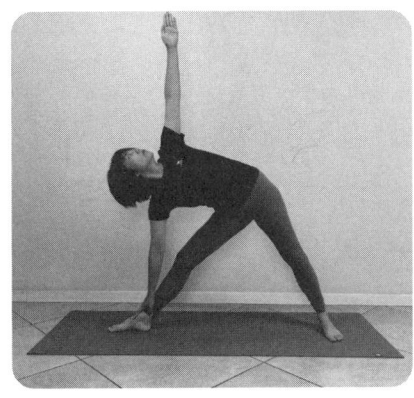

3. 降温序列

婴儿式侧屈—坐角式—膝胸式—香蕉式—膝胸式—摊尸式

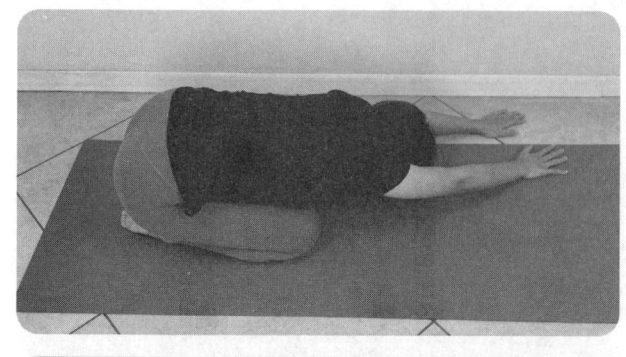
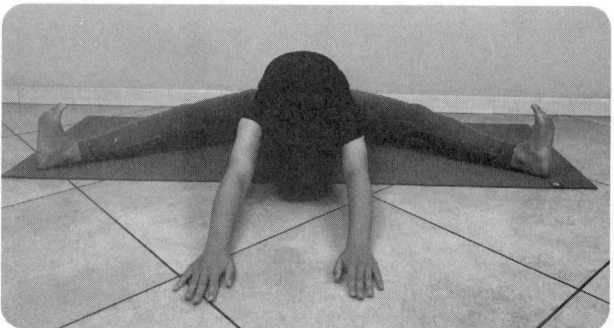
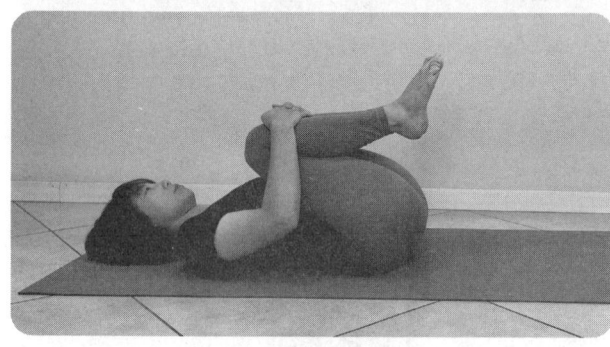
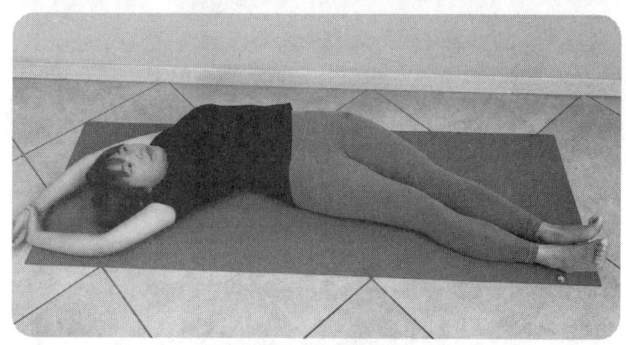
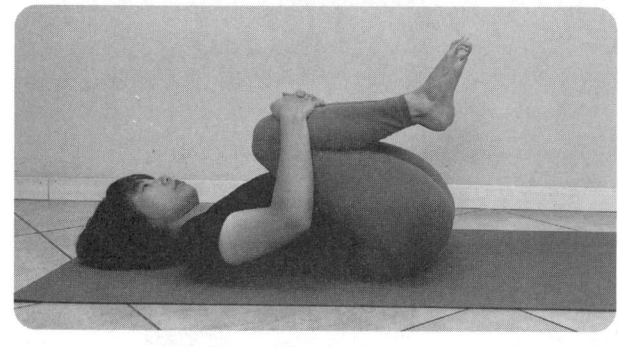
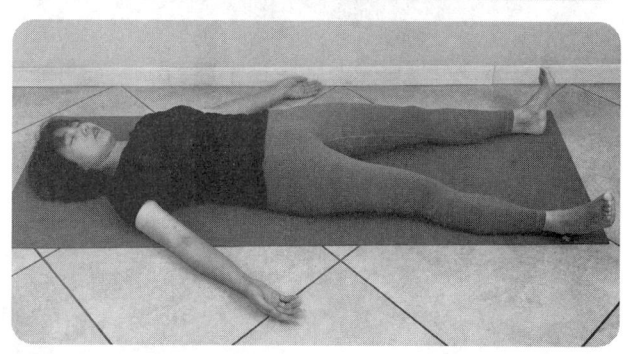

（二）序列分析

这套侧屈序列从热身到最后的降温序列都包含了大量的侧屈体式，热身以坐姿侧屈为主，主体序列以站姿侧屈为主，降温序列则以俯卧和躺姿侧屈为主。这样的课程安排符合抛物线原则中体位变化先低—后高—再低的原则。

五、扭转主题排课

扭转主题的排课是指体式编排以扭转体式和扭转序列为主，课程重点在灵活脊柱，放松脊柱周围的肌肉。此主题可用于改善腰背疼痛，灵活脊柱，促进排毒，帮助消化。

（一）扭转体式要点

1. 根基稳定：扭转时需要根基稳定，如果根基不稳，扭转就会变成旋转。
2. 脊柱延展：脊柱充分向上延展，在扭转过程中脊柱均匀受力，不容易受伤。
3. 核心扭转：在扭转过程中腹部和背部向中间收紧，稳定脊柱之后，再从下到上依次扭转。

（二）排课思路

1. 脊柱针对性热身

热身组合1：坐姿猫牛式—坐姿扭转式—坐姿侧伸展

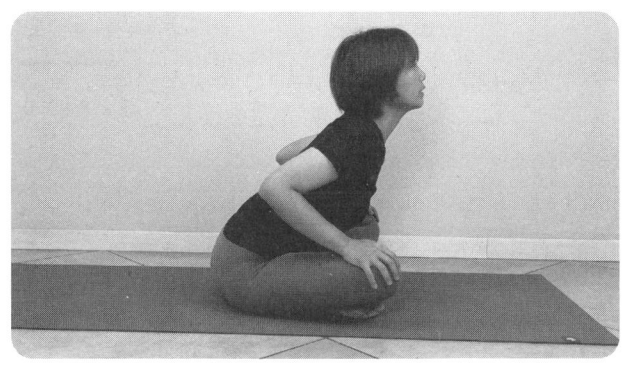
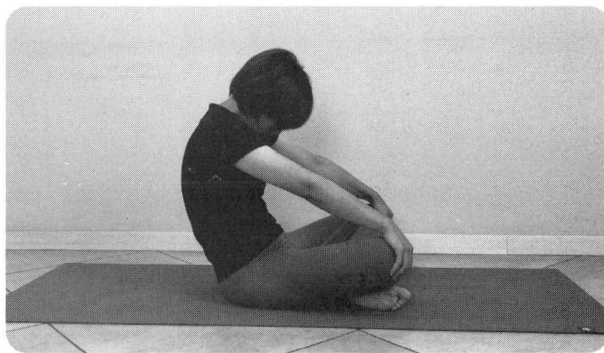
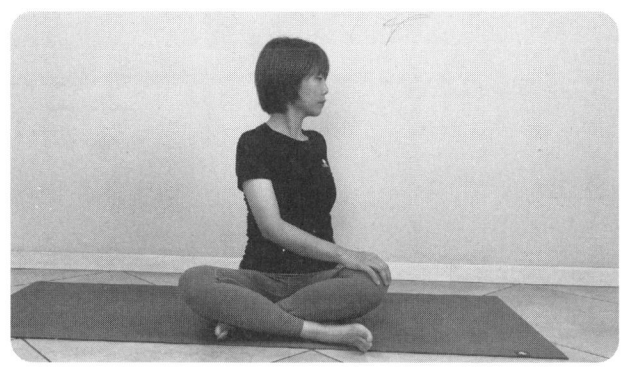
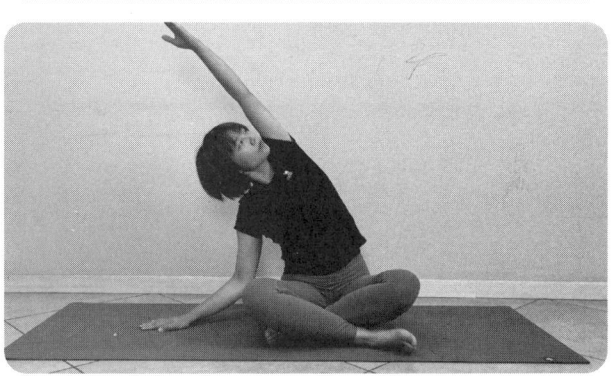

热身组合2：猫牛式—穿针引线式—婴儿式

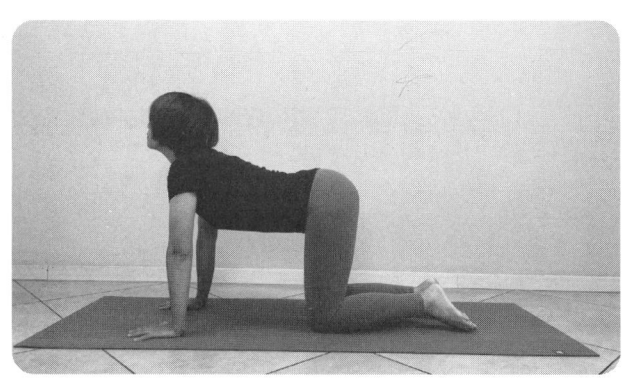
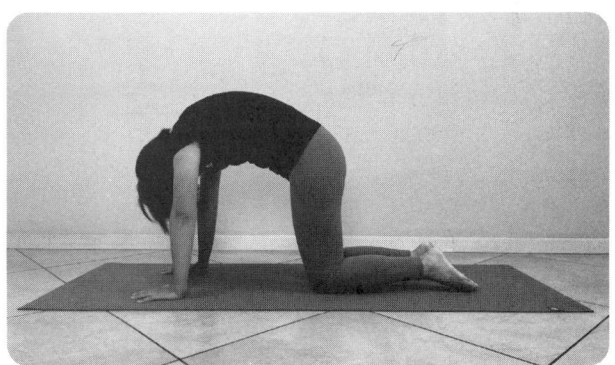
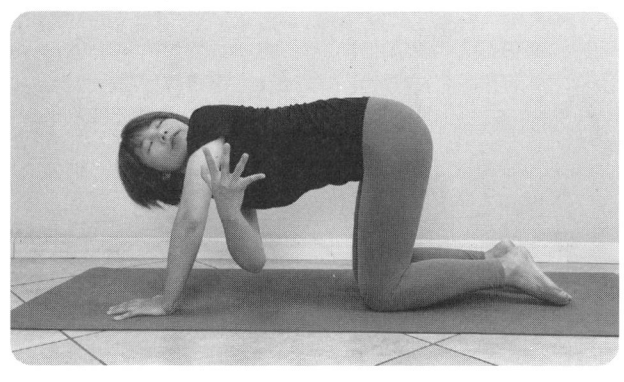
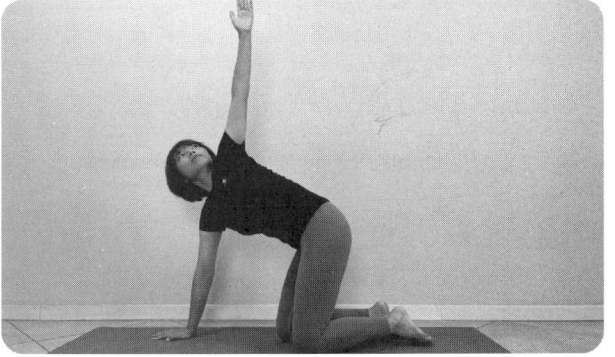

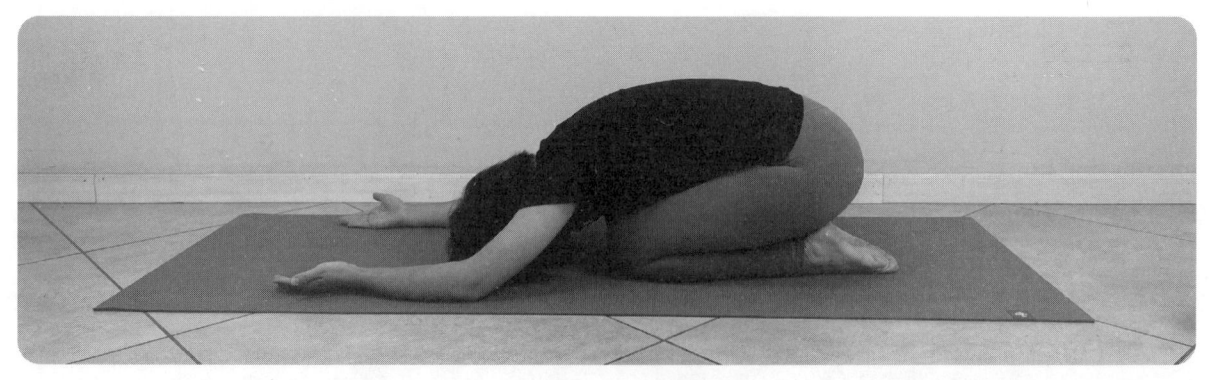

2. 扭转序列

上山式—山式扭转—前屈式—新月式—新月扭转式—侧角扭转式—加强侧伸展—三角伸展式

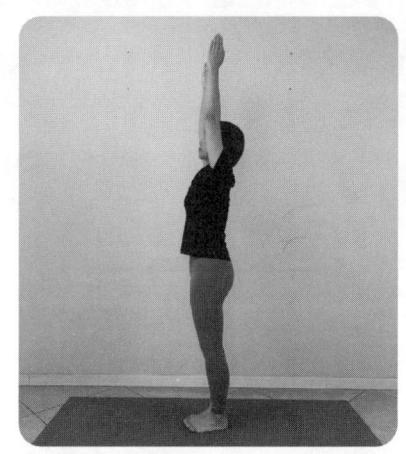
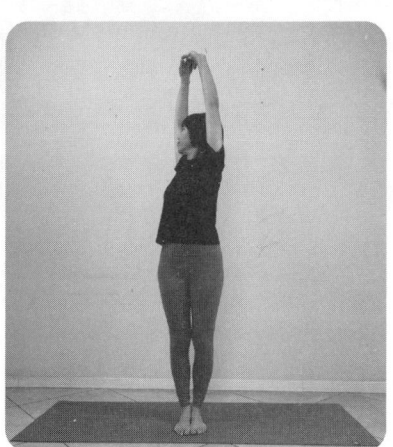
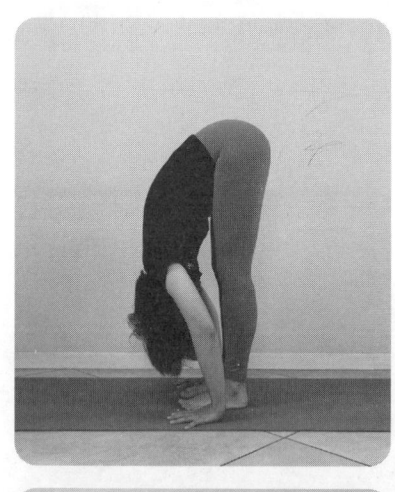
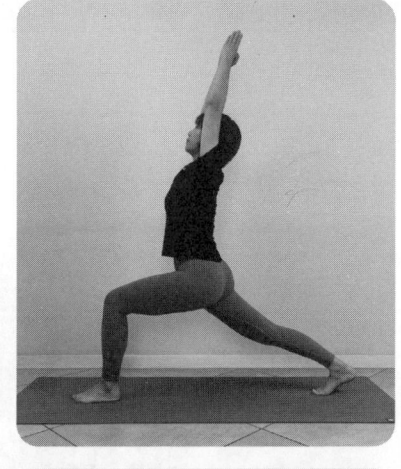
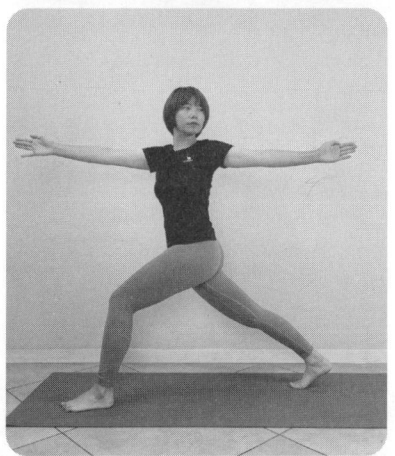
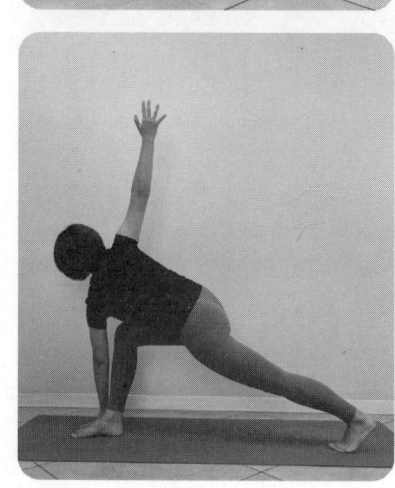
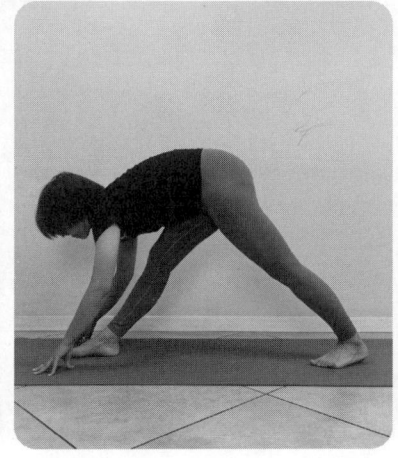
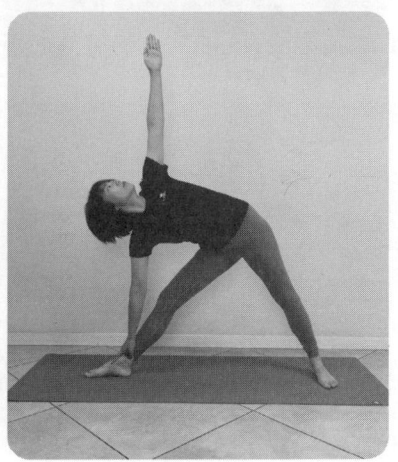

女神式—女神式扭转—双角式—双角式扭转—花环式—头触膝扭转式—单腿背部伸展式

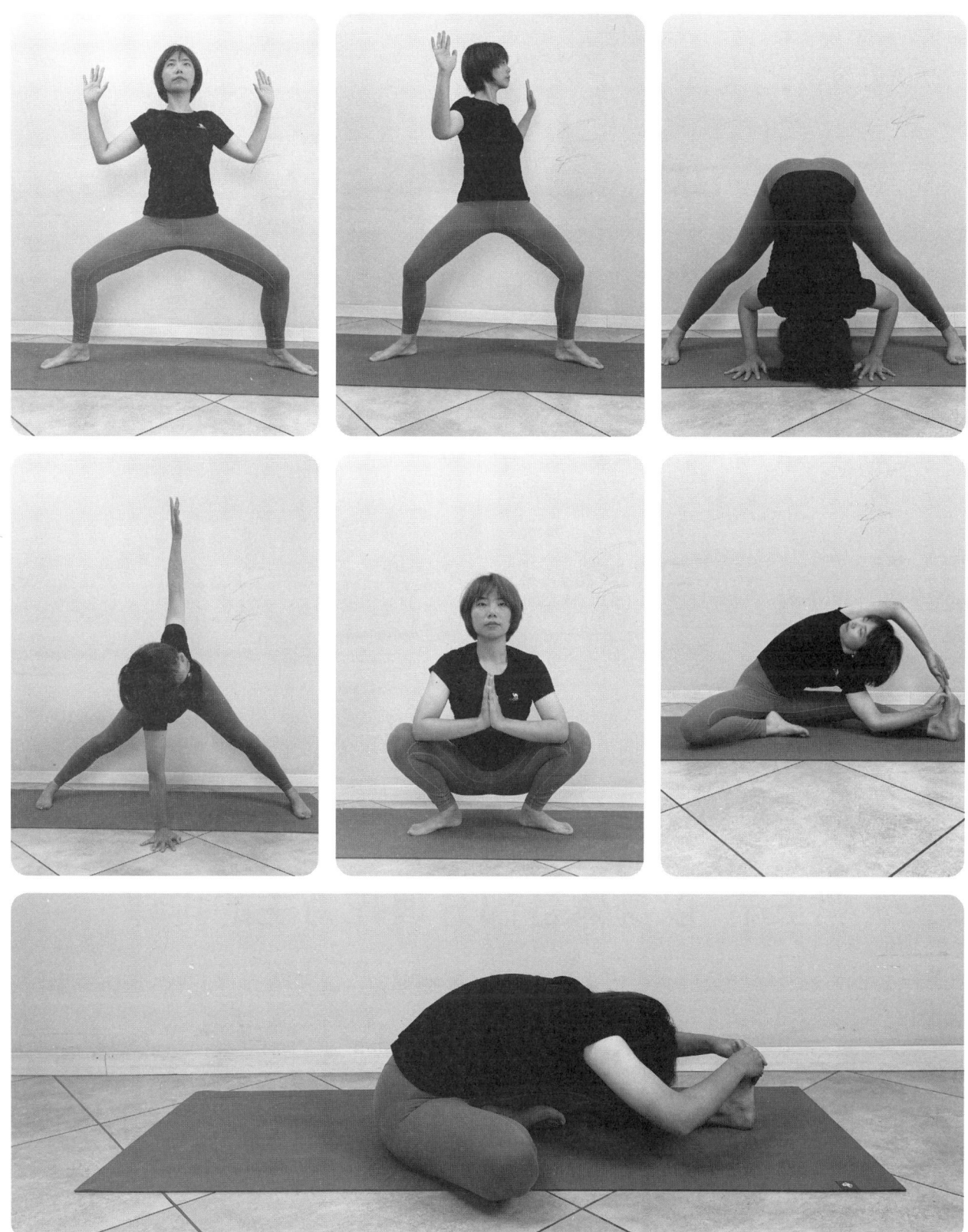

3. 降温序列

躺姿雨刷式—躺姿扭转式（单腿）—膝胸式—摊尸式

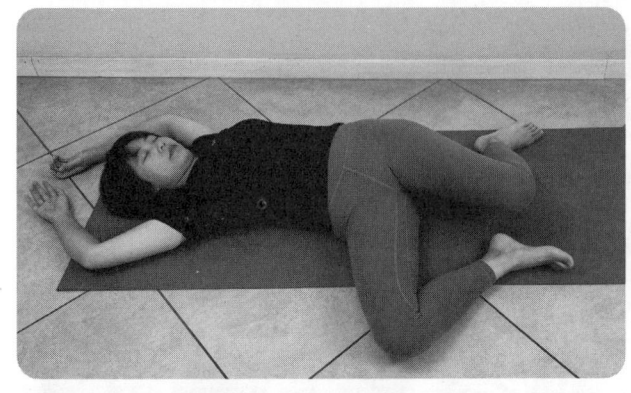
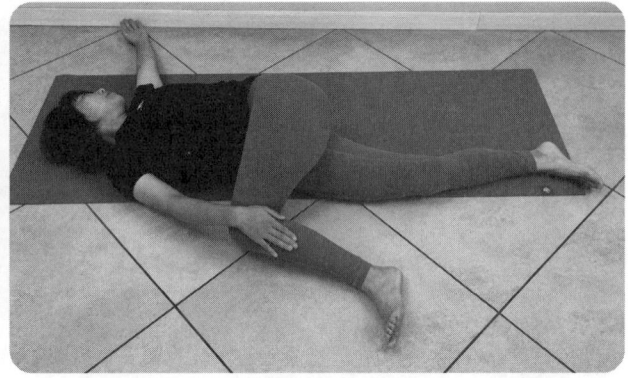
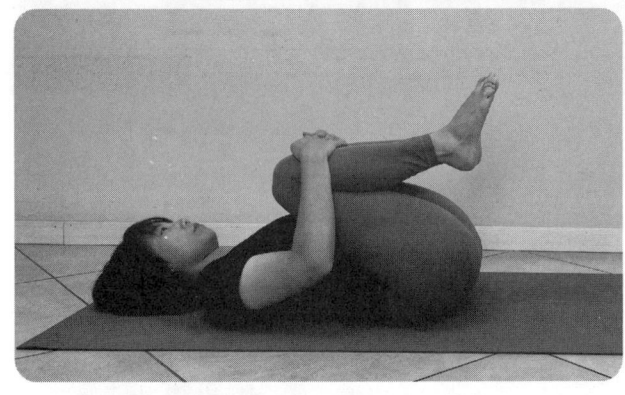
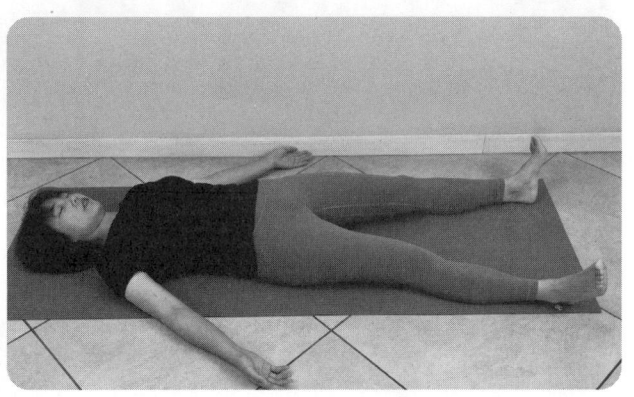

（三）序列分析

这套序列含有大量的扭转体式，紧扣扭转主题。内容编排上遵循先伸展后扭转，如完成上山式后再进入山式扭转，完成新月式后再进入新月扭转式等。另外，扭转结束后还要进行伸展以放松脊柱，如侧角扭转式结束后进入加强侧伸进行放松，头触膝扭转式后进行单腿背部伸展的练习。可以总结成一句话：先伸展后扭转，扭转之后复伸展。最后以躺姿扭转和伸展作为课程的结束。

第五节 以身体各部分理疗为主的排课

许多学员练习瑜伽是为进行身体理疗，减轻身体的慢性疼痛，以此发展出来的理疗瑜伽大受欢迎。

在进行瑜伽理疗之前，我们要分清瑜伽老师要做什么、医生要做什么。瑜伽并不能治疗疾病本身，仅仅是通过身体的正位、肌肉力量的平衡、呼吸的练习，为身体的康复创造条件，促进身体自愈。任何身体器质性问题都要先询问医生的专业意见，在得到医生的同意后，才能进行瑜伽练习。接下来，我们将结合最常见的理疗主题，提供理疗瑜伽课的排课思路。

一、颈椎病

颈椎病包括颈椎间盘和颈椎退行性变，导致颈脊神经、颈髓、椎动脉和交感神经受到刺激或压迫而出现的一系列临床症状和体征。

（一）理疗思路

1.颈部肌肉的不平衡：伸展颈部周围的肌肉。
2.颈部后侧肌肉无力：通过抗阻或负重（负自身重量）锻炼颈部后侧肌肉的力量。
3.肩部肌肉的紧张：肩关节各个方向的活动，通过打开胸腔和肩膀让颈椎更好地回到正确的位置上。
4.精神紧张：肩颈问题有些是因精神紧张引起，因此，在瑜伽理疗中要先让练习者放松，先从呼吸开始。

（二）理疗体式

1.伸展颈部周围肌肉：颈部伸展（前后、两侧伸展）。

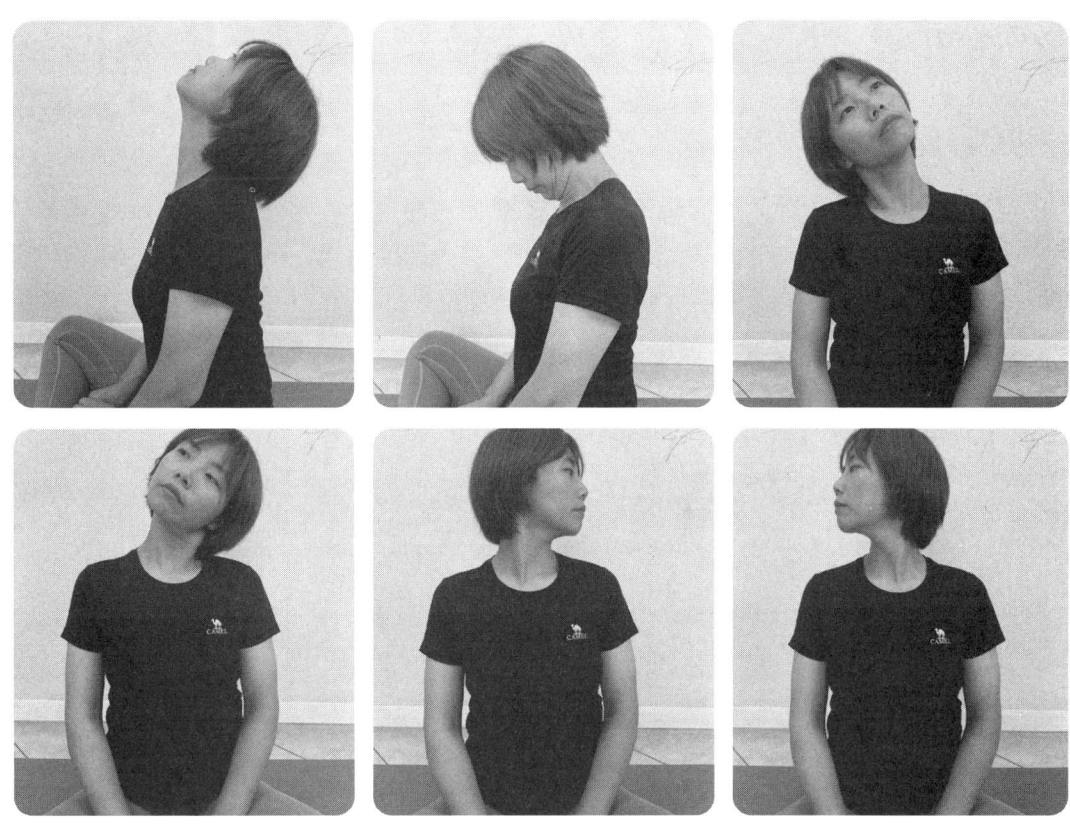

2.颈部后侧力量练习：后脑勺抗阻练习、眉心鼻梁向后颈部力量练习。

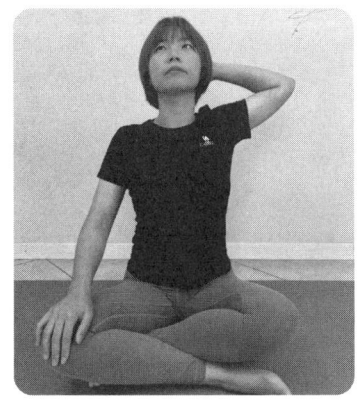 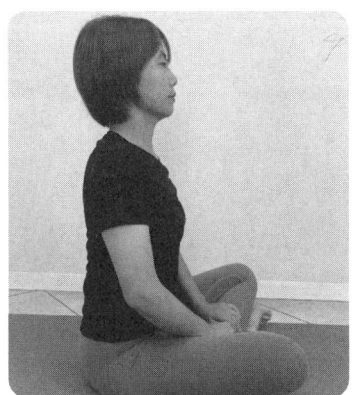 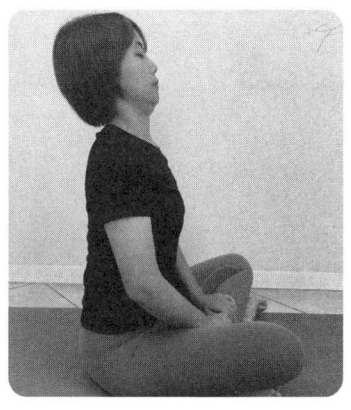

后脑勺抗阻练习　　　　　　　　眉心鼻梁向后颈部力量练习

3.灵活肩关节的练习：肩膀绕动练习。

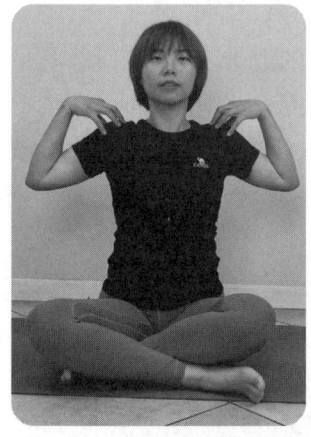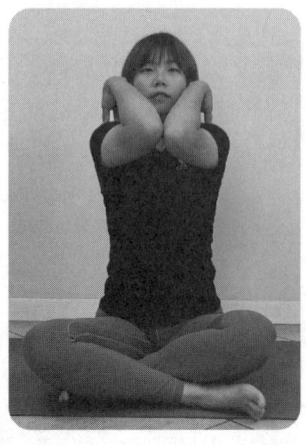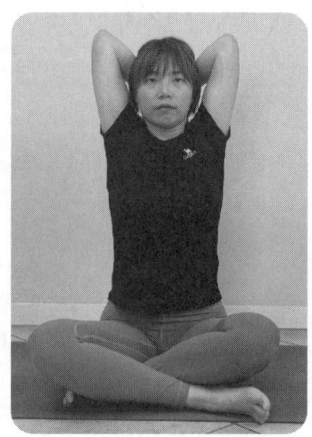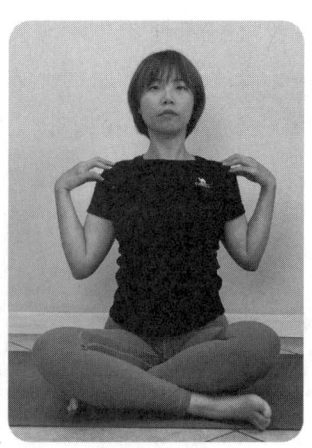

二、圆肩驼背

圆肩驼背是胸椎后凸的一种体态，这种体态在外观上表现为肩膀耸、后背隆起，躯干向前倾斜，手臂自然下垂时肘窝无法冲向身体前方。这也是上交叉综合征的症状，上交叉综合征是指长期伏案工作或过度锻炼胸部肌肉而导致的身体前后侧力量不均衡而出现的现象。

（一）理疗思路

1.颈前探，颈后侧无力：建立颈部后侧肌肉的力量。
2.胸前侧紧张：伸展胸前侧，打开胸腔。
3.背部过度伸展、无力：建立上背部（斜方肌中段和菱形肌）的力量。

（二）理疗体式

1.建立颈部后侧肌肉力量：眉心鼻梁向后颈部力量练习、穿针引线式（手抱后脑勺）。

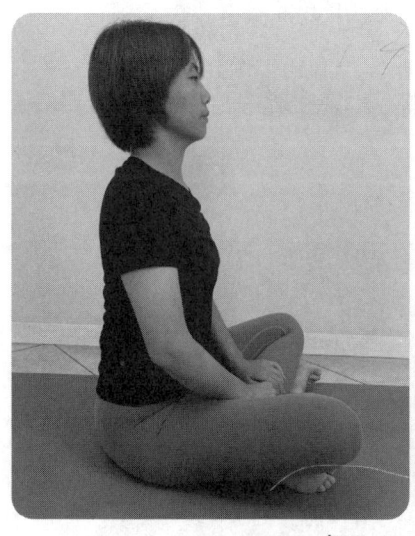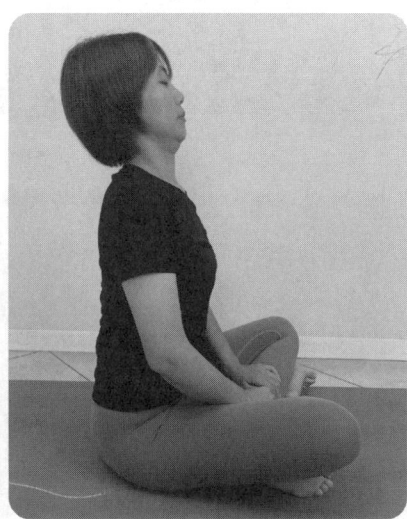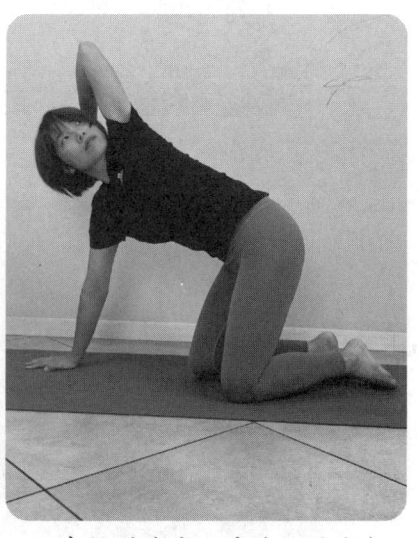

眉心鼻梁向后颈部力量练习　　　　　　　穿针引线式（手抱后脑勺）

2.伸展胸前侧，打开胸腔：瑜伽砖躺姿开肩、扣手式、弓式（也可以建立背部力量）。

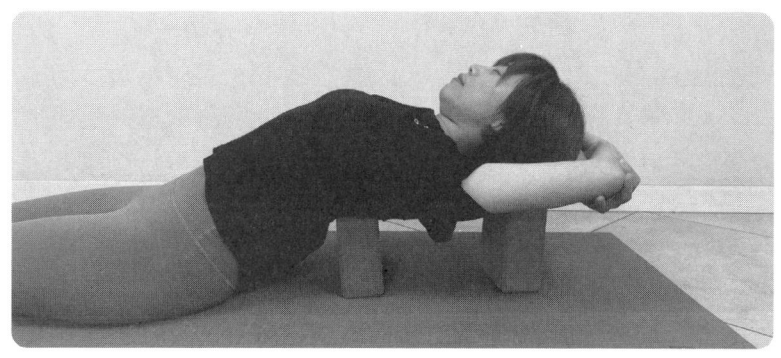

3.建立上背部力量：蝗虫式（W手）、蝗虫式（抬手）、眼镜蛇式。

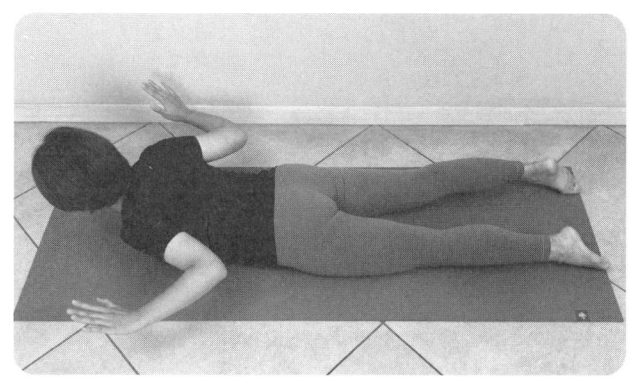　　　　　　　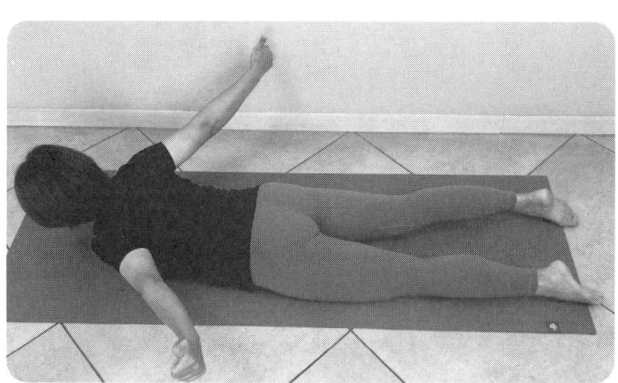

蝗虫式（W手）　　　　　　　蝗虫式（抬手）

三、肩周炎

肩周炎又称冻结肩，是肩周肌肉、肌腱、滑囊和关节囊等软组织的慢性炎症，50岁左右的人比较常见，故又称五十肩。

（一）理疗思路

1.肩关节各个方向的活动受限：灵活肩关节。

2.肩关节周围肌群的整体肌肉力量下降：循序渐进建立三角肌、大圆肌、小圆肌、前锯肌等肌肉的力量。

（二）理疗体式

1.灵活肩关节：手指爬墙练习、背后抓毛巾练习、钟摆练习。

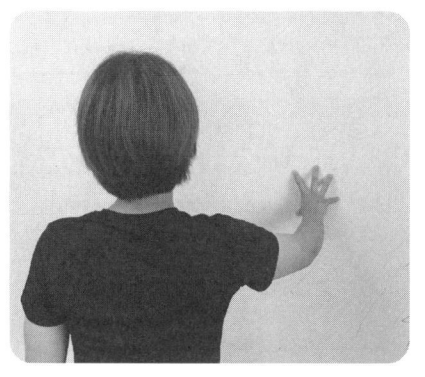 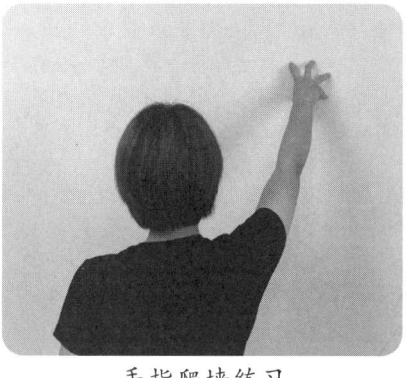 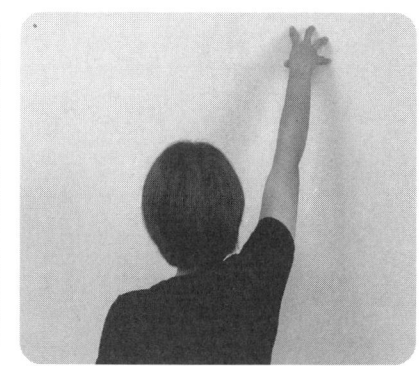

手指爬墙练习

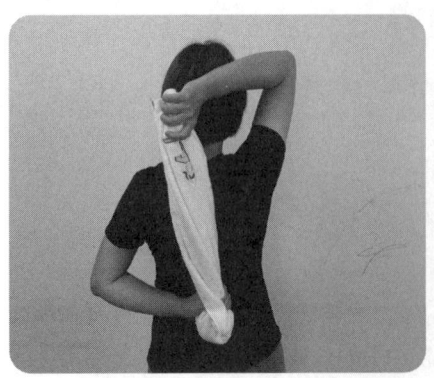 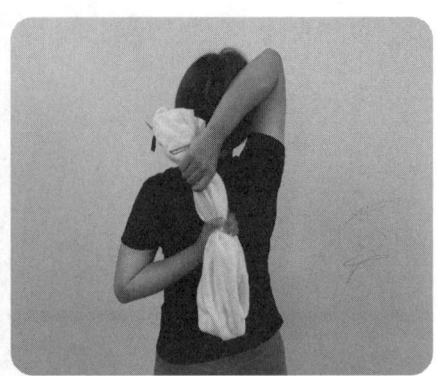

背后抓毛巾练习

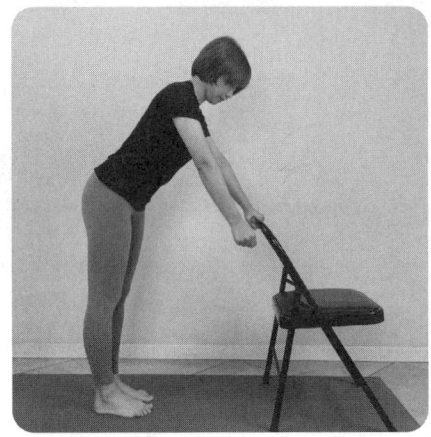 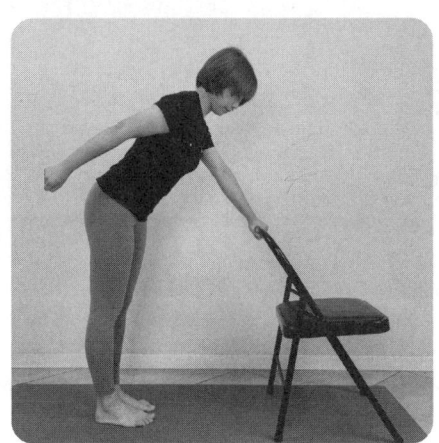

钟摆练习

2.建立力量，稳定肩关节：桌子式（两手距离改变）支撑、手臂负重（各个方向）练习。

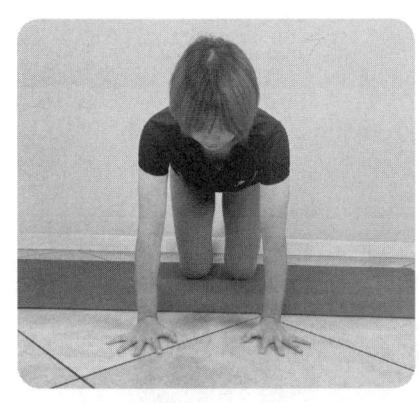 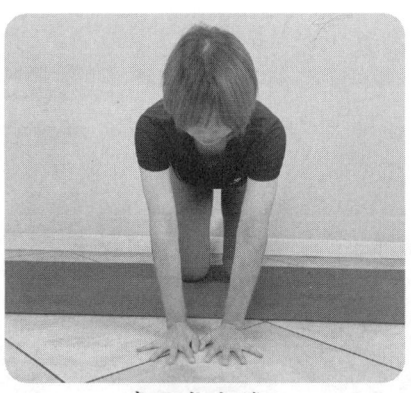 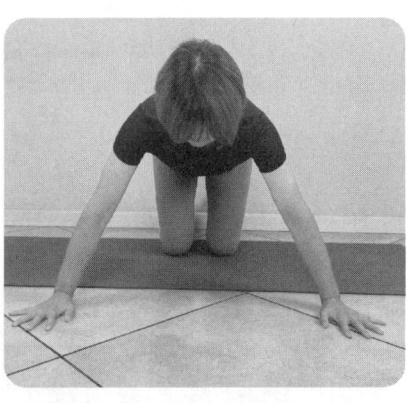

桌子式支撑

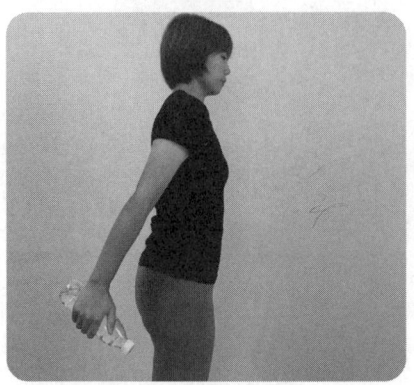 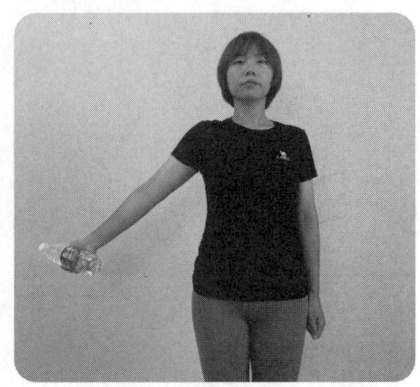

手臂负重练习

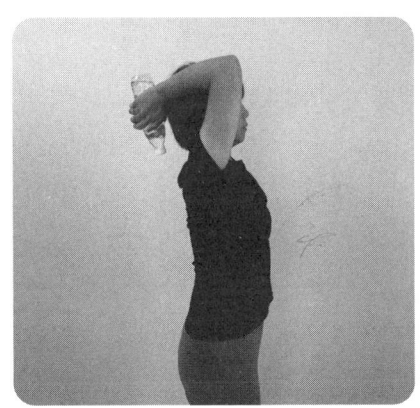 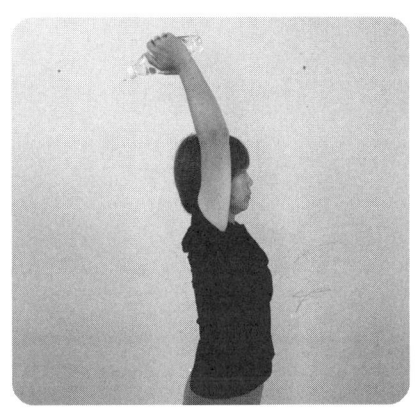

手臂负重练习

注：无论是肩周炎还是肩峰下撞击综合征，或是其他肩膀损伤问题，瑜伽老师只能帮助学员在无痛范围内，用科学正确的方法训练相关肌肉。如学员的肩周炎处于急性期，或医生建议其不适合运动，需遵医嘱。

四、脊柱侧弯

除胸椎后弯和腰椎前凸外，脊柱还会出现一侧向另一侧弯曲的情况。从后侧观察时，可能发现脊柱并不是从颅骨垂直向下延伸至骶骨，而是弯曲的。这种姿势被称为脊柱侧弯。脊柱侧弯是一种进展性的脊柱侧向弯曲，并常伴有椎体旋转和肋骨变形，导致躯干外形异常、脊柱运动功能障碍或骨盆倾斜而跛行，还可能合并胸廓畸形或脊髓压迫、心肺功能障碍等严重问题。

脊柱侧弯分类：胸椎段侧弯、腰椎段侧弯、S型侧弯。

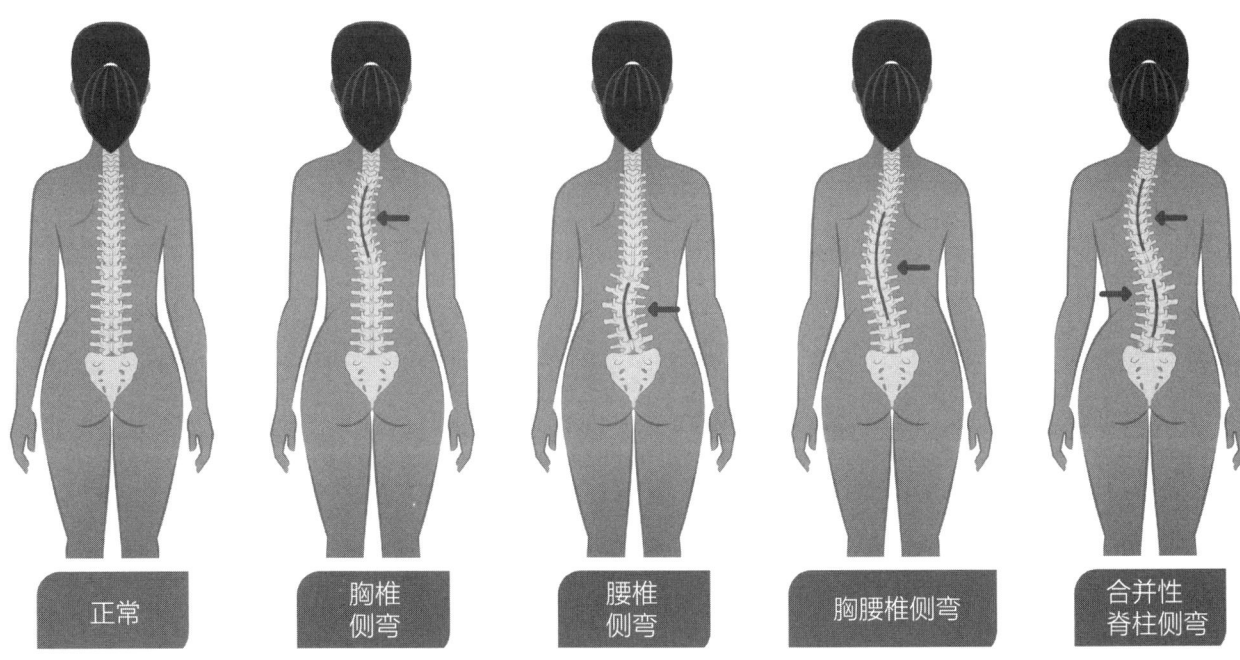

（一）理疗思路

1. **背部肌肉发展不平衡**：背部纵向伸展、侧腰伸展。
2. **背部肌肉力量薄弱**：通过后弯、支撑等体式来锻炼背部肌肉，增强力量。
3. **骨盆倾斜**：伸展侧腰，让骨盆回正；锻炼臀腿肌肉，稳定骨盆。

（二）理疗体式

1.背部纵向伸展：抱肘前屈式、前屈式变式（双手向前走）。

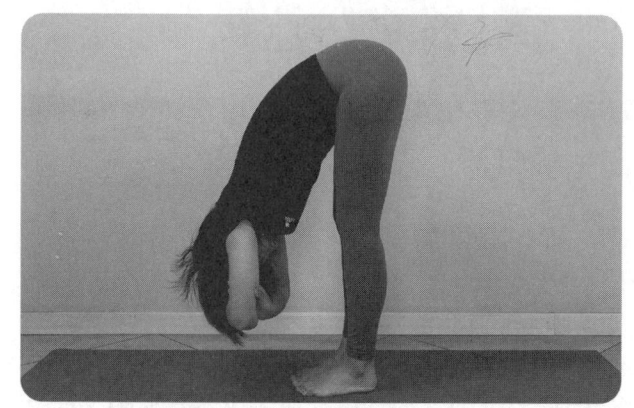
抱肘前屈式

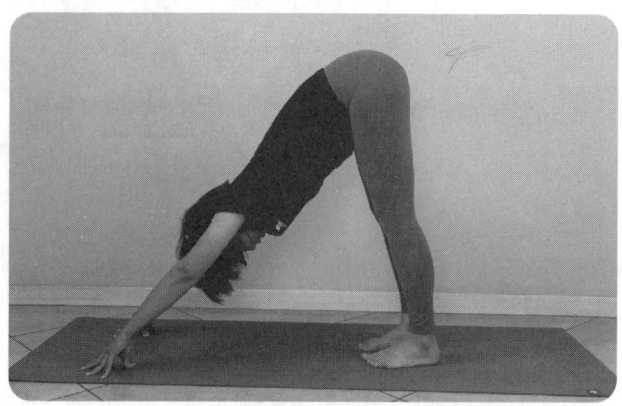
前屈式变式

2.侧腰伸展：风吹树式、婴儿式侧屈、门闩式。

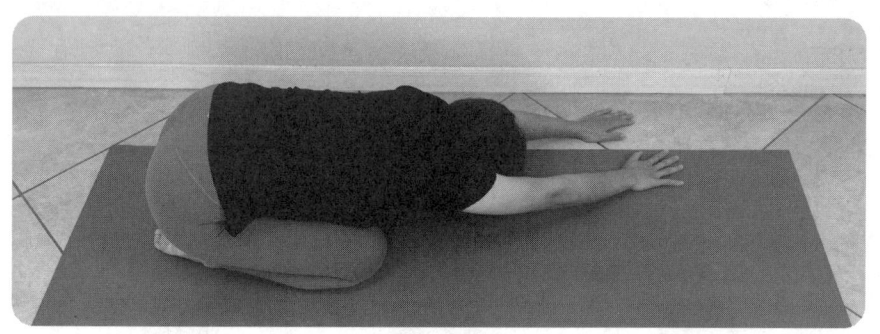
婴儿式侧屈

3.建立背部力量：蝗虫式、简易侧板式、桥式。
4.骨盆正位练习：猫摆尾式、新月式、幻椅式。

五、下腰痛

下腰痛是指后背腰骶部的疼痛或不适感，可伴有下肢的放射痛，是骨科疾患中最常见的症状之一。

（一）理疗思路

1.腰曲过大或过小：锻炼腹肌，稳定腰曲，减轻腰椎压力。
2.腰背部无力：通过后弯、支撑等体式来锻炼背部肌群。
3.腰背部紧张：通过前屈、侧屈等动作来伸展背部。
4.骨盆倾斜：通过臀腿肌肉的锻炼来稳定骨盆。

（二）理疗体式

1.锻炼腹肌，稳定核心：卷腹式、鸟狗式、一半的板式。
2.锻炼背部力量：蝗虫式、低位眼镜蛇式、半弓式。
3.缓解腰背紧张：猫牛式、婴儿式、半神猴式、躺姿腿部伸展。

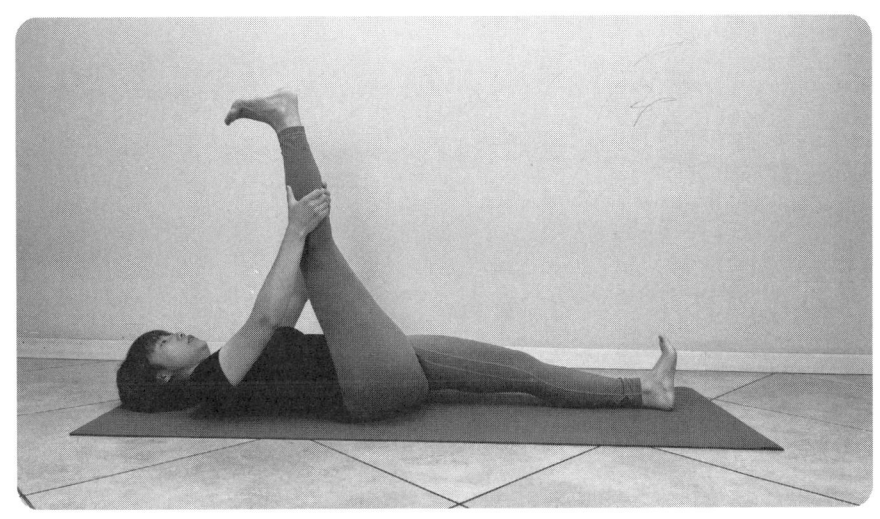

躺姿腿部伸展

4.稳定骨盆：低位起跑式、新月式、桥式。

六、骨盆倾斜

骨盆倾斜是骨盆的前倾、骨盆的后倾和骨盆的侧面位移的总称。多指与骨盆动作相关的肌肉持续处于紧张状态，肌肉力量不平衡造成骨盆角度的改变。导致骨盆倾斜的原因有很多，臀、腿、腰、背这些地方的肌肉不平衡都会引起骨盆的前倾或后倾，使骨盆无法保持中立位置。

（一）排课思路

1. 骨盆前倾：

（1）腹部无力：腹部核心练习。
（2）髂腰肌紧：伸展大腿前侧和腹股沟。
（3）下背部紧：通过前屈类体式来伸展下背部。
（4）臀肌无力：锻炼臀腿。

2. 骨盆后倾：

（1）大腿后侧紧：伸展大腿后侧。
（2）身体前侧缩短：伸展身体前侧。

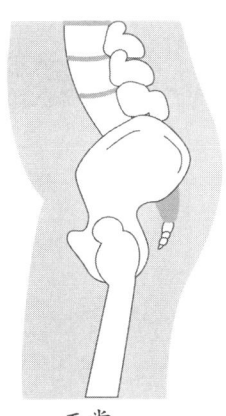 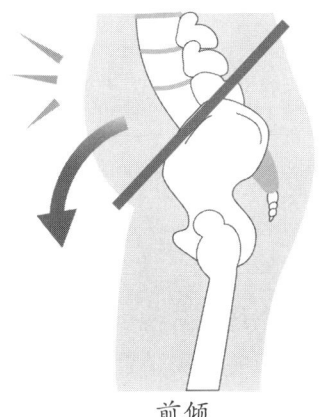 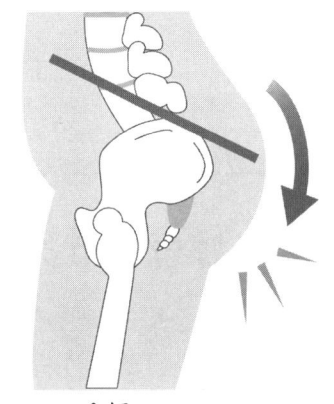

正常　　　　　　　　前倾　　　　　　　　后倾

3.骨盆侧倾：

（1）两侧骨盆不同高：伸展侧腰。

（2）下背部无力：锻炼背部肌肉。

（3）骨盆不稳定：锻炼臀腿肌肉。

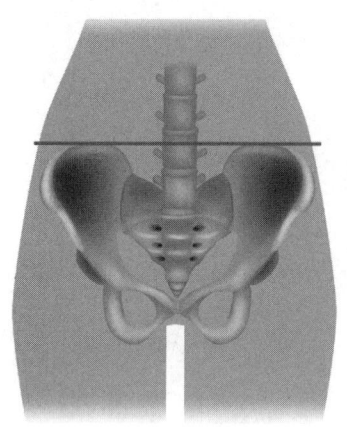
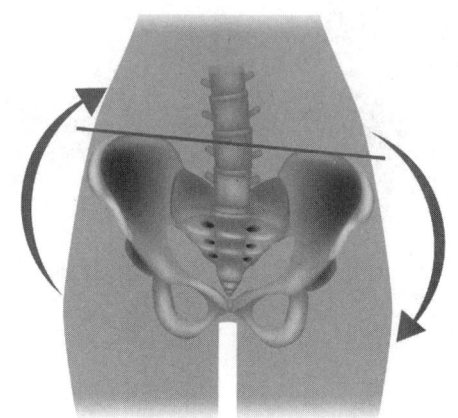

（二）理疗体式

1. 建立腹部力量：卷腹、一半的板式、鸟狗式、侧板式。
2. 伸展大腿前侧：低位起跑式、战士Ⅰ式、简易骆驼式。
3. 伸展身体前侧：展臂式、眼镜蛇式、弓式。
4. 伸展大腿后侧：半神猴式、前屈式、坐姿前屈式。
5. 锻炼臀腿力量：幻椅式、新月式、战士Ⅱ式、桥式。
6. 伸展侧腰：风吹树式、三角伸展式、加强侧伸展式。

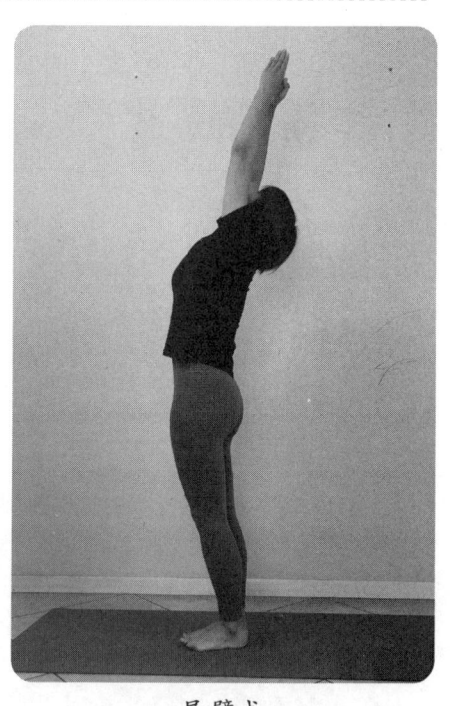

展臂式

七、膝骨关节炎

骨关节炎是指由于老龄化、炎症、感染、创伤或其他因素引起的以关节软骨变性或破坏、关节边缘骨赘形成为特征的慢性骨关节病。其中，膝骨关节炎是最为常见的慢性骨关节病之一。

（一）理疗思路

1. 臀腿激活，稳定膝盖。
2. 膝盖周边伸展，促进膝盖的血液循环。
3. 灵活髋关节和踝关节，减少膝盖压力和代偿。
4. 注意使用辅具，在练习过程中减少膝盖的压力。
5. 改善腿型和调整重心，让双膝受力均匀。

（二）理疗体式

1. 灵活髋关节：躺姿瑜伽带伸展式。

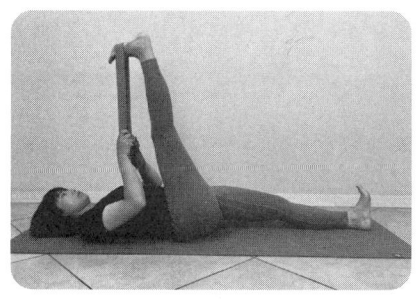 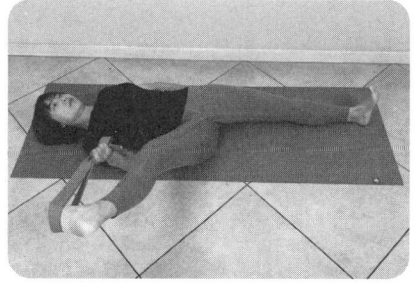 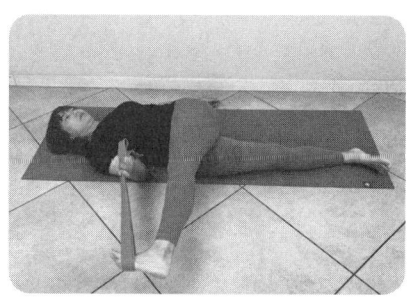

2. 灵活脚踝：脚踝绕动式、金刚坐。
3. 臀腿力量：俯卧膝关节屈曲练习、坐姿股四头肌激活练习。

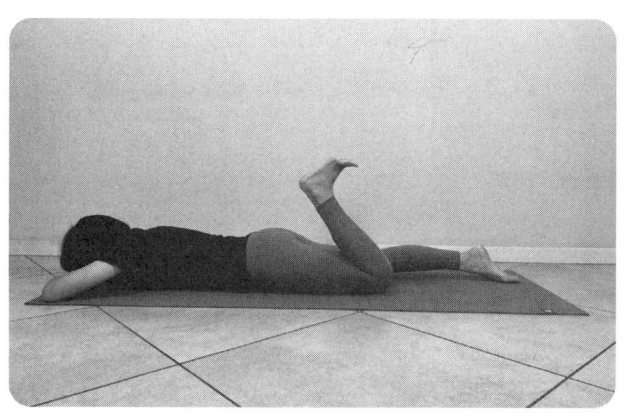 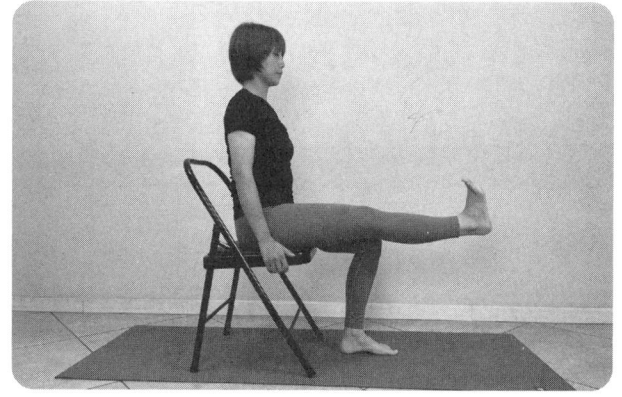

俯卧位膝关节屈曲练习　　　　　　　坐姿股四头肌激活练习

八、脚踝损伤

脚踝损伤是指发生在脚踝部位由于骨折、肌肉劳损、韧带损伤等引起的足踝疼痛和不适情况的统称，通常包括：骨性损伤，例如应力骨折、撕脱骨折；软组织损伤，例如拉伤、扭伤、炎症，肌腱、韧带部分或完全撕裂；以及神经瘤、腱鞘囊肿、滑囊炎、外膜滑囊炎等。

（一）理疗思路

1. 放松足底，灵活脚趾。
2. 适当伸展脚踝周围肌肉，灵活踝关节。
3. 建立脚踝周边的力量，提高脚踝的稳定性。
4. 建立臀腿力量，提高身体平衡能力。

（二）理疗体式

1. 放松足底筋膜：筋膜球按摩足底、坐姿脚底牵拉练习。

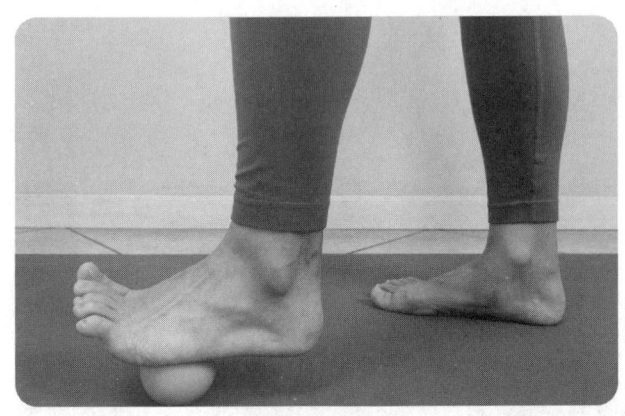
筋膜球按摩足底

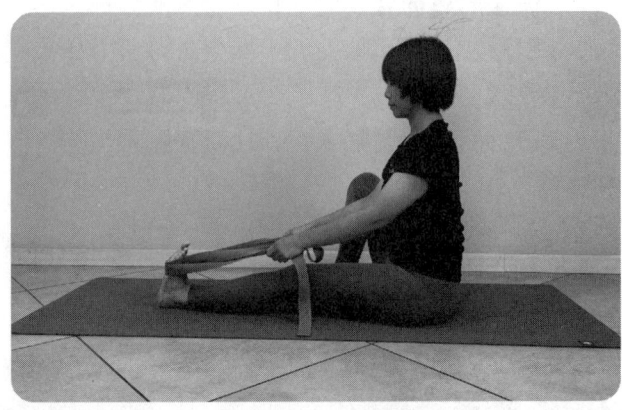
坐姿脚底牵拉练习

2. 伸展脚趾：脚趾石头剪刀布。

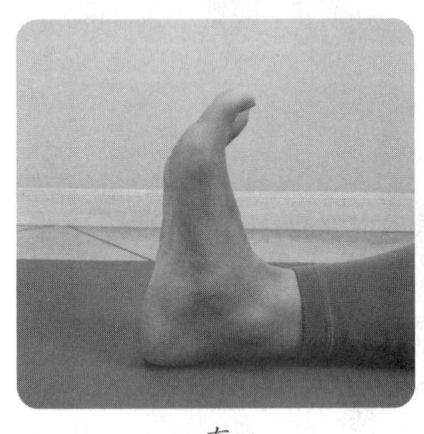
布

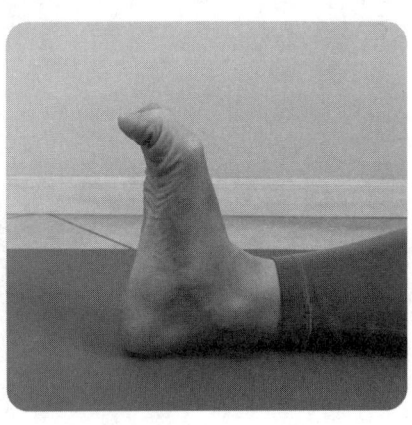
石头

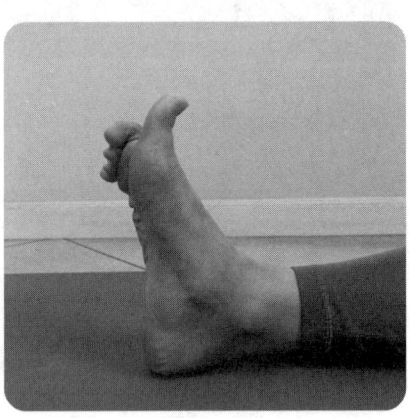
剪刀

3. 建立脚踝稳定性：平衡垫单腿站立、脚趾抓毛巾练习。

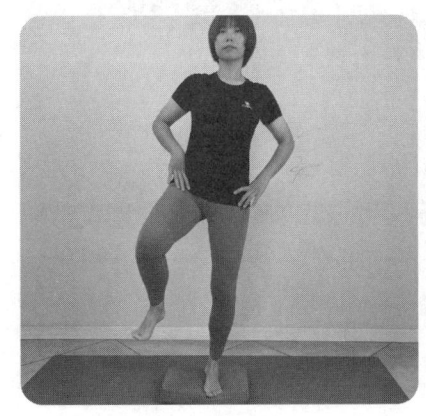
平衡垫单腿站立

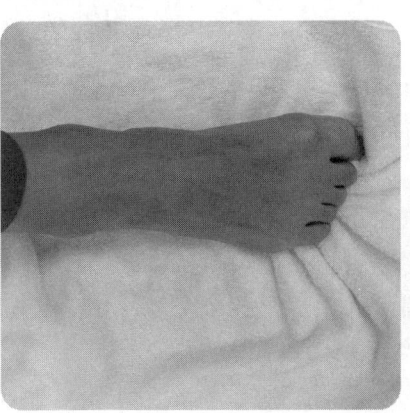
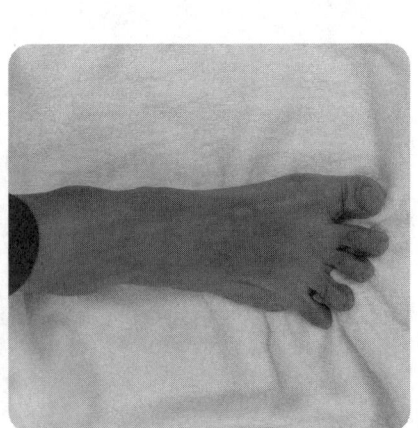
脚趾抓毛巾练习

4.建立臀腿力量：平衡垫幻椅式、站姿提踵练习。

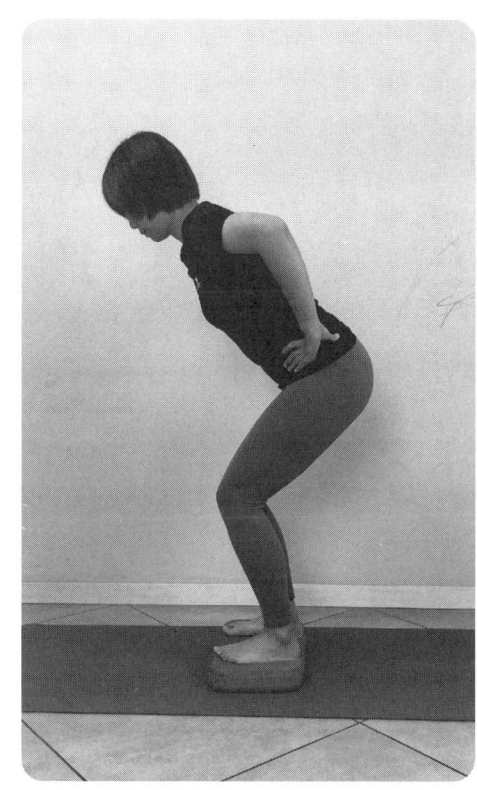
平衡垫幻椅式

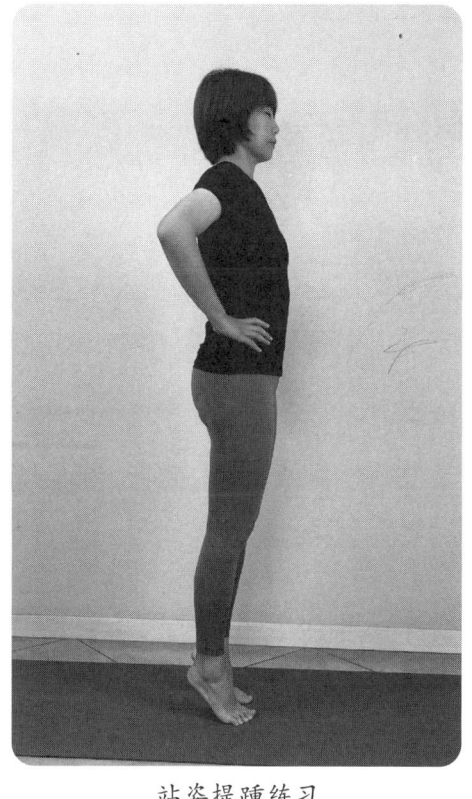
站姿提踵练习

说明：髋、膝、踝三个关节相互影响，所以理疗其中任何一个部位都要涉及其余两个部位。

九、手腕、肘关节的损伤

腱鞘炎是指手部过度反复地活动，可能引起局部的疼痛，这种原因引发的疼痛常常被称为"扳机手"或者"扳机指"。

肘部腕伸肌拉伤常导致肱骨外上髁处疼痛。伸腕时阻力过大可引起腕伸肌拉伤，但引起拉伤更常见的原因为过度使用。而肘关节很容易因过度使用而产生慢性炎症，好发于内上髁和外上髁。这两种炎症分别称为内上髁炎和外上髁炎，后者更为常见。

手腕和手肘损伤后的康复理疗主要涉及手指的伸展和灵活、腕关节的灵活和稳定、肘关节屈伸训练以及手臂力量练习等内容。这两部分的理疗通常放在一起进行。

（一）理疗思路

1.通过按摩或伸展来放松腕关节和肘关节周边的肌肉。
2.通过抗阻或负重来锻炼前臂肌肉力量。
3.通过抗阻或负重来锻炼腕关节周边肌肉的力量。
4.伸展手指，增加手指的灵活性。
5.灵活肩关节，减少手臂肌肉的代偿。

（二）理疗体式

1.放松前臂、手腕、手指。

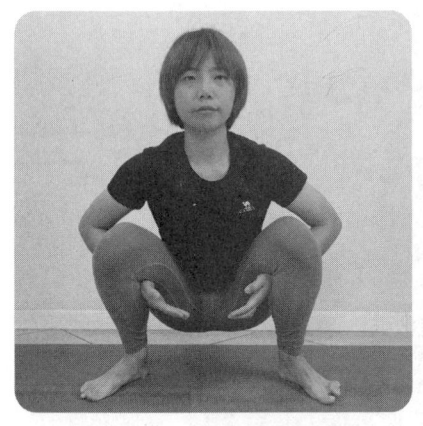
花环式按摩手腕、手臂

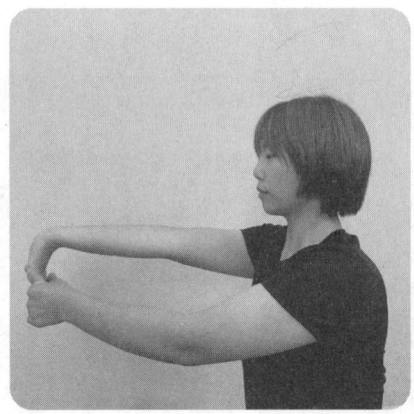
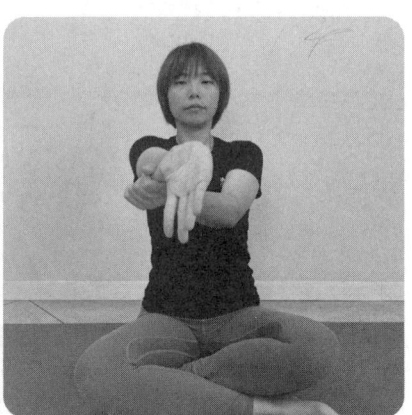

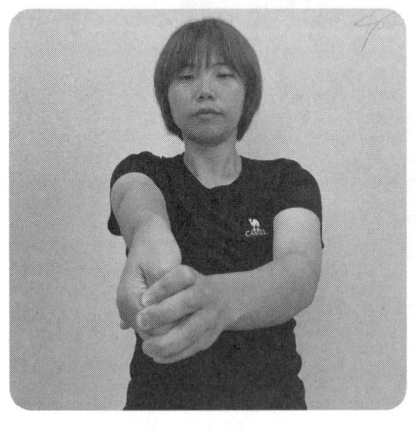
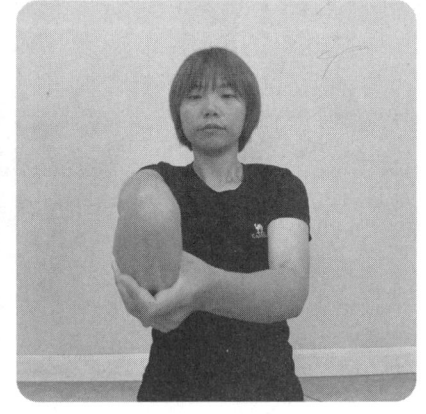

手腕、手指伸展练习

手腕伸展练习特写

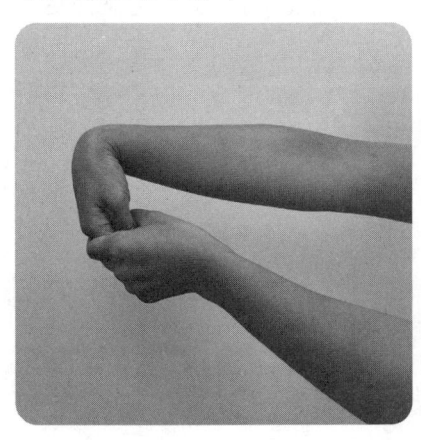
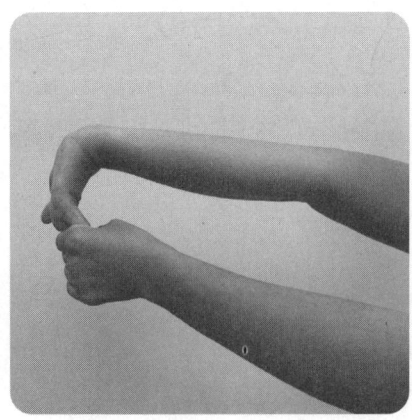
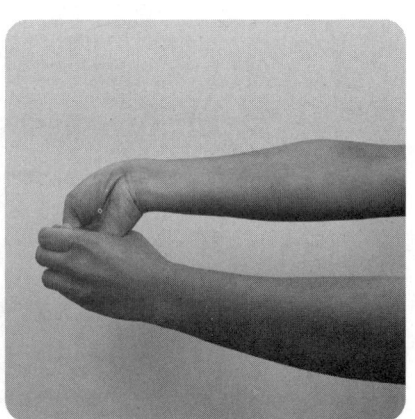

2.锻炼手腕周边的肌肉：手腕肌力练习。

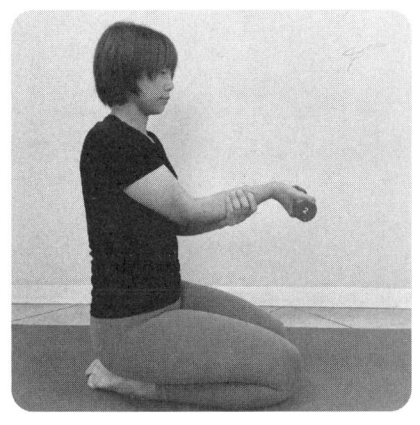 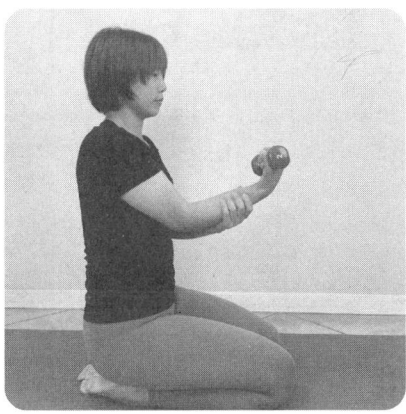 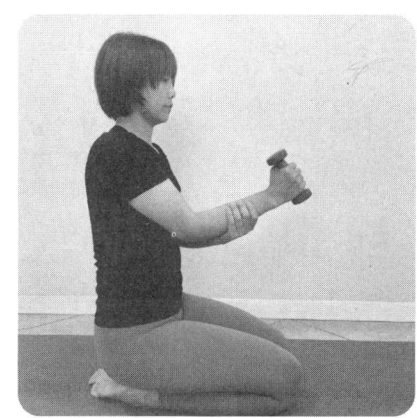

3.锻炼前臂力量：抓球练习。

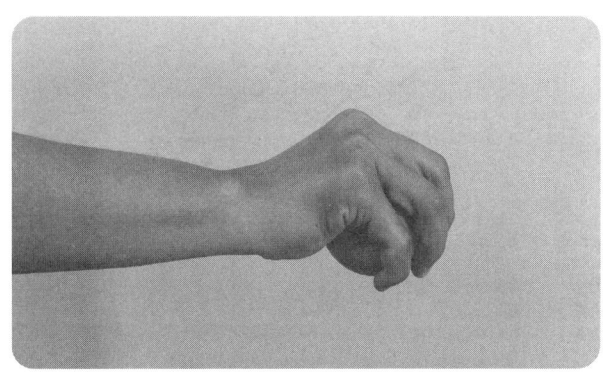

4.灵活肩关节：肱三头肌伸展练习、体后抱肘练习。

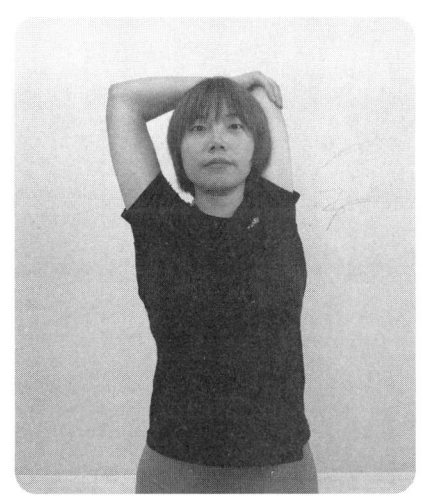 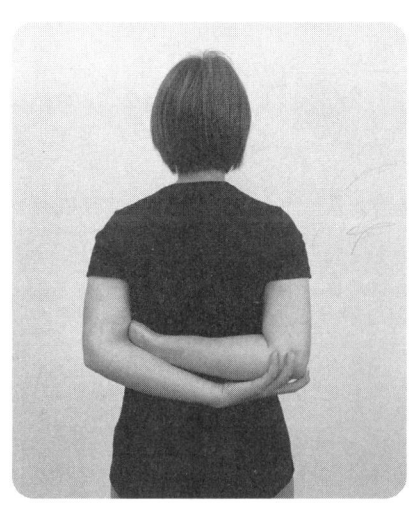

肱三头肌伸展练习　　　　　体后抱肘练习

参考文献

[1] 埃里克·富兰克林，富兰克林盆底肌疗法[M].庄仲华译.北京：北京科学技术出版社，2021.

[2] B.K.S.艾扬格，瑜伽之光[M].王晋燕译.北京：当代中国出版社，2012.

[3] B.K.S.艾扬格、吉塔·S.艾扬格，瑜伽教师基础指南[M].田燕、王春明、付静、欧梅、游泽霞译.杭州：浙江大学出版社，2017.

[4] 陈支越，瑜伽理疗[M].北京：人民体育出版社，2021.

[5] 陈邹琦，健身路线图：精准训练与无伤运动导航书[M].北京：北京科学技术出版社，2023.

[6] 大卫·凯尔，功能性瑜伽解剖学[M].李诗源译.北京：北京科学技术出版社，2021.

[7] 侯德才、姜国华，骨伤解剖学[C].北京：中国中医药出版社，2021.

[8] 胡娜，瑜伽模块化教学教程[C].重庆：重庆大学出版社，2020.

[9] 吉塔·S.艾扬格，艾扬格瑜伽入门教程[M].蔡孟梅译.北京：当代中国出版社，2021.

[10] 岚吉，《瑜伽经》讲什么[M].朱彩虹译.成都：四川人民出版社，2018.

[11] 李少波，大学瑜伽教程[C].成都：四川大学出版社，2020.

[12] 李彤，瑜伽实用教程[C].北京：清华大学出版社，2020.

[13] 利娅·卡利斯，力量瑜伽：增强运动表现、提升专注力和预防损伤的体式指导和序列设计[M].周云鹤译.北京：人民邮电出版社，2020.

[14] 罗伯特·E.麦卡蒂，体育运动中的软组织损伤评估与运动按摩技术[M].王锋、郑晓晖译.北京：人民邮电出版社，2021.

[15] 罗炜樑、李梅，每日一动，告别疼痛：颈椎病科学康复指南[M].北京：清华大学出版社，2021.

[16] 马克·斯蒂芬斯，瑜伽教学基本理论和技巧[M].许蕾蕾、吴荣华、李梓瑜译.北京：中国华侨出版社，2020.

[17] 裘鹏、邹然，大学体育·瑜伽教程[C].北京：北京体育大学出版社，2021.

[18] 特拉维斯·艾略特，阴瑜伽[M].王杨译.北京：人民邮电出版社，2020.

[19] 托德·S.埃伦贝克、凯文.E·威尔克，肩部康复训练：损伤预防、评估与恢复[M].尚学东、缪璞译.北京：人民邮电出版社，2020.

[20] 王天成、谭茗予，艾扬格瑜伽的缘起和内涵探索[J].《体育视野》（12）：10-12，2020.

[21] 王艳，骨骼肌肉运动解剖学[C].北京：中国中医药出版社，2021.

[22] 伊恩·杰弗里斯，热身运动：优化运动表现与延长运动生涯的热身训练系统[M].杨斌、刘超、管筱筱译.北京：人民邮电出版社，2020.

后记

这本书的雏形是我"线上瑜伽教培"的课程讲义，感谢一直支持晓琴的"伽人们"，有了你们的鼓励、信任和支持，才有了这本书。与其说这是我编著的一本书，不如说这是我们一路一起共同学习和成长的一份记录。

这是我的第一本书，我想把它送给我的瑜伽启蒙老师，也是我的大姨，王欣。如果说十四年前我上的第一次瑜伽课是我上交的第一份作业，那么这本书就是我的第二份作业。我由衷地感谢我的王欣女士，引导我走上瑜伽之路，让我找到瑜伽这一人生的坐标和港湾。

在此一并感谢黄晶（我们经常叫她考拉，也是资深瑜伽老师）前后花费一年时间整理我的授课讲义，为这本书的成形奠定了扎实的基础。

感谢杨珍雨老师，作为我的人生和事业导师，也是资深瑜伽练习者，在本书撰写过程中不断给我灵感，前后花费三个月时间，帮我梳理、打磨书稿。

感谢我的家人和好友，我在哪里，你们关注的目光就在哪里，线上线下，我的每一场直播，每一次授课，每一个足迹，都有你们的见证、点赞和喝彩。

最后，道不尽的感谢，再一次献给一直陪伴、关爱和包容晓琴的所有"伽人"，晓琴期待与你们继续一路同行，一起晨练，坚持阅读，终身学习。

Namaste！

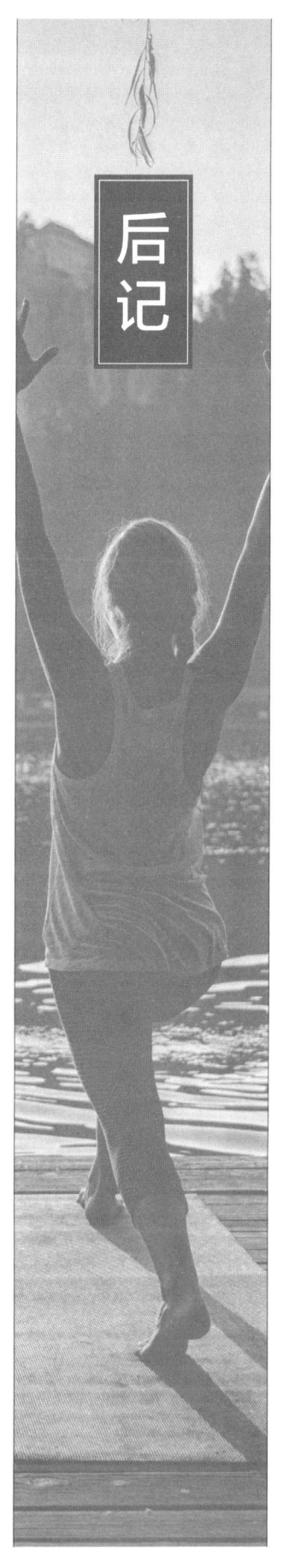